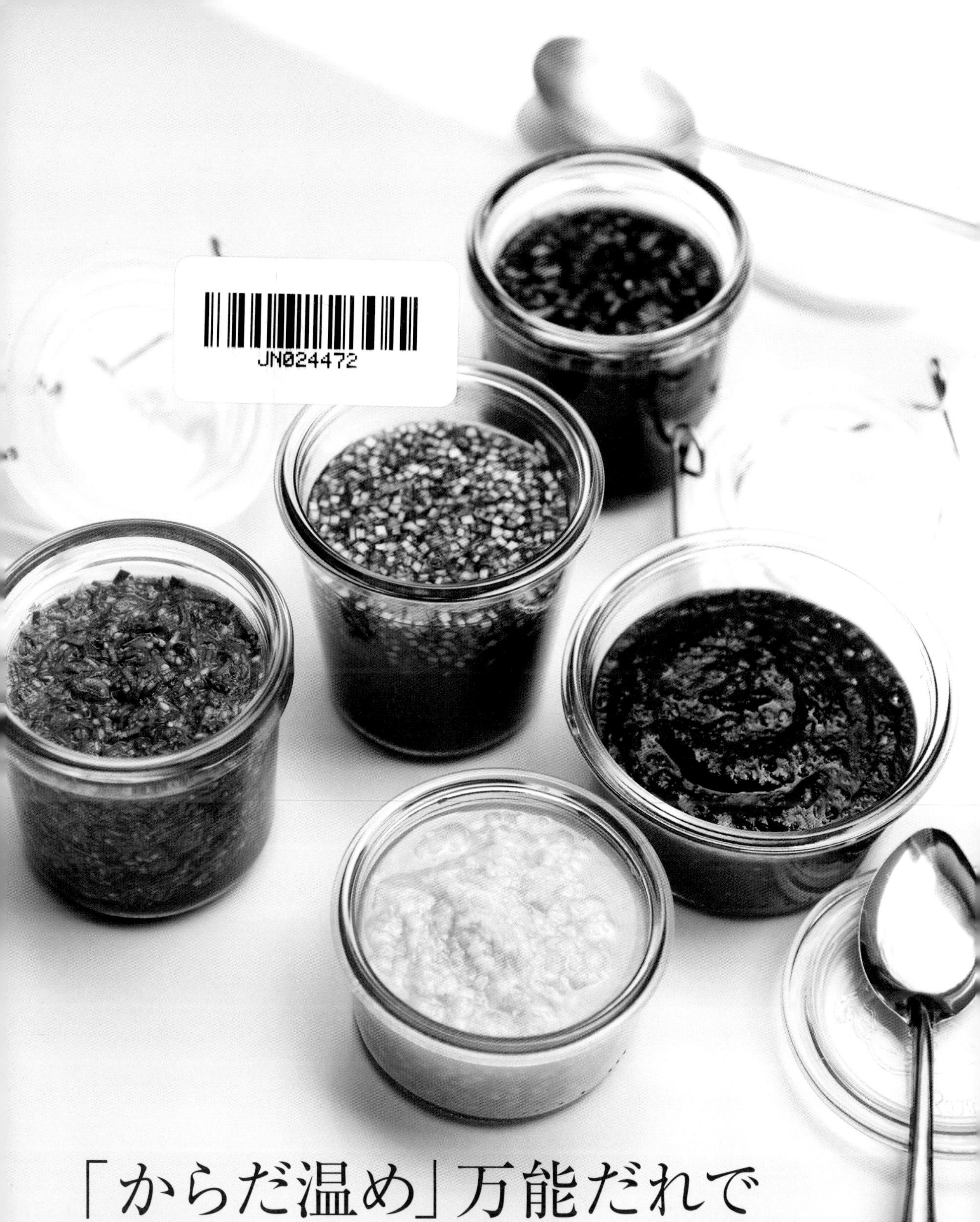

「からだ温め」万能だれで免疫力アップごはん

藤井 恵

はじめに

ここ数年作り続け、絶やすことなく冷蔵庫にストックしているたれがあります。
生のにんにく、しょうが、玉ねぎ等の香味野菜と、しょうゆ、酢、みそ等の発酵調味料を
ミキサーにかけただけの非加熱の生だれです。

このご時世で、毎日毎食のごはん作りに追われ、もううんざり…という方も多いのではないでしょうか
（まさに、私もそのひとり）。かといって簡単なだけのひと皿ではなく、シンプルでからだが温まり、
免疫力アップにもなって体調が崩れにくいもの。作るのも、食べるのも、かたづけるのもラクチンで、
からだと心に負担がないもの。そんな料理が作れたらいいな、と考えていて思いついたのが、
このからだを温めつつ、いろんな料理に使える万能だれです。

おかげで食卓がより豊かになり、忙しい日でもさっと手早く料理が仕上がり、
家族のおいしい笑顔を何度も見ることができました。ただ味が1種類だけだったので、
バリエーションがあったらもっと楽しめて便利！と思い、そこから研究する日々が始まりました。

この本でご紹介している万能だれは、作り方はとても簡単。切ったり、すりおろしたりした香味野菜と、
調味料を混ぜるだけ。しかも、香味野菜は加熱せずに生のままなので、
免疫力アップを期待できる栄養素や酵素も生きていますし、香りがいいので食欲も増します。

万能だれのストックがあれば、ゆでたり、焼いたり、レンチンした食材にかけるだけでも、
また熱湯を注ぐだけでも、抜群においしいひと皿になります。
量も大事で、2人で5～6回分、1～2週間くらいで食べきれるほどよい分量にしました。

からだをポカポカ温める、おいしい生だれを常備して、ぜひより健康的な食卓にしてください。

藤井 恵

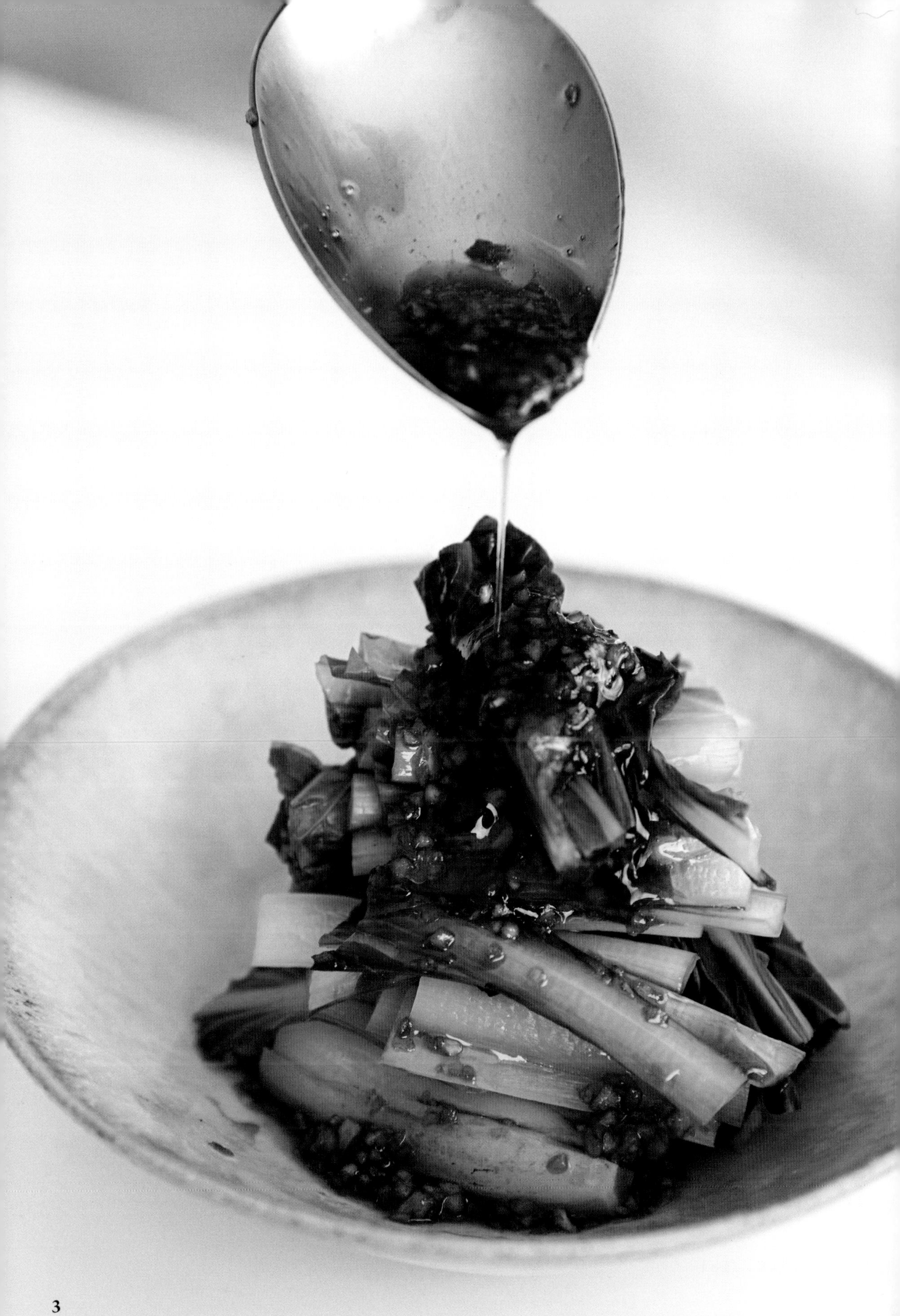

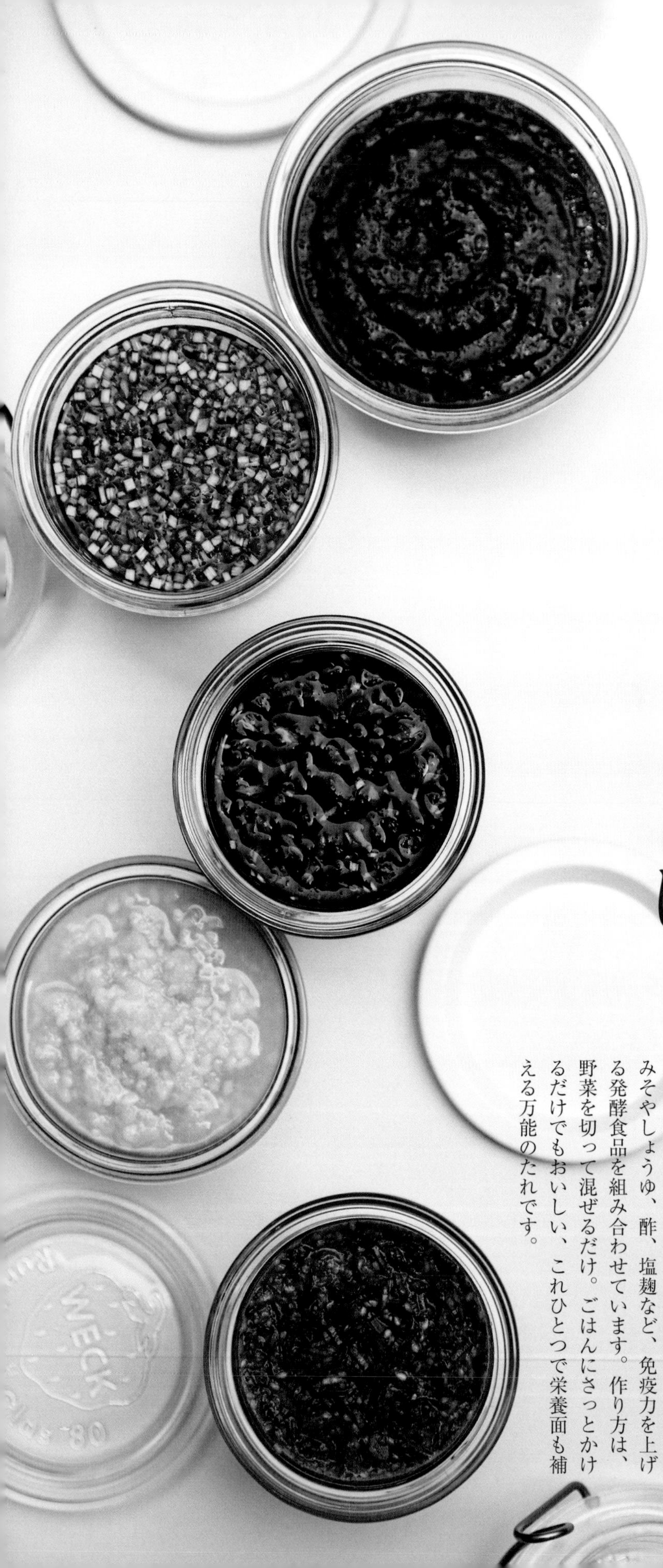

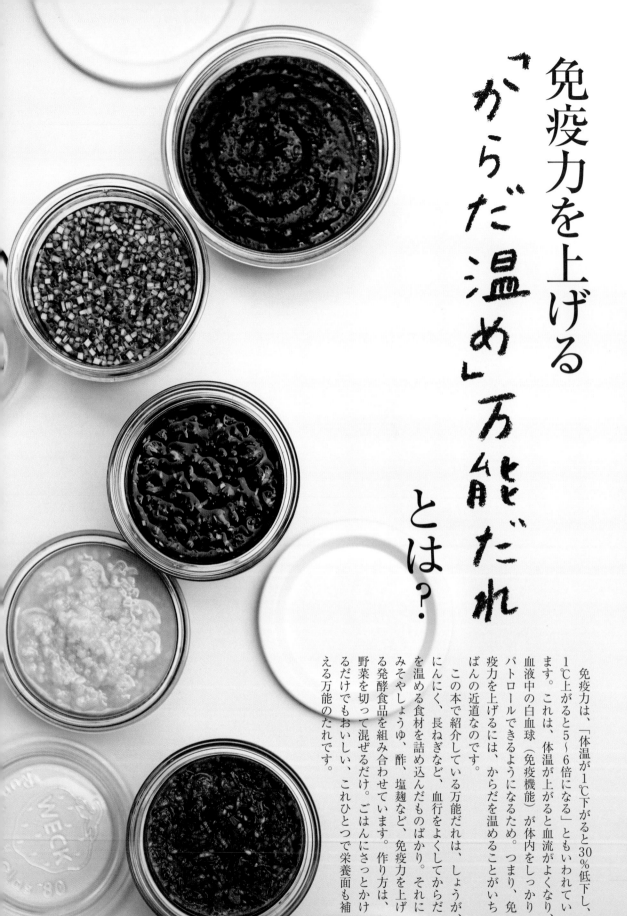

免疫力を上げる「からだ温め」万能だれとは？

免疫力は、「体温が1℃下がると30％低下し、1℃上がると5～6倍になる」ともいわれています。これは、体温が上がると血流がよくなり、血液中の白血球（免疫機能）が体内をしっかりパトロールできるようになるため。つまり、免疫力を上げるには、からだを温めることがいちばんの近道なのです。

この本で紹介している万能だれは、しょうが、にんにく、長ねぎなど、血行をよくしてからだを温める食材を詰め込んだものばかり。それにみそやしょうゆ、酢、塩麹など、免疫力を上げる発酵食品を組み合わせています。作り方は、野菜を切って混ぜるだけ。ごはんにさっとかけるだけでもおいしい、これひとつで栄養面も補える万能のたれです。

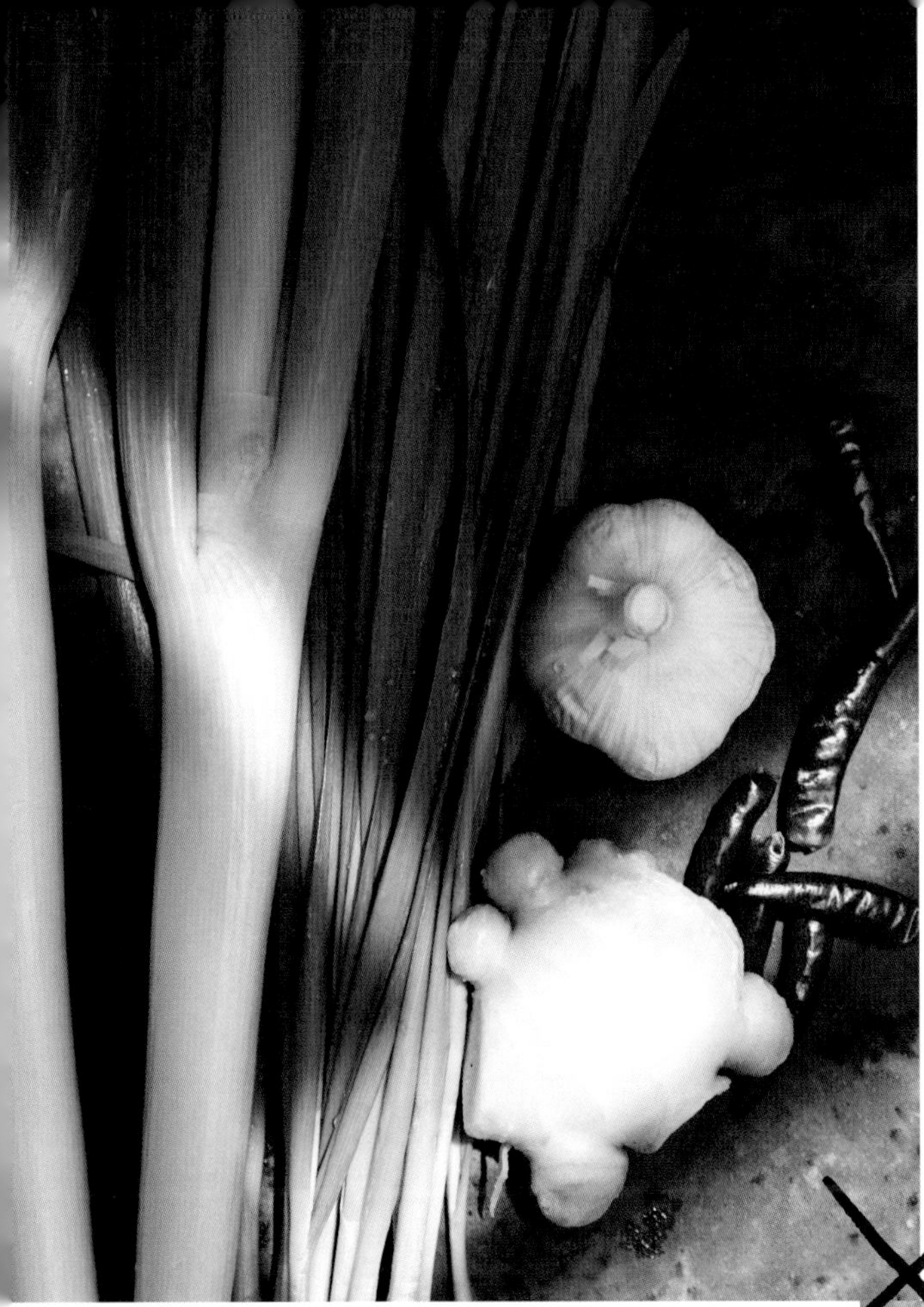

からだ温め食材

たれにふんだんに入っている香味野菜のしょうが、にんにく、長ねぎ、にらなどは、どれも血行をよくして体温を上げ、強い殺菌・抗酸化（老化防止）力を持ち、ウイルスに負けないからだをつくります。唐辛子などの香辛料を使ったものは、カプサイシンの働きで代謝をよくし、からだをポカポカに。唐辛子のβ-カロテンが粘膜の健康を保持し、免疫力も高めます。

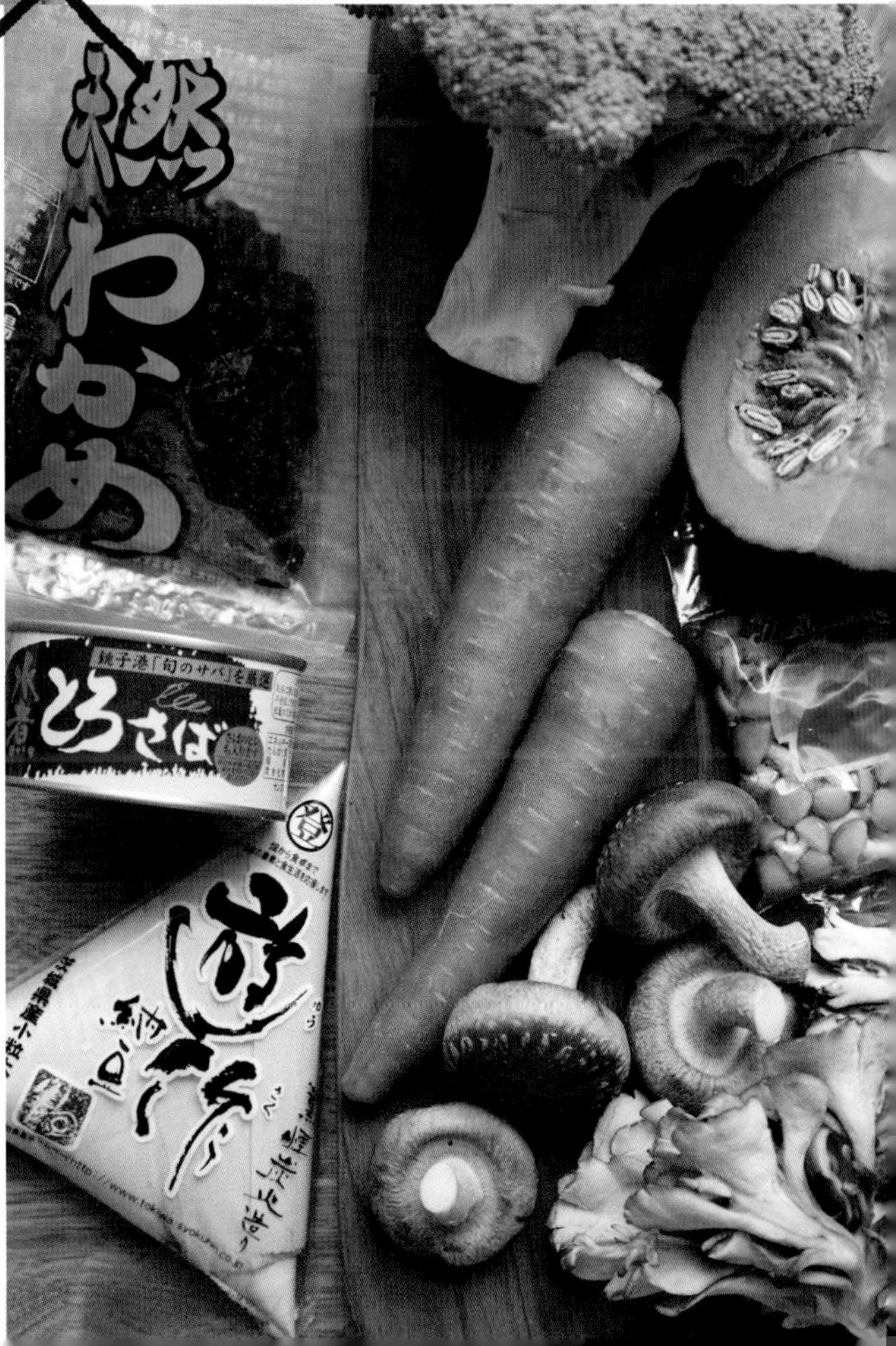

免疫力を上げる食材

たれの食べ方で紹介している料理には、免疫力を上げる食材を選んでいます。緑黄色野菜のβ-カロテン（ビタミンA）は、粘膜を強くしてウイルスの侵入を防ぎ、ビタミンCは白血球を活性化、ビタミンEの抗酸化（老化防止）作用で免疫力をアップ。食物繊維が豊富なきのこや海藻、発酵食品の納豆は、免疫細胞の70％が集まる腸の環境を整え、免疫機能を活性化させます。青魚などの良質なたんぱく質は、粘膜を強くし、血管や免疫細胞そのものをつくる材料となります。

目次

2章 〝腸活〟で免疫力アップ！「ごはんにかけるだけ」の具だくさんだれ

3章 免疫力アップ「漬けるだけ」だれ

【 材料マークの見かた 】

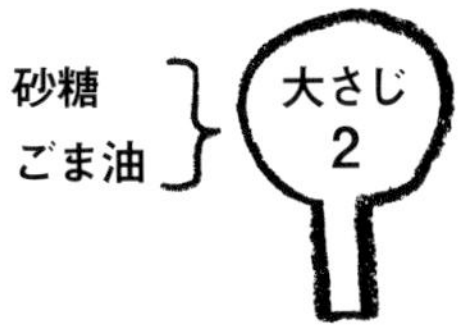

「砂糖とごま油はそれぞれ大さじ2」の意味です

【この本での約束ごと】

- 1カップは200㎖、1合は180㎖、大さじ1は15㎖、小さじ1は5㎖。「ひとつまみ」とは、親指、人さし指、中指の3本で軽くつまんだ量のことです。
- 塩は精製されていないもの、黒こしょうは粗びき黒こしょう、オリーブ油はエキストラ・バージン・オリーブオイル、だし汁は昆布、かつお節、煮干しなどでとったものを使っています。ごはん茶碗1杯分＝150gです。
- フライパンは、フッ素樹脂加工のものを使っています。
- 電子レンジの加熱時間は、600Wのものを基準にしています。500Wの場合は、1.2倍の時間を目安にしてください。機種によっては、多少差が出ることもあります。

からだ温めパワーはピカイチ！　まずはこれから

からだ温め最強万能だれ

発酵食品のみそをベースに、からだを温める香味野菜と香辛料がぎっしり。

ごまのゴマリグナン、黒ごまのアントシアニンで抗酸化（細胞の老化防止）作用を加えた、免疫力も上がる最強のからだ温めだれです。

にんにくは、生のままのほうが殺菌効果が高いのがポイント。

日がたってなじむと、ぐっと味わい深く、おいしくなります。

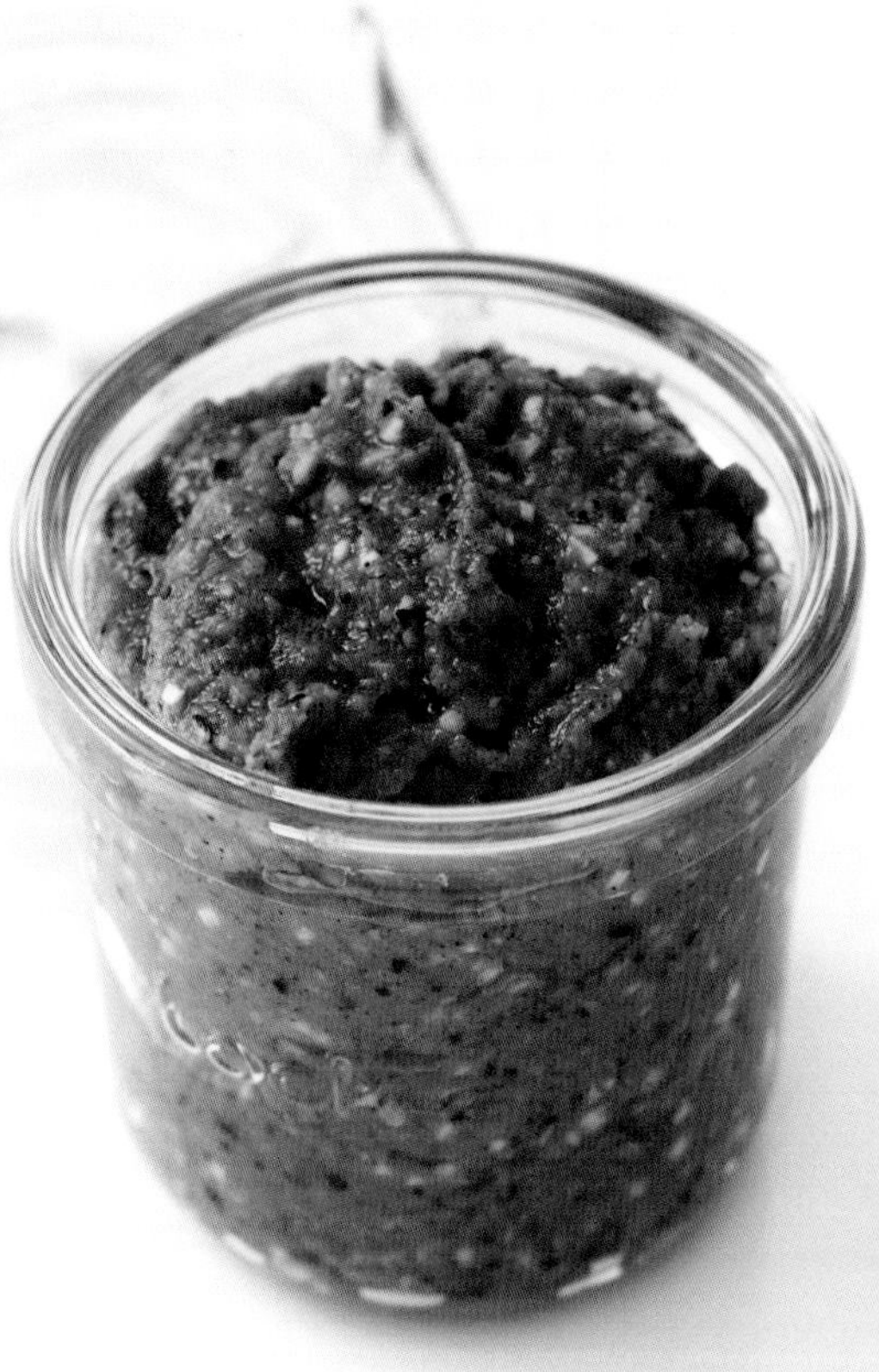

●材料（$1\frac{1}{4}$カップ分）

みそ　$\frac{3}{4}$カップ

長ねぎ（みじん切り）
しょうが（皮ごとすりおろす）
酢
　大さじ2

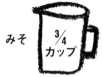

にんにく（すりおろす）
黒・白すりごま
ごま油
　大さじ1

砂糖
粉山椒
粗びき粉唐辛子＊
　小さじ1

＊韓国産のもの。または一味唐辛子少々

●作り方

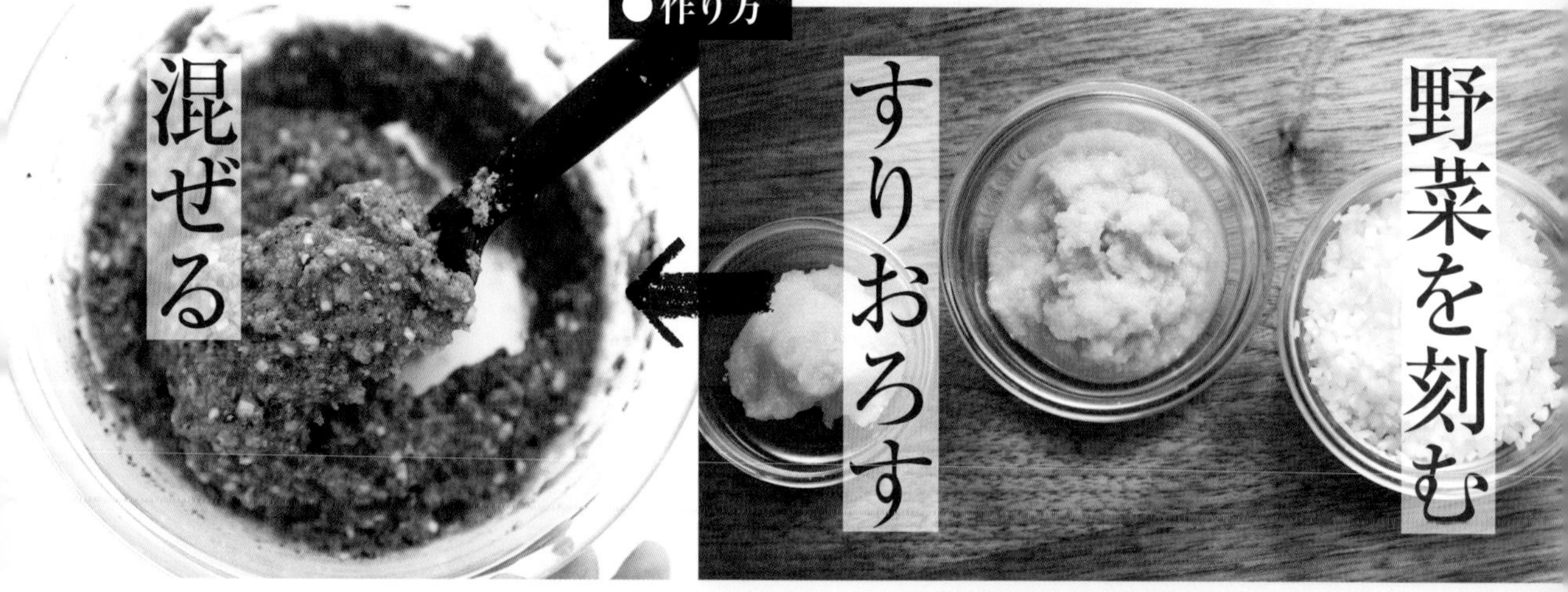

すべての材料をフードプロセッサーにかけてもいい。＊日持ちは冷蔵室で約2週間

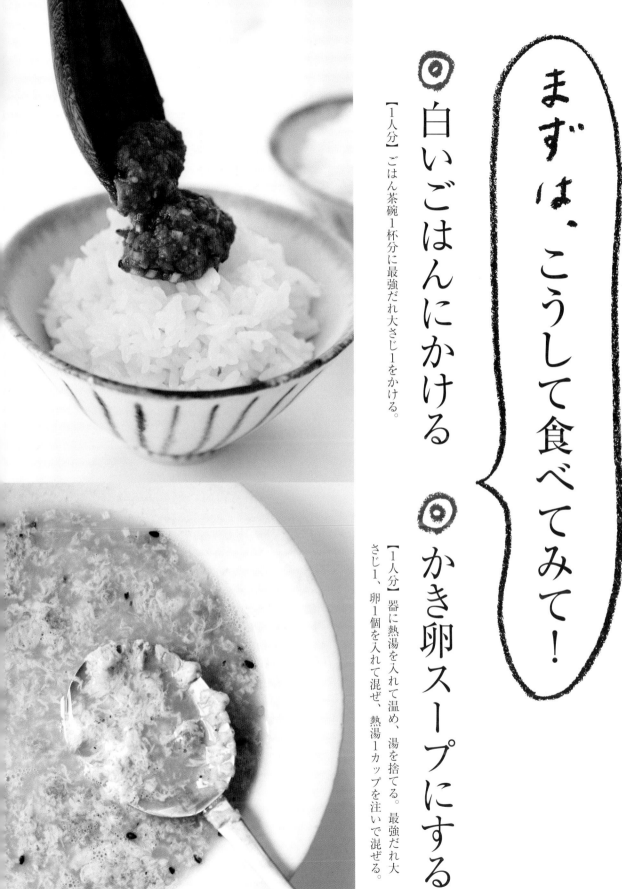

まずは、こうして食べてみて！

◎白いごはんにかける

【1人分】ごはん茶碗1杯分に最強だれ大さじ1をかける。

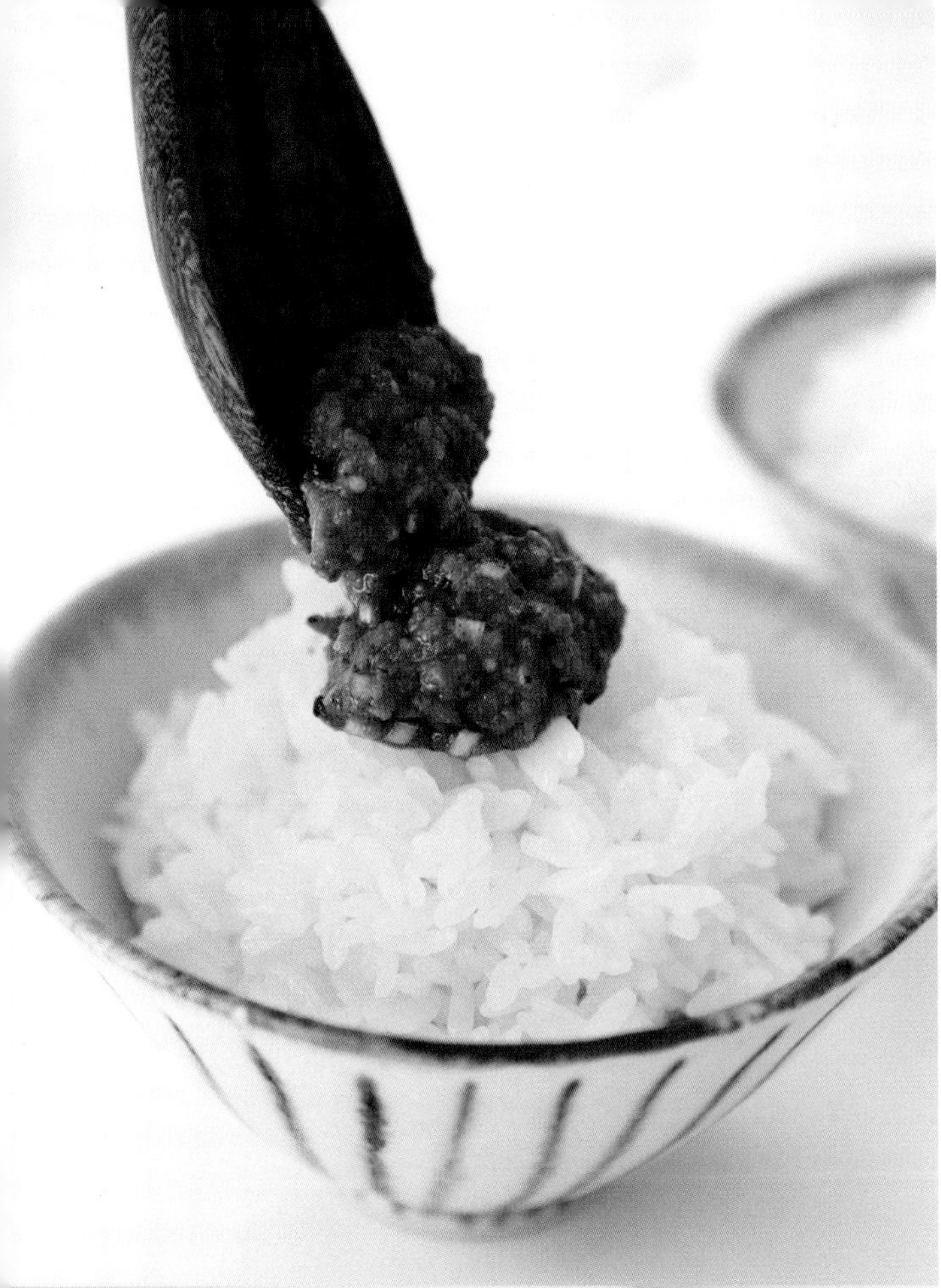

◎かき卵スープにする

【1人分】器に熱湯を入れて温め、湯を捨てる。最強だれ大さじ1、卵1個を入れて混ぜ、熱湯1カップを注いで混ぜる。

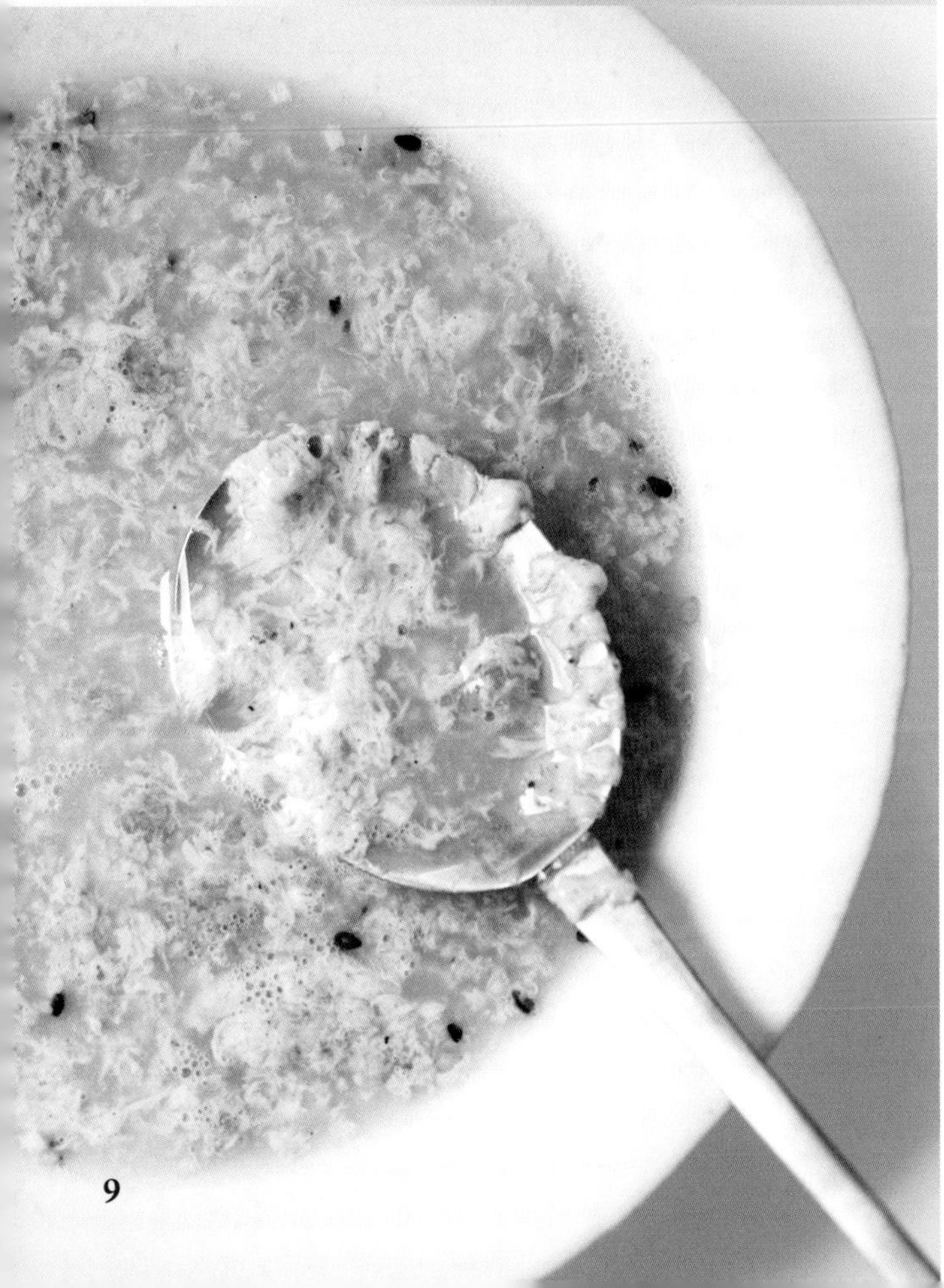

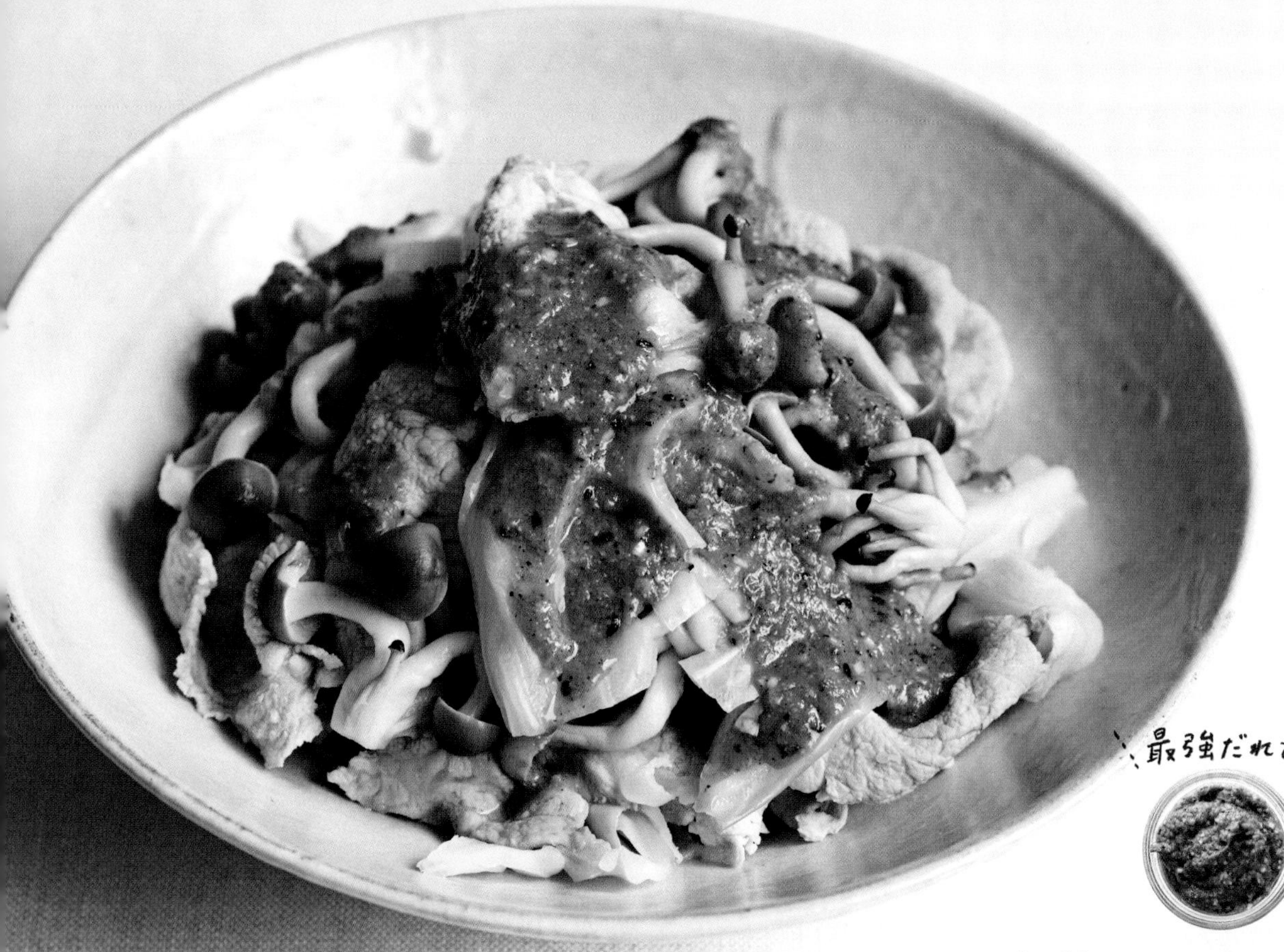

＼最強だれで／

ゆで豚しゃぶとキャベツ

しめじとキャベツは、熱湯でさっと加熱して食感を残し、
豚肉は中火で1枚ずつゆでると、しっとりやわらかく。
たれは肉のゆで汁で溶くことで、うまみたっぷりになります。

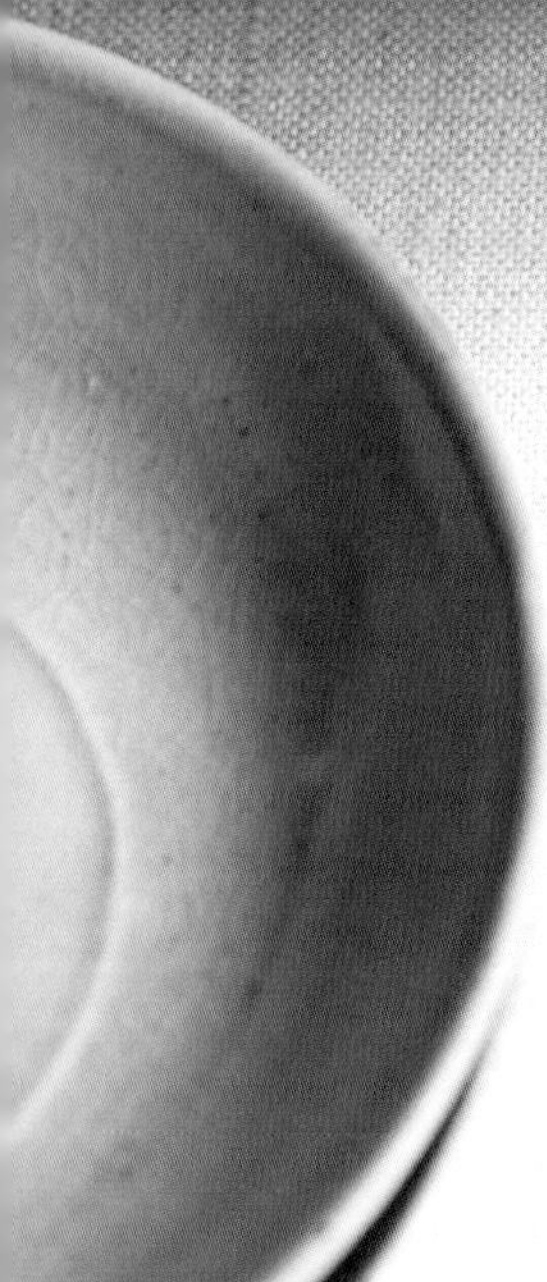

●材料（2人分）

豚ロース薄切り肉（しゃぶしゃぶ用）… 200g
キャベツ（ひと口大にちぎる）… 6枚
しめじ（ほぐす）… 1パック（100g）
A ｜ 最強だれ（p8）… 大さじ3
　 ｜ 豚肉のゆで汁 … 大さじ2

●作り方

1. 熱湯でしめじ、キャベツの順にさっとゆで、ざるに上げ、続けて豚肉を1枚ずつ入れて中火でゆで、色が変わったらざるに上げる。
2. 器に盛り、混ぜたAをかける。

★免疫力アップポイント★

豚肉のビタミンB_1は、たれの長ねぎを合わせると吸収率が上がり、疲労回復効果がアップ。キャベツの抜群に多いビタミンCには、免疫力向上や美肌効果があり、ビタミンUが胃粘膜を強化。しめじは不溶性食物繊維のβ-グルカンが、免疫細胞を活性化します。

最強だれで

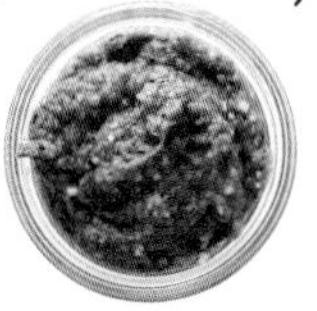

鶏もも肉とピーマンのレンチン炒め

鶏肉は、たれをもみ込んでから電子レンジ加熱するのがコツ。2分蒸らすことで、しっとりジューシーに仕上げます。たれのごまがとろりとからみ、コクのある濃厚な味わい。

●材料（2人分）

鶏もも肉（3～4cm角に切る）… 1枚（250g）
ピーマン（ひと口大の乱切り）… 4個
最強だれ（p8）… 大さじ4

●作り方

1. 耐熱ボウルに鶏肉、たれを入れてもみ込み、ピーマンをのせ、ラップをふんわりかけて電子レンジで5分加熱し、2分蒸らしてよく混ぜる。

★免疫力アップポイント★

熱に強いピーマンのビタミンCを電子レンジ加熱でたっぷりとり、免疫力の敵・ストレスに負けないからだづくりを。高たんぱくな鶏肉で、粘膜や免疫細胞をパワーアップします。

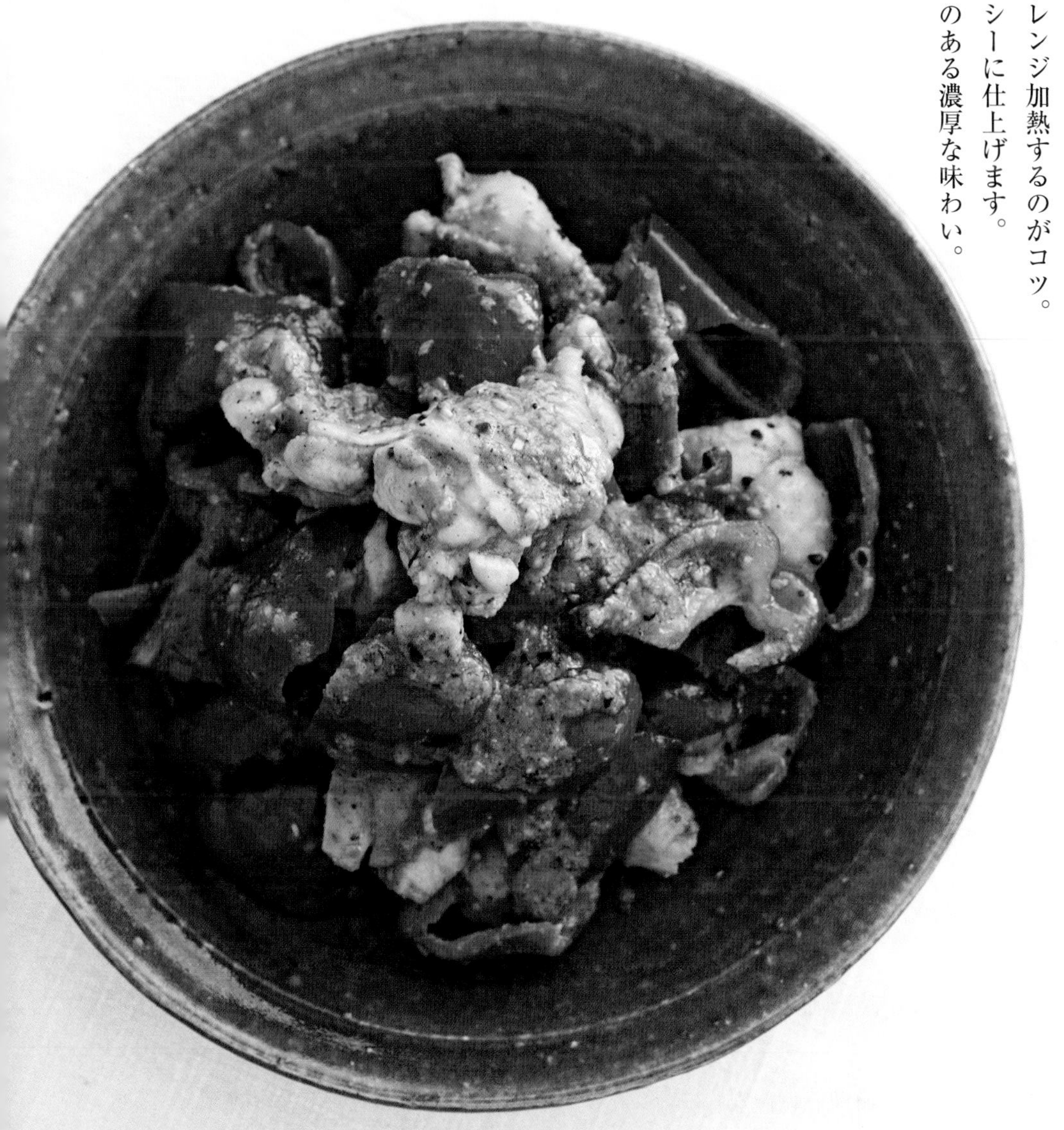

＼最強だれで／

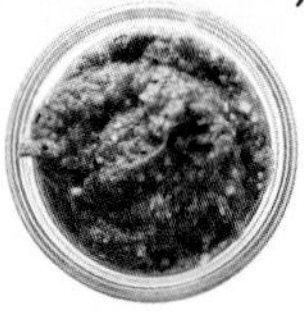

ふわふわ納豆卵丼

納豆と卵白は、ヘラでふわふわになるまで泡立てると、メレンゲのようになってにおいも弱まり、一気にごちそう風に。香味野菜がたっぷり入った、たれとの相性も抜群です。

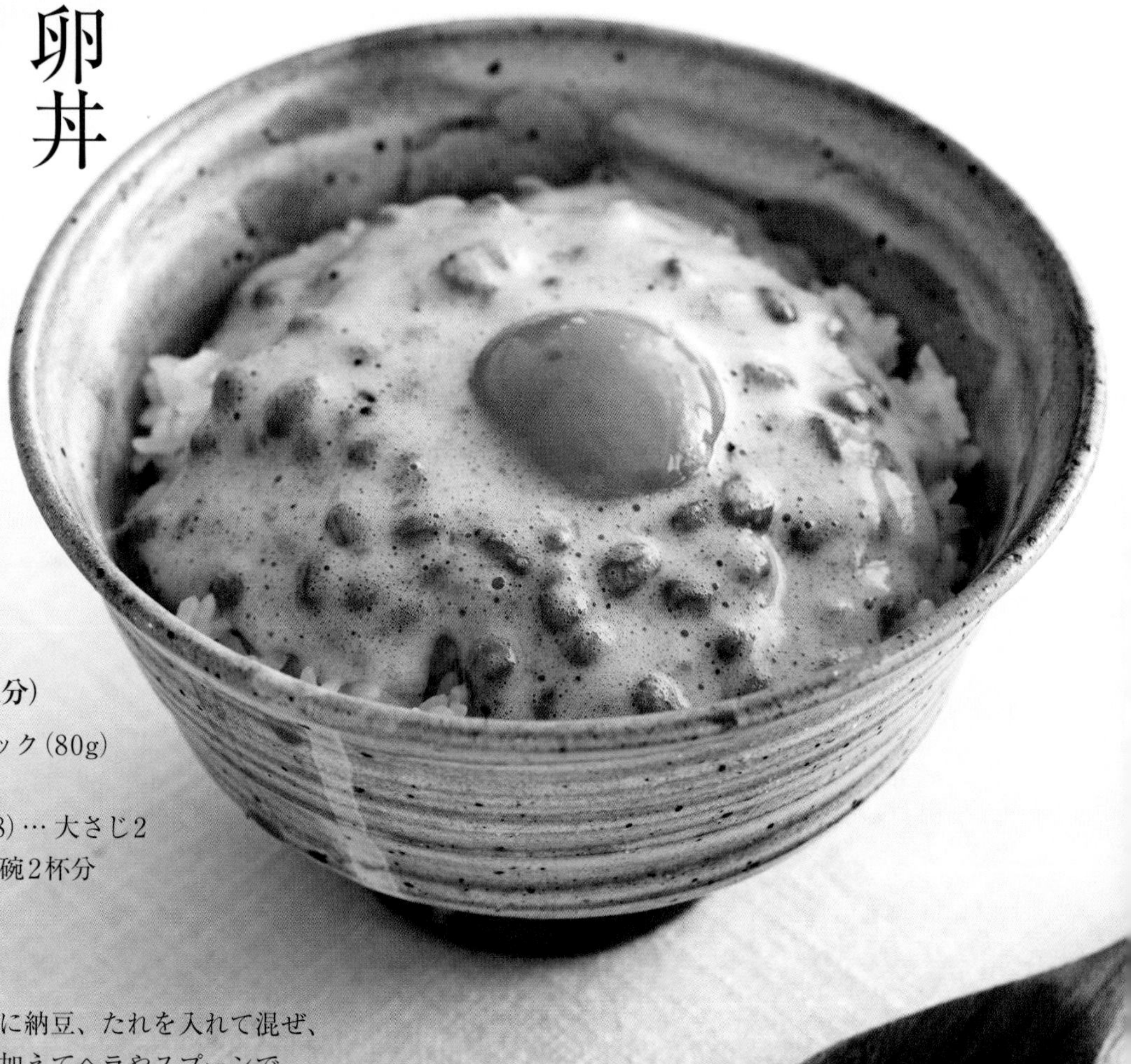

●材料（2人分）

納豆…2パック（80g）
卵…2個
最強だれ（p8）…大さじ2
ごはん…茶碗2杯分

●作り方

1. ボウルに納豆、たれを入れて混ぜ、卵白を加えてヘラやスプーンでふわふわになるまで泡立てるように混ぜる。
2. 器に盛ったごはんにかけ、卵黄をのせる。

★免疫力アップポイント★

発酵食品の納豆で腸の働きをよくし、免疫細胞を活性化。完全栄養食品の卵と合わせれば、良質なたんぱく質がたっぷりとれる理想のひと皿になります。

最強だれで

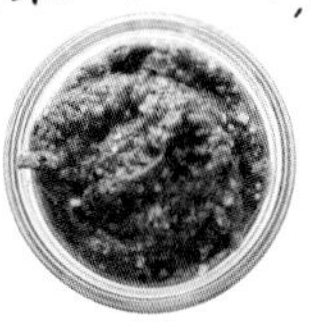

ひじきとツナの混ぜるだけごはん

ひじきとツナは先にたれに加えて混ぜ、そのうまみをしっかりうつすのが最大のポイント。それからごはんと混ぜれば、具材の味が行き渡ります。

●材料（2人分）

芽ひじき（乾燥・たっぷりの水につけて戻し、
水けをきる）… 大さじ2（6g）
ツナ缶（スープ漬け・汁けをきる）… 小1缶（70g）
ごはん … 茶碗2杯分
最強だれ（p8）… 大さじ2
万能ねぎ（小口切り）… 適量

●作り方

1. ひじきは熱湯で3分ゆでて、湯をきる。
2. ボウルにたれ、❶、ツナを入れて混ぜ、ごはんを加えてさっくり混ぜる。器に盛り、万能ねぎをのせる。

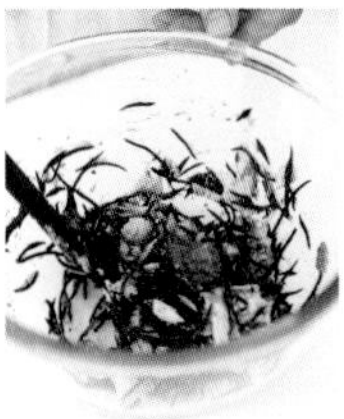

まずたれにひじきとツナを加えて混ぜ、素材のうまみをたれにうつすのがポイント。そのあとごはんとあえることで、うまみが全体にからんでおいしくなる。

★免疫力アップポイント★

ひじきの食物繊維は、腸の善玉菌のえさになって腸内環境を整え、免疫力をアップ。ツナは、DHAやEPAが豊富なまぐろ。脳を活性化し、血液をサラサラに、良質なたんぱく質が細胞そのものを強くします。

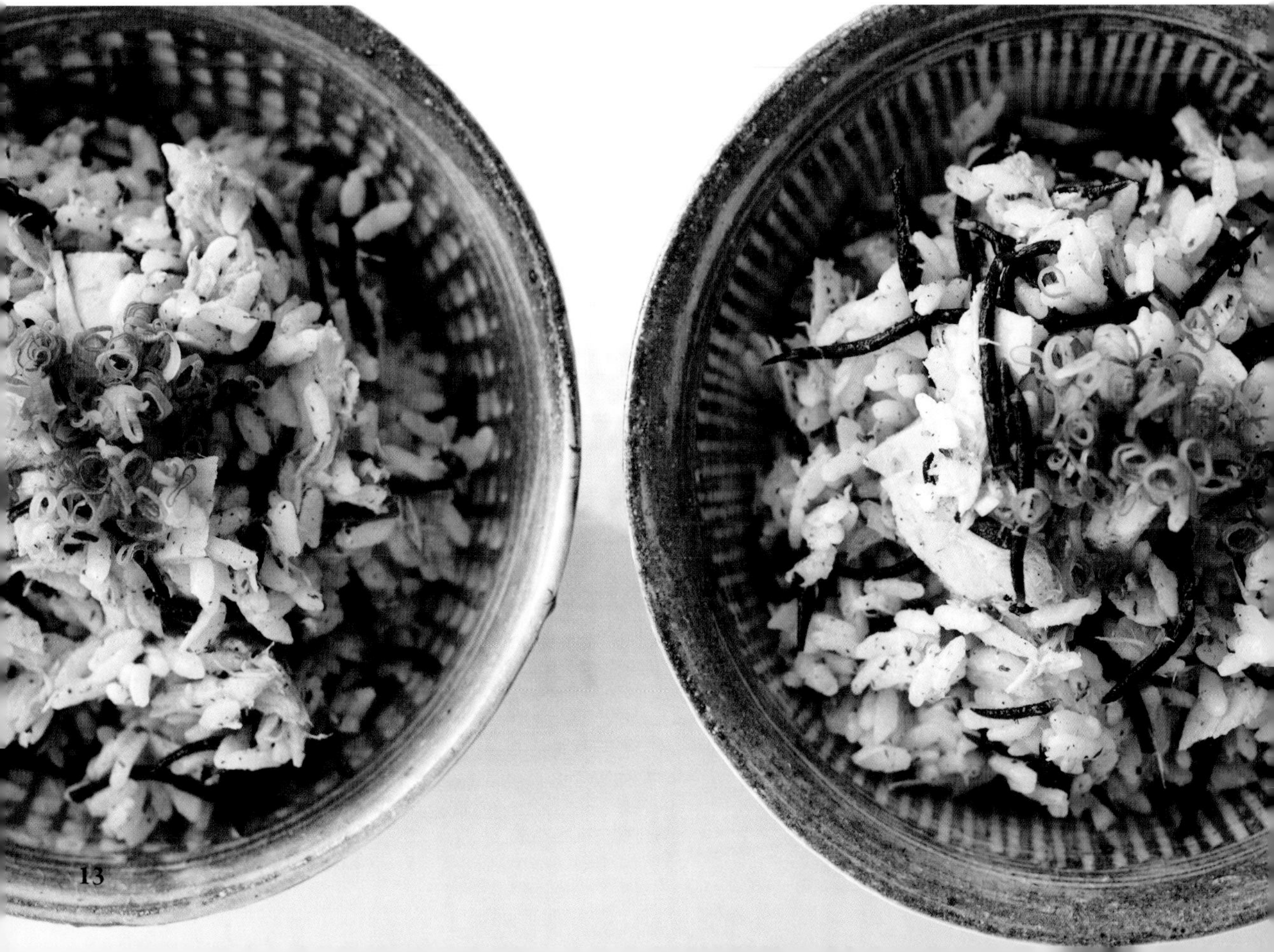

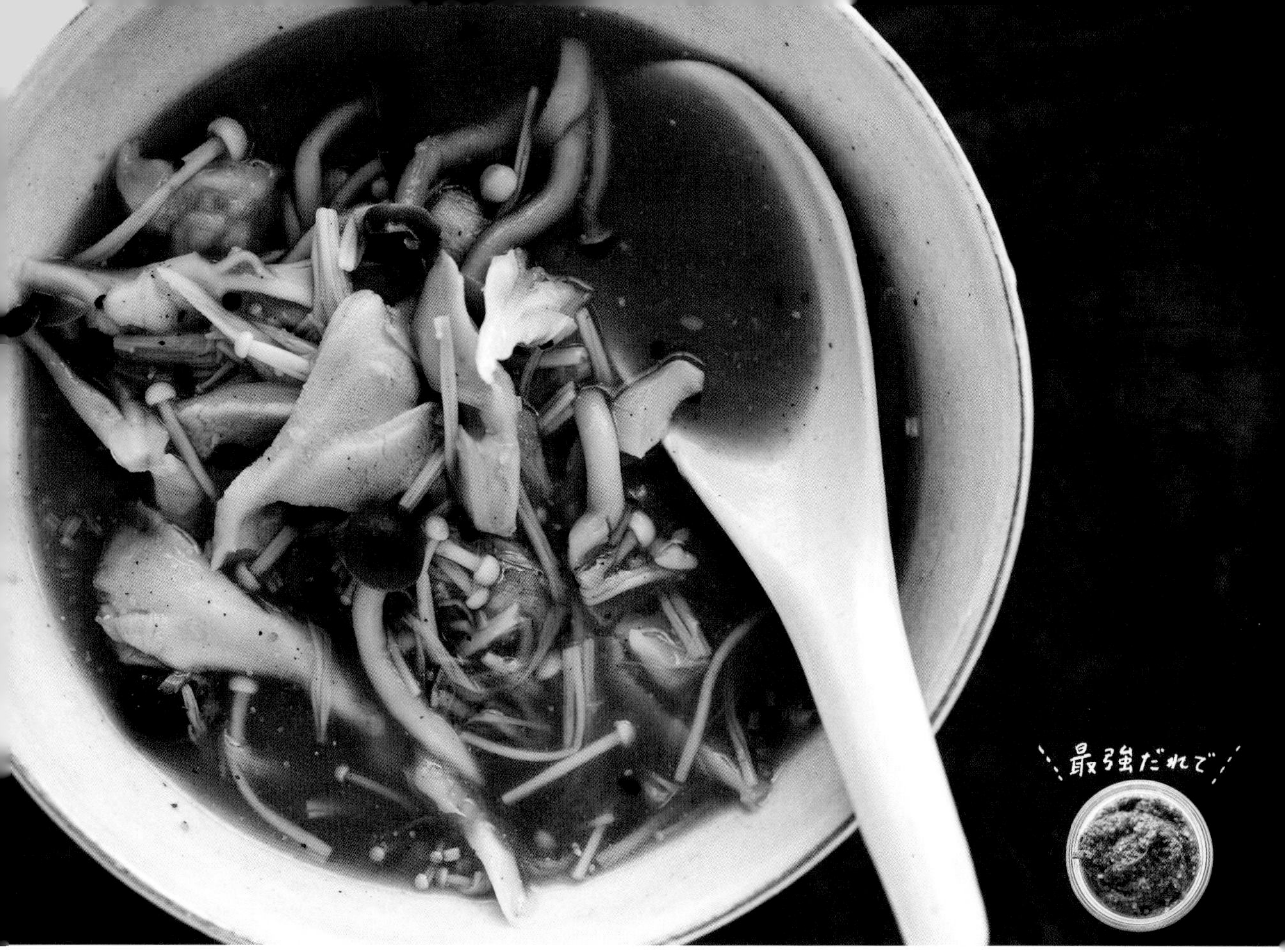

たっぷりきのこのスープ

きのこは数種類入れることで、栄養のバランスがよくなり、ぐっと奥深い味わいに。みその風味に唐辛子がきいていて、からだも心もほっと温まる和風スープです。

●材料（2人分）

A｜まいたけ、しめじ（ほぐす）… 各1パック（100g）
｜えのきだけ（長さを半分に切り、ほぐす）… 1袋（100g）
｜酒 … 大さじ1
｜水 … 2カップ
最強だれ（p8）… 大さじ3

●作り方

1. 鍋にAを入れて火にかけ、煮立ったら中火で5〜6分煮、たれを加えてひと混ぜする。

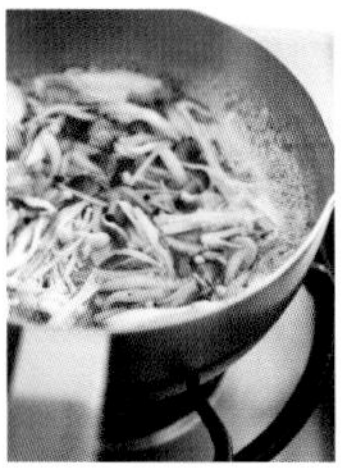

きのこは酒、水とともに鍋に入れ、中火で5〜6分煮てうまみを引き出す。数種類のきのこを使うことで、深みのある味わいのスープに。

★免疫力アップポイント★

免疫力を高めるβ-グルカンを豊富に含み、がん抑制にも効果があるといわれるまいたけ。えのきのビタミンB_1は疲労回復に役立ち、しめじのビタミンDも免疫力向上に貢献します。たれを加えたあとは加熱しすぎないほうが、たれの栄養効果が高まります。

最強だれで

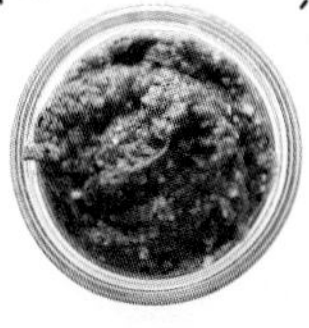

たたききゅうりあえ

きゅうりはすりこ木でたたくことで、たれとからみやすくするのがポイント。みそ味のたれで、パンチのあるもろきゅう風です。

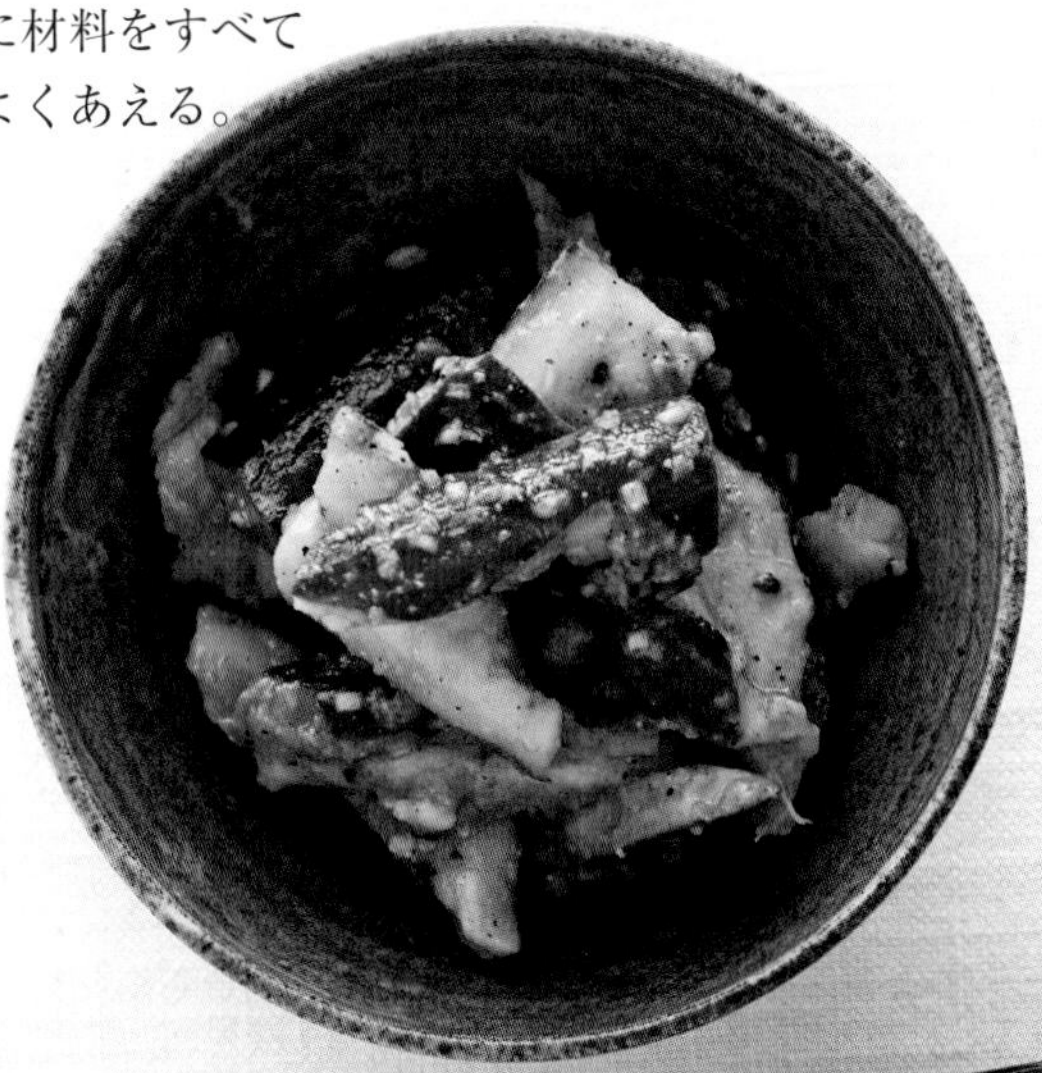

●材料（2人分）

きゅうり（すりこ木でたたき、
　ひと口大に割る）…２本
最強だれ（p8）… 大さじ2

●作り方

1 ボウルに材料をすべて入れ、よくあえる。

★免疫力アップポイント★

きゅうりの95%は水分で、夏場には水分補給の役割も。カリウムが、余計な塩分をからだの外に出してくれます。表皮のグリーンにはβ-カロテンが含まれ、免疫力を活性化させる作用が。

最強だれで

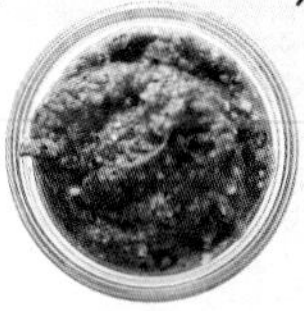

アボカド納豆

アボカド+納豆は、香味野菜入りのたれと相性抜群。切ってのせるだけのスピード感は、朝食にもぴったり。

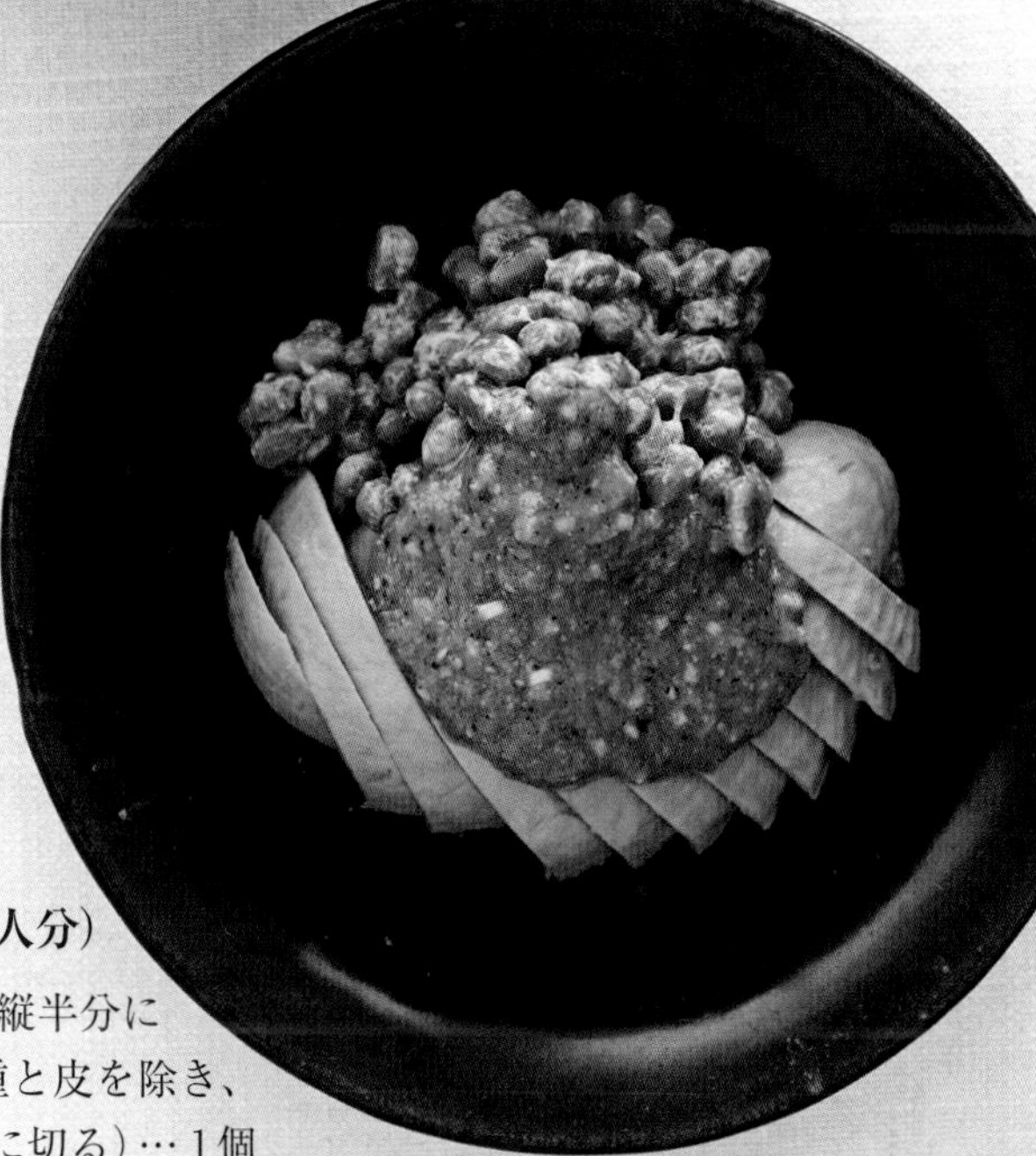

●材料（2人分）

アボカド（縦半分に
　切って種と皮を除き、
　5mm幅に切る）…１個
納豆 … 2パック（80g）
A｜最強だれ（p8）… 大さじ2
　｜水 … 大さじ1

●作り方

1 器にアボカド、納豆を盛り、混ぜたAをかける。

★免疫力アップポイント★

ビタミンEが豊富なアボカドは、強い抗酸化作用と免疫力アップ効果が。納豆+みそのダブルの発酵食品で、腸内環境を整え、免疫細胞を活発に。

1章 からだ温め万能だれいろいろ

酢ベースでさっぱり味、ごま油も入って使いやすさ満点

① しょうが酢だれ

昔から生薬として使用されてきたしょうがは、
辛み成分・ジンゲロールの強い殺菌力はもちろん、
加熱するとショウガオールに変化して血行をよくし、
からだ温め効果が増大。発酵食品の酢をベースにしたたれは、
日ごとに酸味がまろやかに。酢めしに使っても合います。

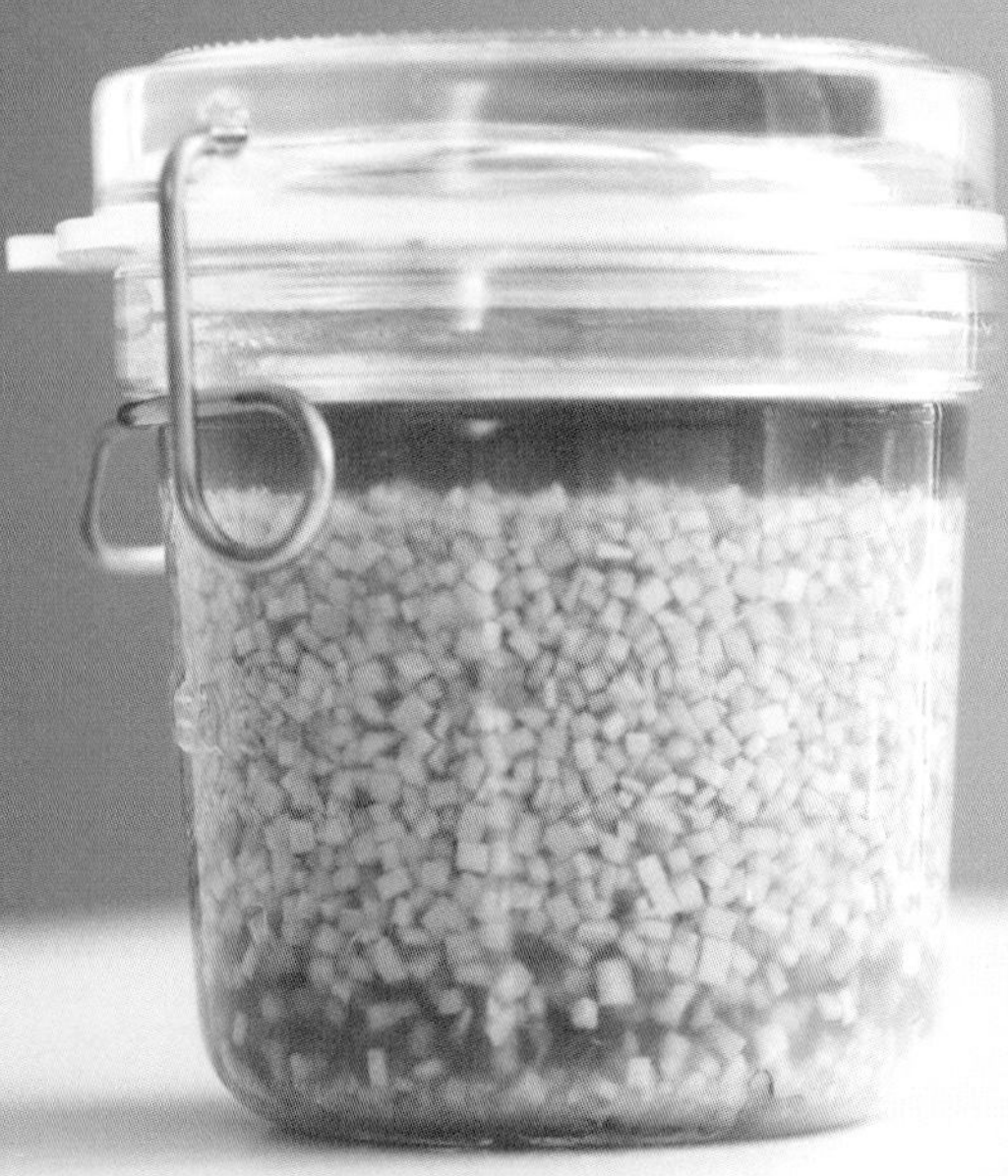

●材料（1¼カップ分）

しょうが（皮ごとみじん切り）
大1個（100g）

酢 ½カップ

ごま油 大さじ3

塩 大さじ1

●作り方

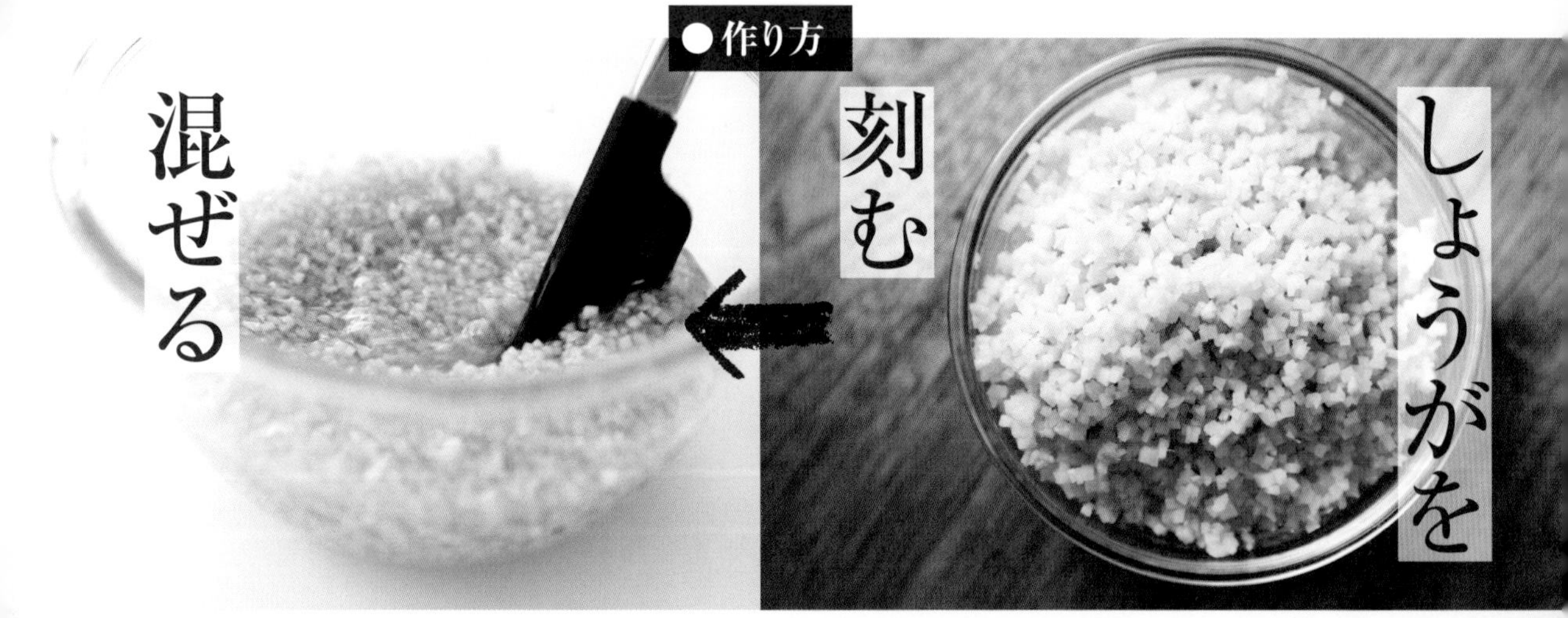

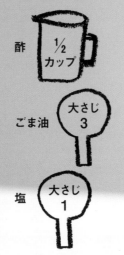

酢に塩を加えて溶かし、残りの材料を混ぜる。すべての材料をミキサーやフードプロセッサーにかけてもいい。＊日持ちは冷蔵室で約2週間

まずは、こうして食べてみて!

◎生パプリカにかける

【2人分】パプリカ(赤、黄)各½個は横に薄切りにし、しょうが酢だれ大さじ1と½をかける。

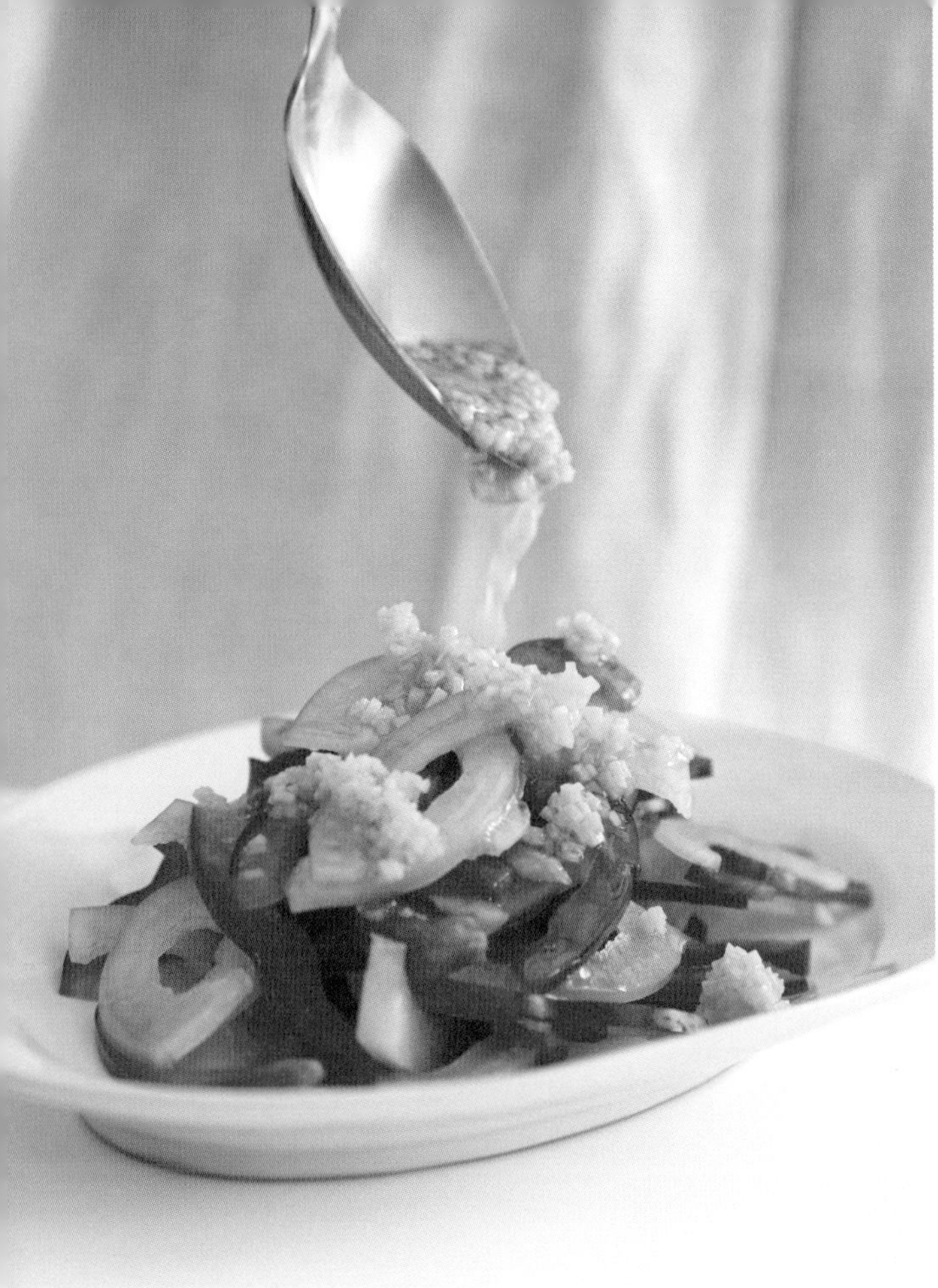

◎ゆでオクラとあえる

【2人分】オクラ12本はガクをむき、熱湯で30秒ゆでて斜め2〜3等分に切り、しょうが酢だれ大さじ1と½を加えてあえる。

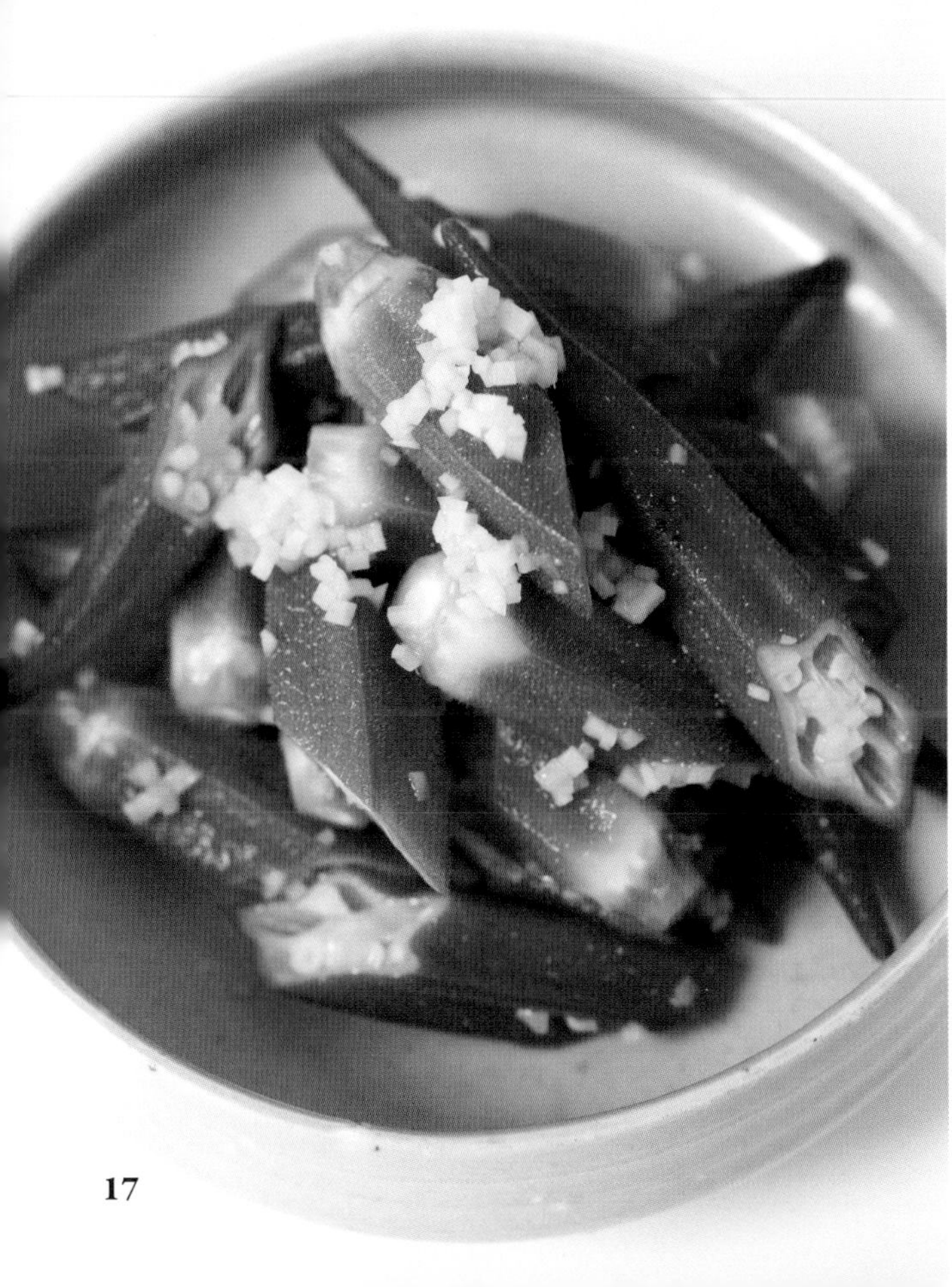

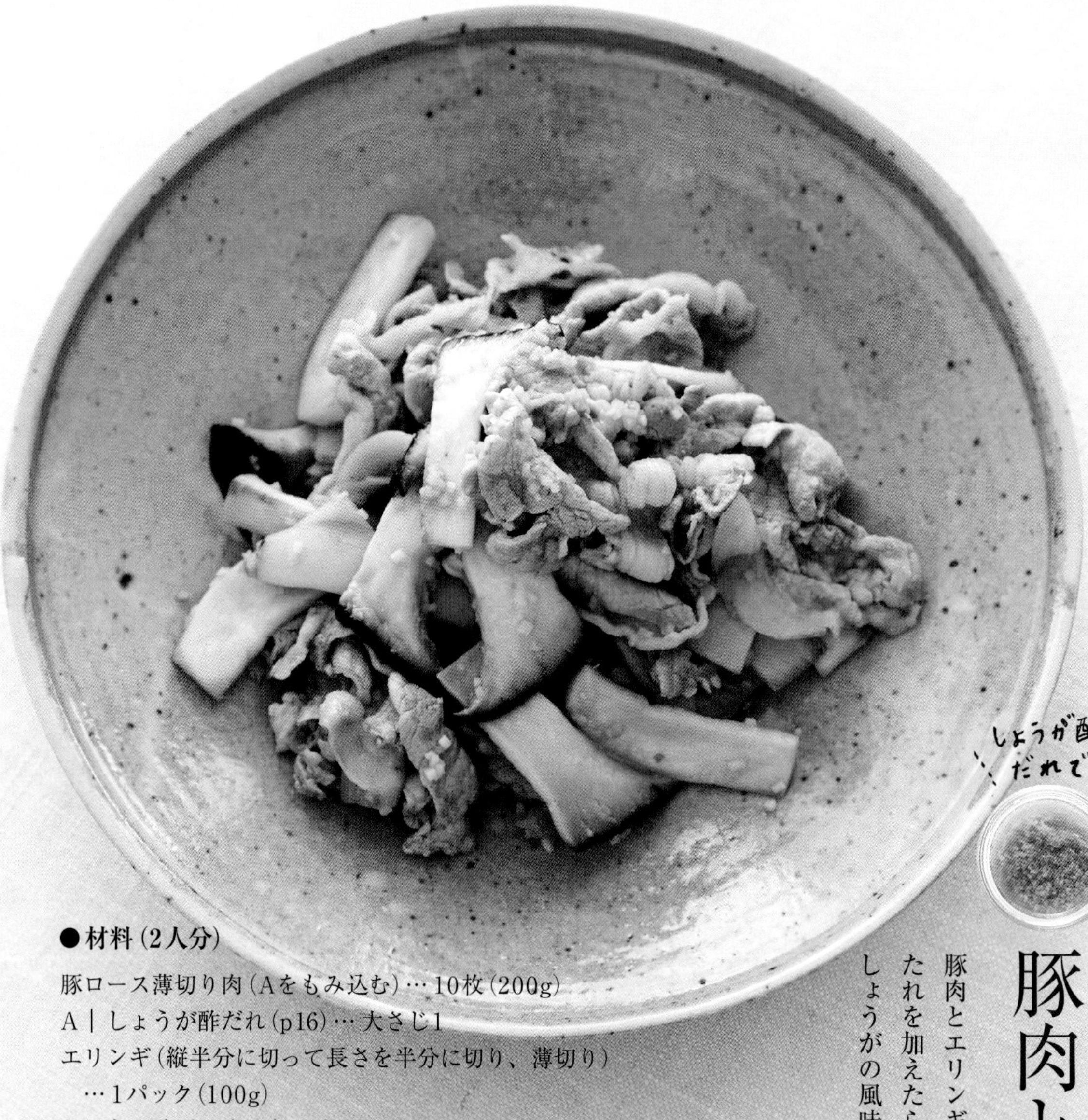

しょうが酢だれで

豚肉とエリンギ炒め

豚肉とエリンギをノンオイルで炒めるだけの簡単レシピ。たれを加えたら、汁けがなくなるまで炒め、しょうがの風味をしっかりからませると美味です。

●材料（2人分）

豚ロース薄切り肉（Aをもみ込む）… 10枚（200g）
A｜しょうが酢だれ（p16）… 大さじ1
エリンギ（縦半分に切って長さを半分に切り、薄切り）
　… 1パック（100g）
しょうが酢だれ（p16）… 大さじ2

●作り方

1. フライパンを何もひかずに熱し、エリンギを強めの中火で炒め、こんがりしたら豚肉を加えて色が変わるまで炒める。

2. たれを加え、強火で汁けがなくなるまで炒める。

★免疫力アップポイント★

ビタミンB_1豊富な豚肉をとることで、疲れにくいからだに。たれのしょうがと合わせると、消化がよくなるという利点も。エリンギは食物繊維が多く、不溶性食物繊維のβ-グルカンが、腸内の免疫細胞を活発にしてくれます。

しょうが酢
だれで

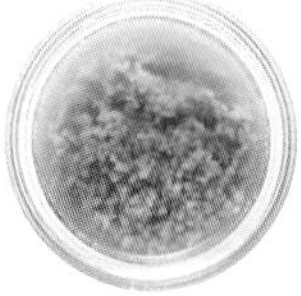

鶏むね肉とにんじん炒め

淡泊な鶏むね肉は棒状に切り、先にたれをもみ込み、味をからみやすくします。にんじんも細切りにしてなじみをよくし、酢ベースのたれでまとめたすっきり味です。

●材料（2人分）

鶏むね肉（皮を除いて7～8mm角の棒状に切り、
　Aをもみ込む）… 1枚（200g）
A ｜ しょうが酢だれ（p16）… 大さじ1
にんじん（長さを3等分に切り、細切り）… 1本
しょうが酢だれ（p16）… 大さじ2

●作り方

1. フライパンを何もひかずに熱し、にんじんを中火で炒め、色が鮮やかになったら鶏肉を加え、色が変わるまで炒める。
2. たれを加え、強火で汁けがなくなるまで炒める。

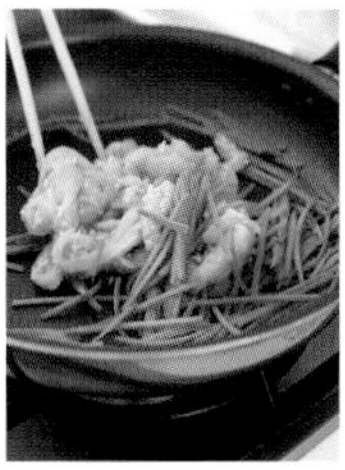

フライパンを何もひかずに熱し、にんじんを色鮮やかになるまで炒め、甘みを引き出しつつたれをなじみやすくする。そのあと、鶏肉を加えて炒める。

★免疫力アップポイント★

高たんぱくで消化のいい鶏むね肉で作る、手軽なひと皿。にんじんのβ-カロテン量は、野菜の中でトップクラス。たれの油と合わせることで、吸収率をアップさせます。これで粘膜を強くし、ウイルスの侵入を防ぎます。

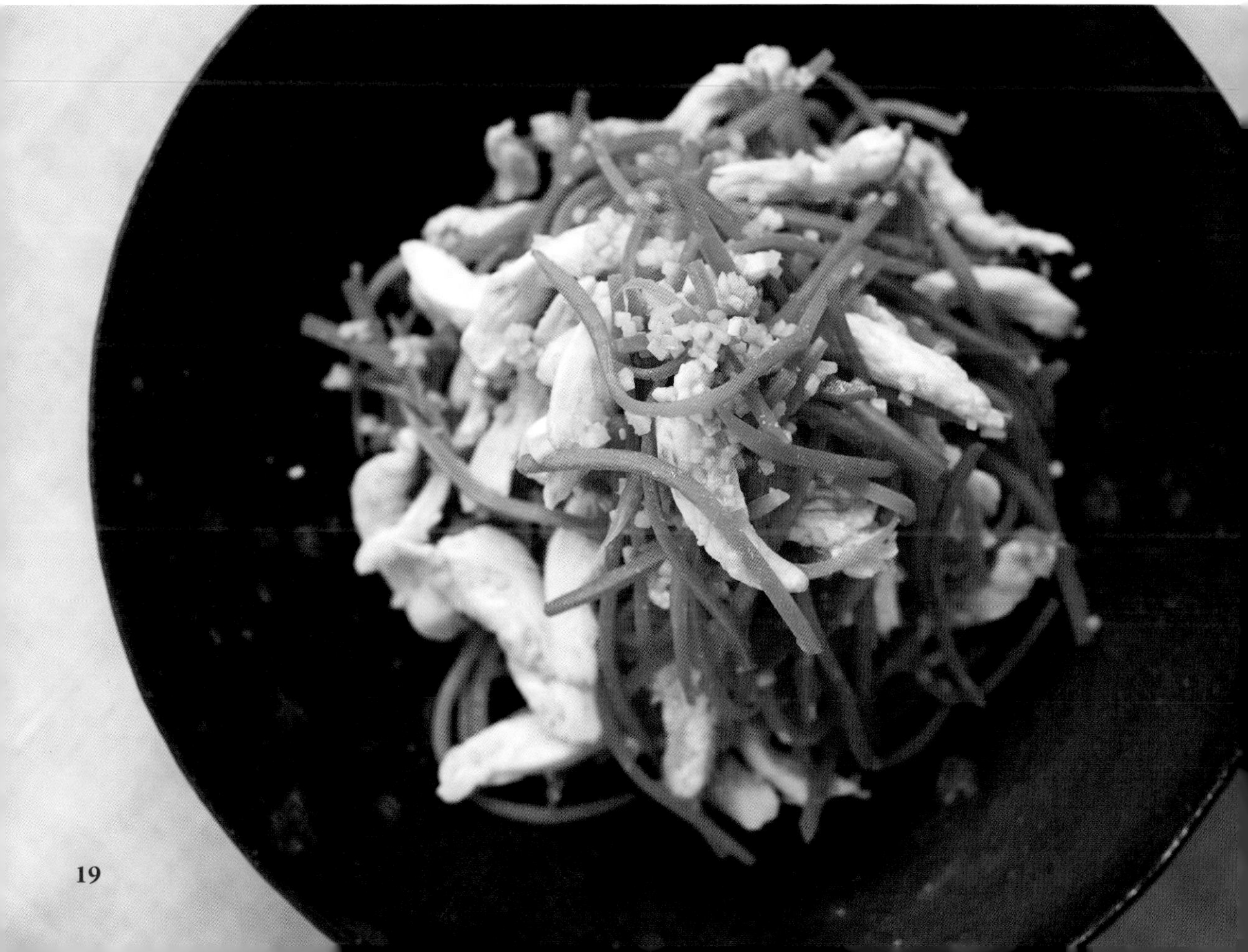

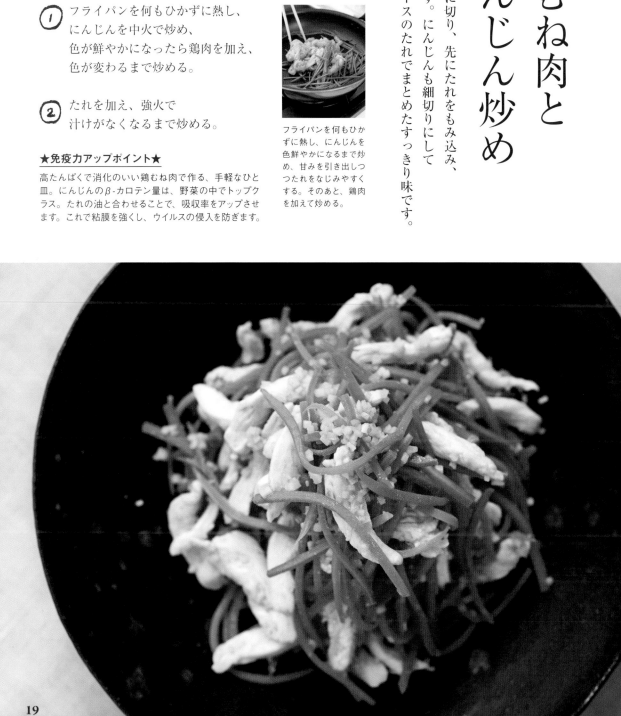

しょうが酢だれで

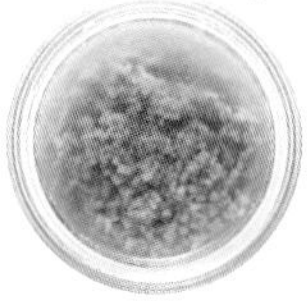

スクランブルエッグのせごはん

バターの風味たっぷりのスクランブルエッグを、ごはんにのせていただきます。しょうが＋酢のたれで、あっさりとした味わい。朝食にもおすすめです。

●材料（2人分）

A｜卵…3個
　｜牛乳…大さじ4
　｜塩、黒こしょう…各少々

ごはん…茶碗2杯分
しょうが酢だれ（p16）…大さじ3
バター…5g
黒こしょう、クレソン（あれば）…各適量

●作り方

1. フライパンにバターを溶かし、混ぜたAを流し、中火でヘラで大きく混ぜながら好みのかたさに火を通す。
2. 器に盛ったごはんにのせ、たれ、こしょうをかけ、クレソンを添える。

★免疫力アップポイント★

卵の良質なたんぱく質が、粘膜や免疫細胞を根本から強化、十分に摂取することで、疲労回復や筋肉量を増やす効果が。卵はビタミンを多く含み、活性酸素を抑える抗酸化作用も。添えたクレソンも、β-カロテン豊富な優秀野菜です。

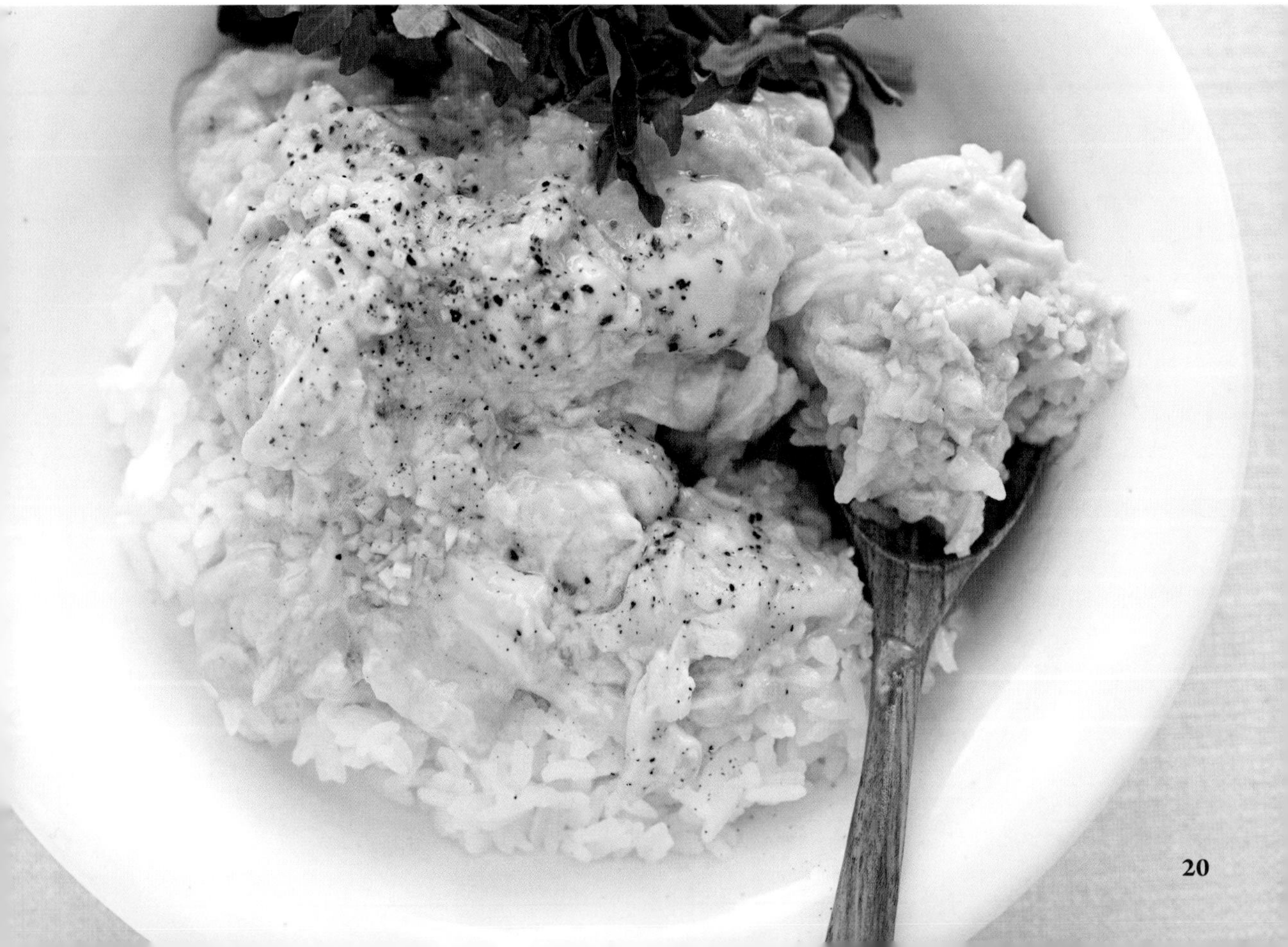

しょうが酢
だれで

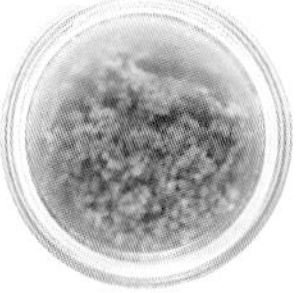

ちくわと万能ねぎのあえめん

ちくわのうまみ、万能ねぎの香りがアクセント。
ゆでて具材とさっとあえるだけのめんは、
しょうが&酢のさっぱり味。くせになるおいしさです。

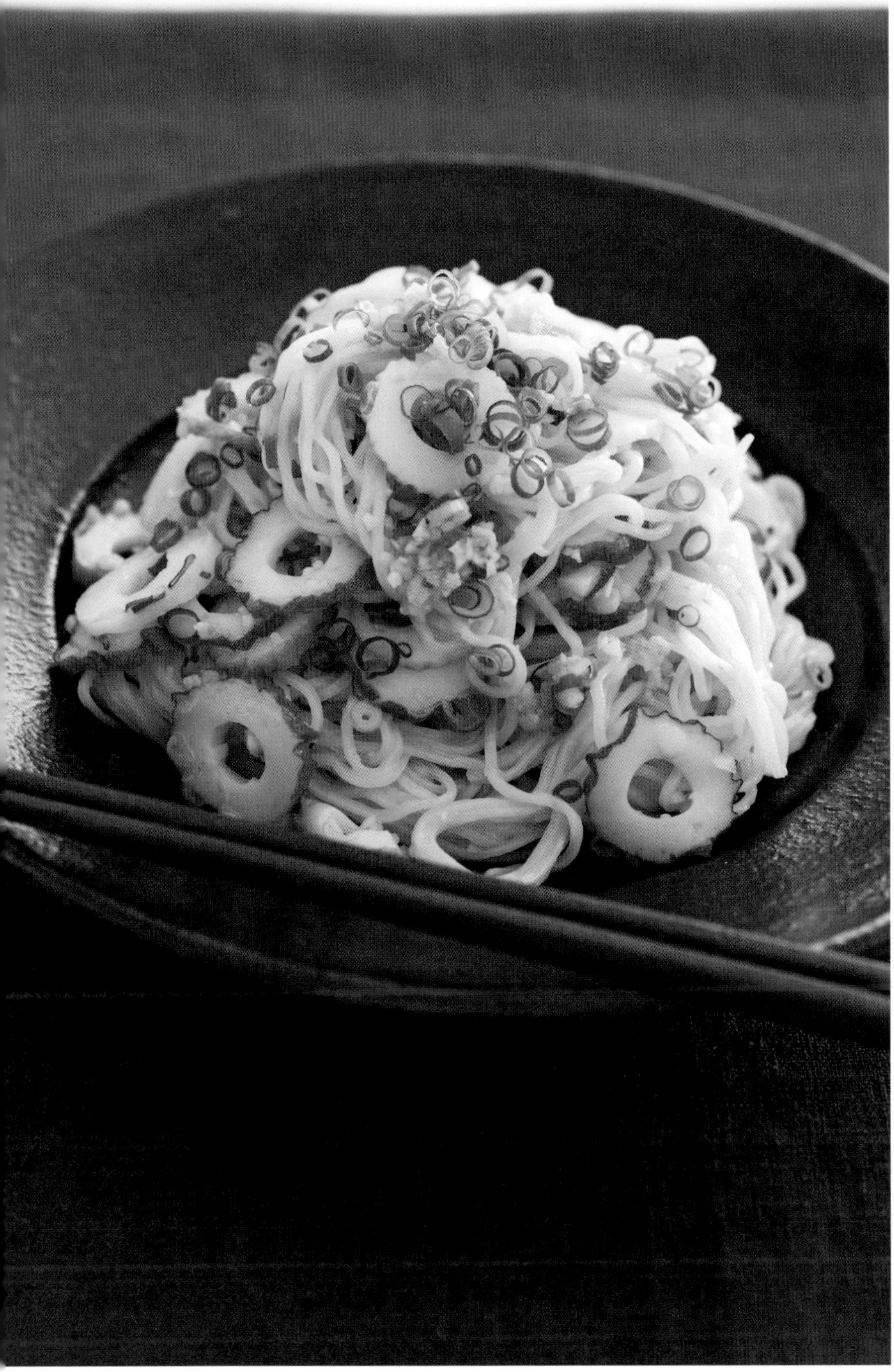

●材料（2人分）

A | ちくわ（薄い小口切り）… 3本
　| 万能ねぎ（小口切り）… 5本
　| しょうが酢だれ（p16）… 大さじ5

中華生めん … 2玉

●作り方

1. 中華めんは熱湯で
袋の表示時間通りにゆでて、湯をきる。
Aとともにボウルに入れ、よくあえる。

★免疫力アップポイント★

うまみがたっぷりで、手軽にたんぱく質がとれるちくわ。万能ねぎの青い部分はβ-カロテンが豊富で、粘膜を強くして免疫力も上がるので、ぜひたっぷり加えて。

しょうが酢だれで

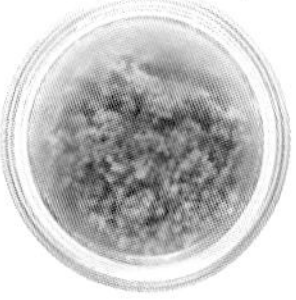

わかめとかいわれのスープ

わかめは先にたれで煮ることで、しょうがの風味をつけます。
かいわれはさっと加熱し、食感を残すのがポイント。
しょうがの風味が生きた、からだにやさしいスープです。

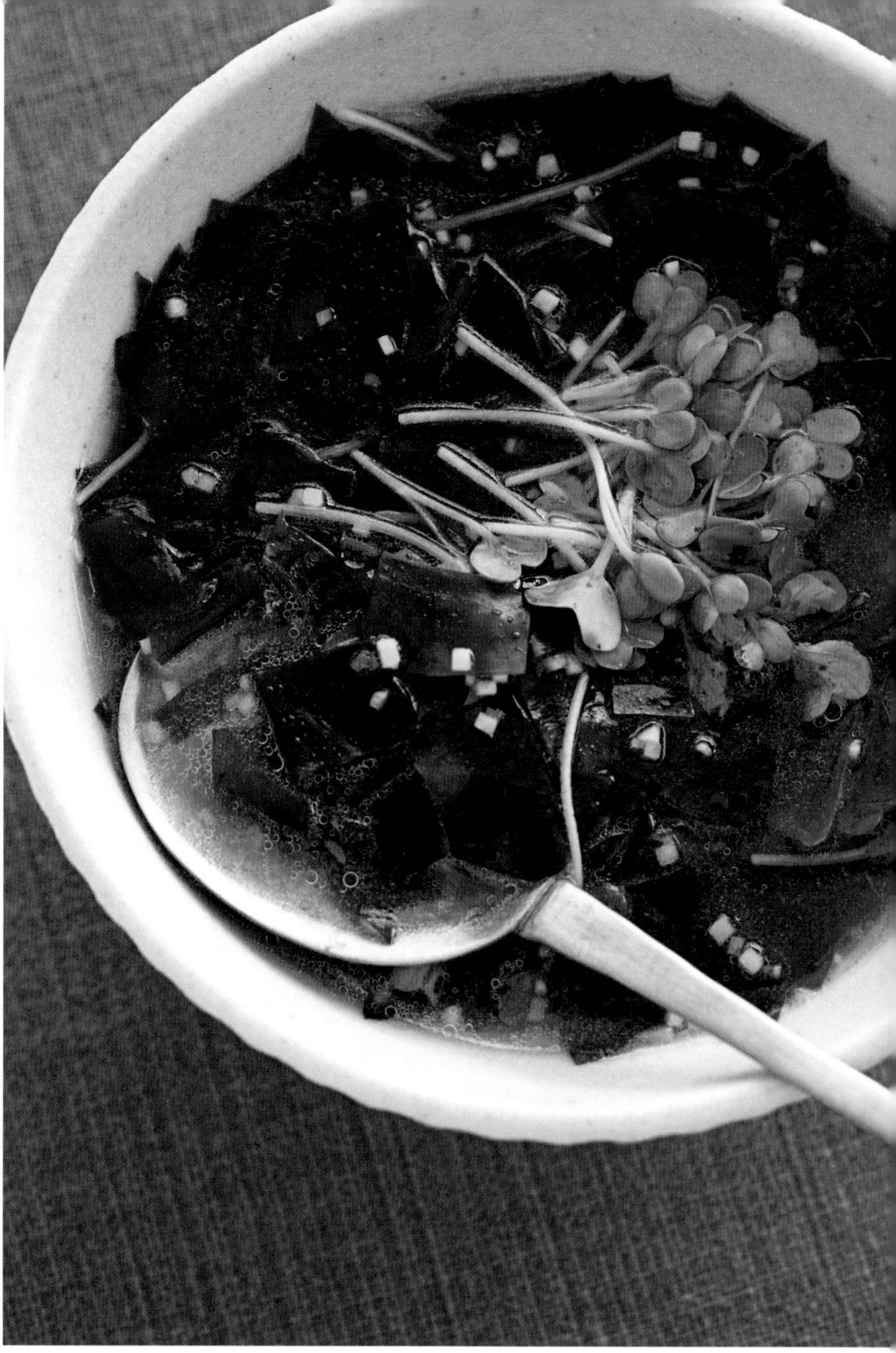

●材料（2人分）

A｜塩蔵わかめ（水に5分つけて戻し、1cm幅に切る）… 30g
　｜しょうが酢だれ（p16）… 大さじ3

かいわれ（長さを2～3等分に切る）… $\frac{1}{2}$パック

だし汁（または水）… 2カップ

●作り方

1. 鍋にAを入れて中火にかけ、香りが出たらだし汁を加えて5～6分煮、かいわれ（仕上げ用に少し残して）を加えてさっと煮る。
2. 器に盛り、残りのかいわれをのせる。

★免疫力アップポイント★

わかめのぬめりのある水溶性食物繊維・アルギン酸とフコイダンの整腸作用で、腸内の善玉菌を増やし、免疫細胞を元気に。栄養豊富なスプラウトの代表選手・かいわれは、β-カロテンが粘膜を守り、辛み成分には殺菌・抗酸化作用も。

しょうが酢だれで

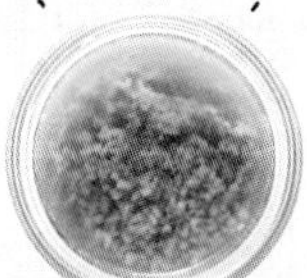

ルッコラとハムあえ

ハムのうまみに、ルッコラのほろ苦さを合わせたサラダ風。たれをドレッシングのようにして、あえていただきます。

●材料（2人分）

ルッコラ（4cm長さに切る）… 1袋（50g）
ロースハム（半分に切り、細切り）… 4枚
しょうが酢だれ（p16）… 大さじ2

●作り方

1. ボウルに材料をすべて入れ、よくあえる。

★免疫力アップポイント★

ルッコラはビタミンやβ-カロテン、鉄分が豊富な優秀食材。β-カロテンが粘膜を強くし、ビタミンCで免疫力を強化&ストレスに勝つからだづくりを。ビタミンEの抗酸化（=老化防止）作用、鉄分で貧血予防も。

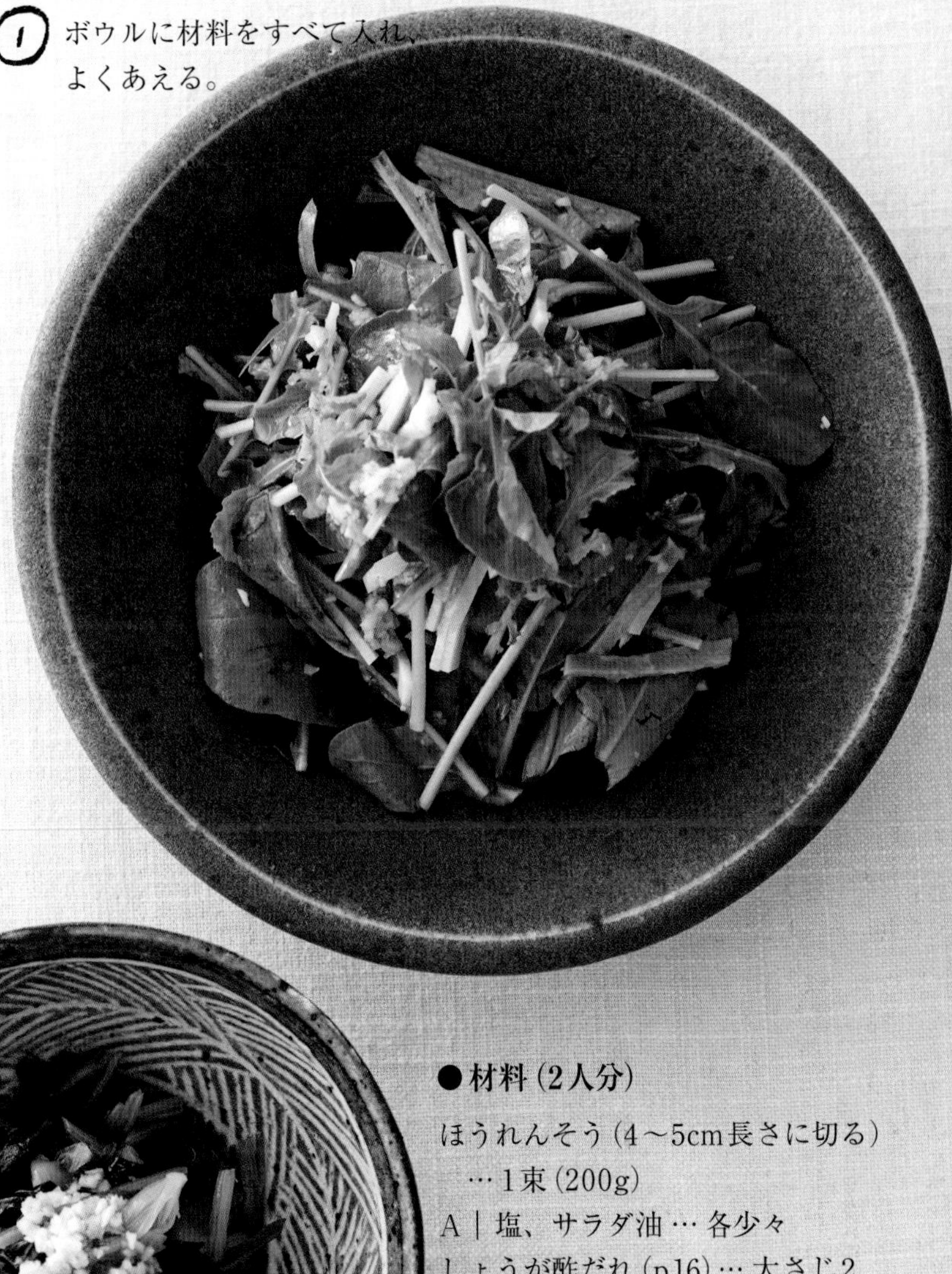

しょうが酢だれで

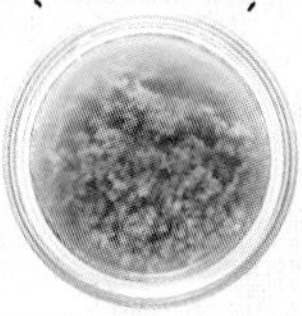

ゆでほうれんそう

ほうれんそうは、少しの油とゆでると中華炒め風のコクに。もう一品ほしい時に、パパッと作れる副菜です。

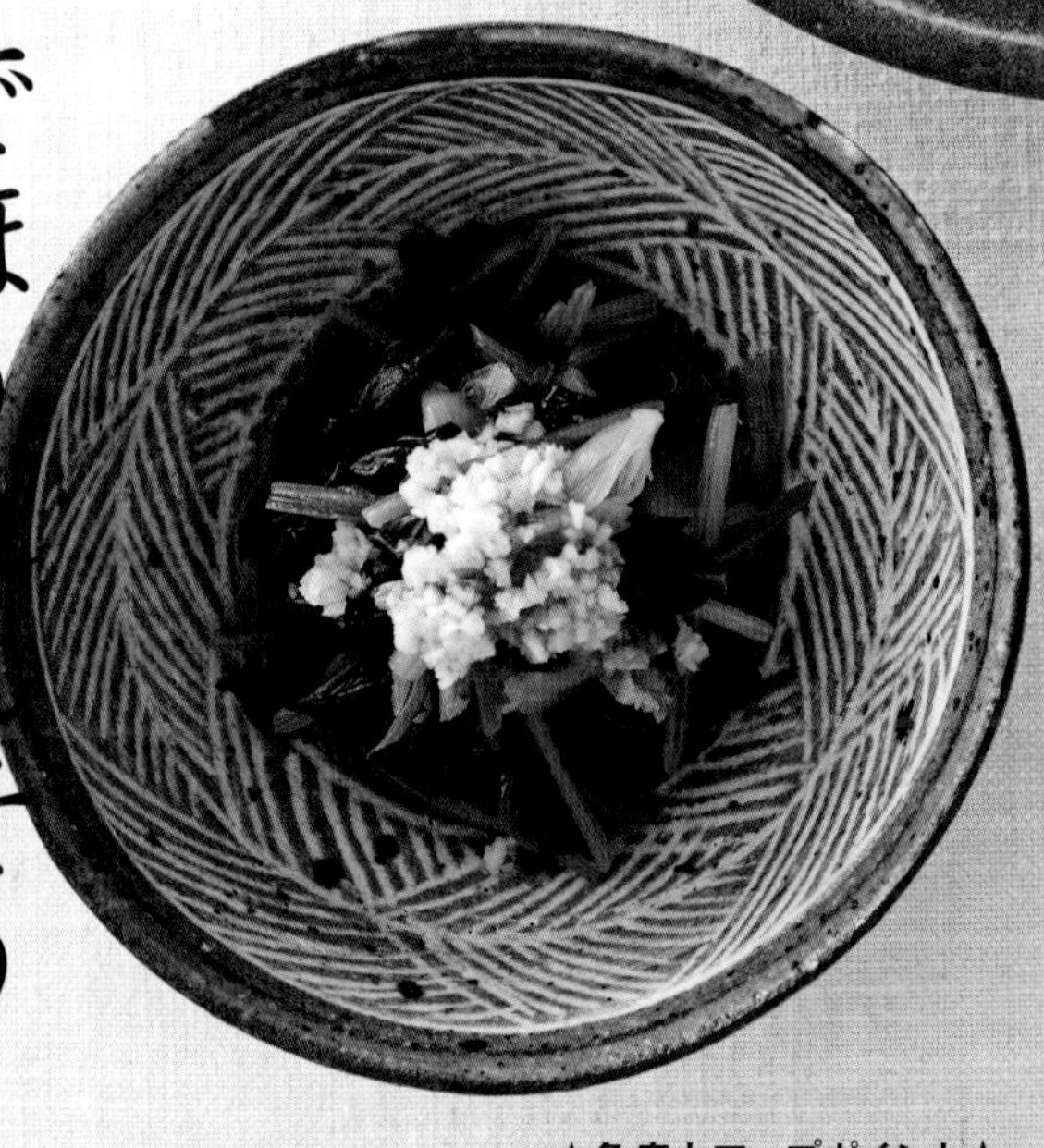

●材料（2人分）

ほうれんそう（4～5cm長さに切る）
　… 1束（200g）
A｜塩、サラダ油 … 各少々
しょうが酢だれ（p16）… 大さじ2

●作り方

1. ほうれんそうはAを加えた熱湯で2分ゆでてざるに上げ、押して水けを絞る。器に盛り、たれをかける。

★免疫力アップポイント★

ほうれんそうのβ-カロテンは、油とゆでて吸収率をアップ。皮膚や粘膜を正常な状態に保ち、感染症などへの抵抗力を高める働きも。鉄分も豊富です。

塩麹の甘み、うまみが詰まって、肉もやわらかく！

② しょうが塩麹だれ

発酵食品の塩麹は、自然な甘みとしみじみしたうまみがあり、酵素が肉をやわらかくする力も。それに、血流をよくしてからだを温め、抗菌作用も持つしょうがを合わせた、すっきりとした味わいのたれです。きゅうりや大根、にんじんなどの生野菜とあえて1日おき、即席の漬けものにしても美味です。

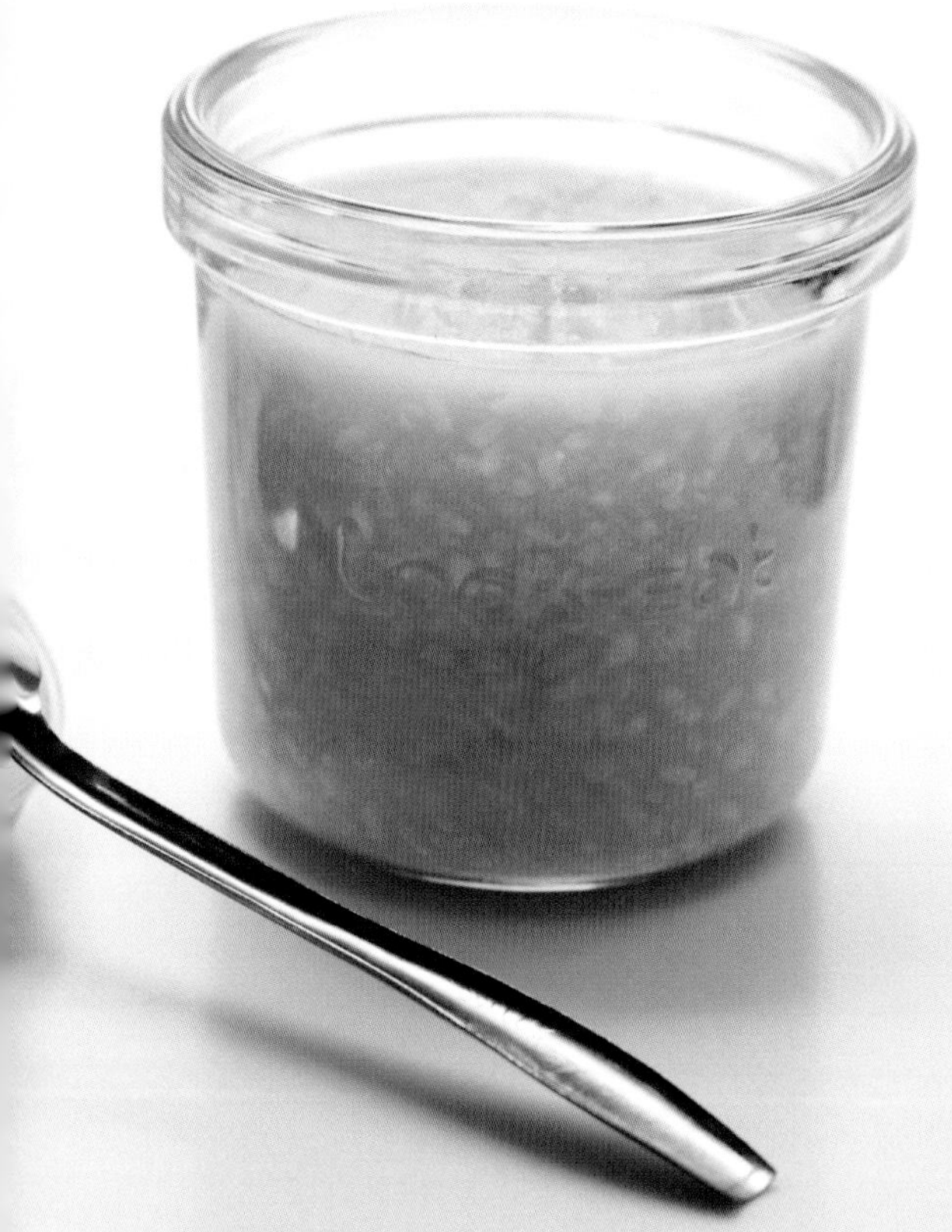

●材料（1¼カップ分）

しょうが（皮ごとすりおろす）
大1個（100g）

塩麹

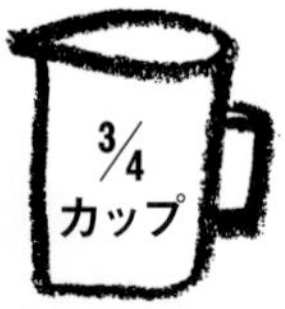

●作り方

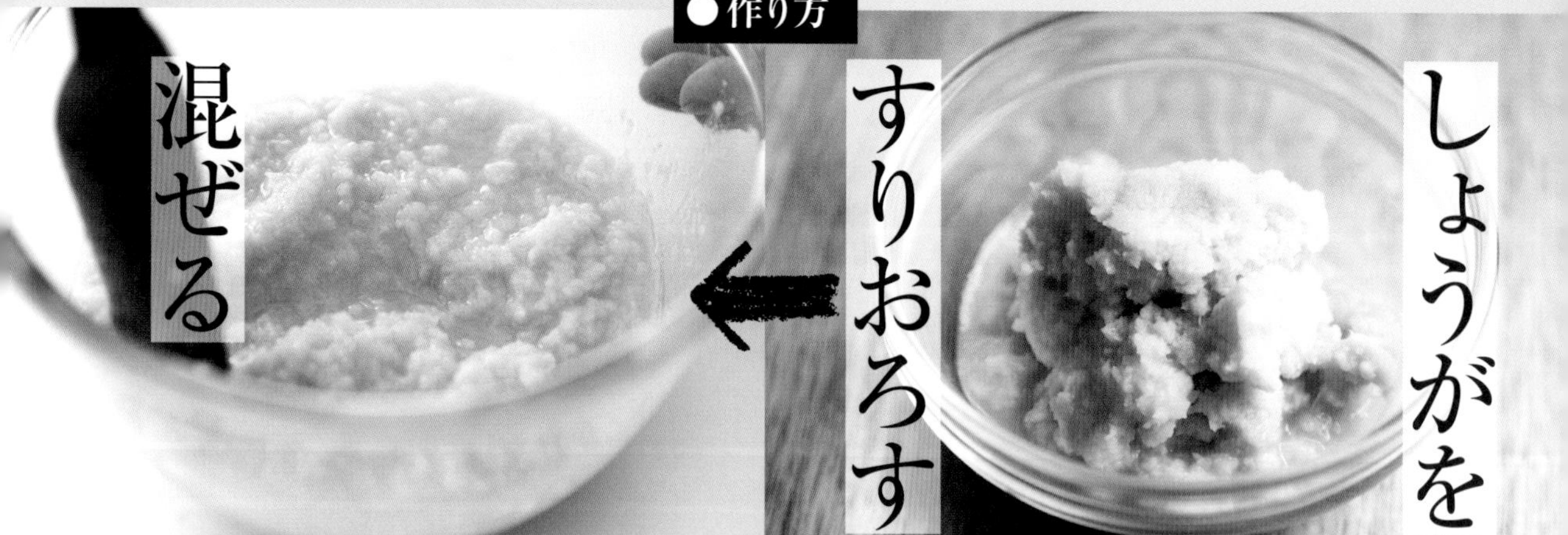

すべての材料をミキサーやフードプロセッサーにかけてもいい。＊日持ちは冷蔵室で約2週間

まずは、こうして食べてみて！

◎レンチンにらとあえる

【2人分】にら1束（100g）は4～5cm長さに切り、耐熱皿にのせてラップをふんわりかけて電子レンジで2分加熱し、しょうが塩麹だれ大さじ1を加えてあえる。

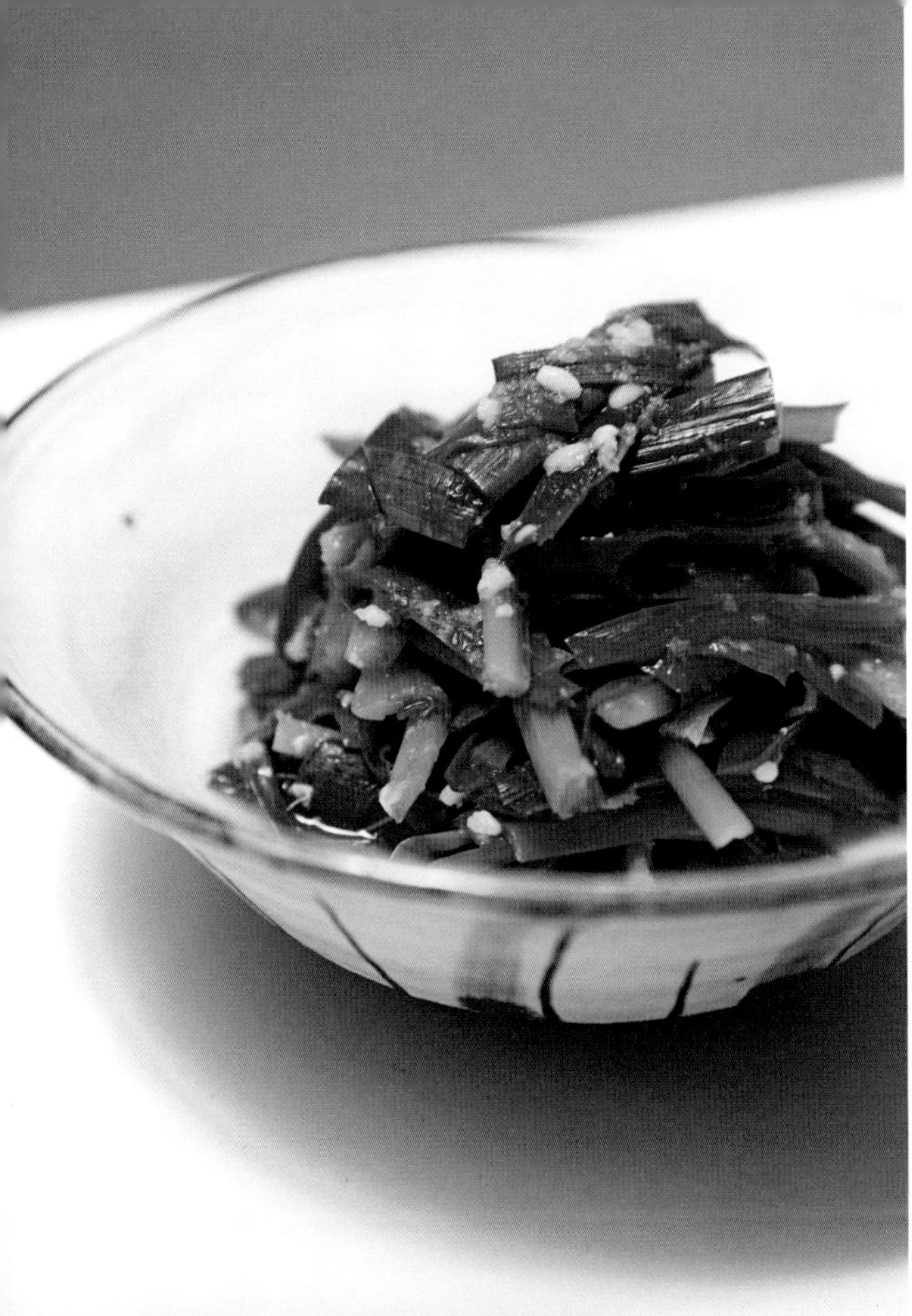

◎レンチンかぼちゃにかける

【2人分】かぼちゃ小⅙個（正味200g）は皮ごと2cm角に切ってさっと洗い、耐熱ボウルに入れてラップをふんわりかけて電子レンジで4分加熱し、2分蒸らす。しょうが塩麹だれ大さじ1をかける。

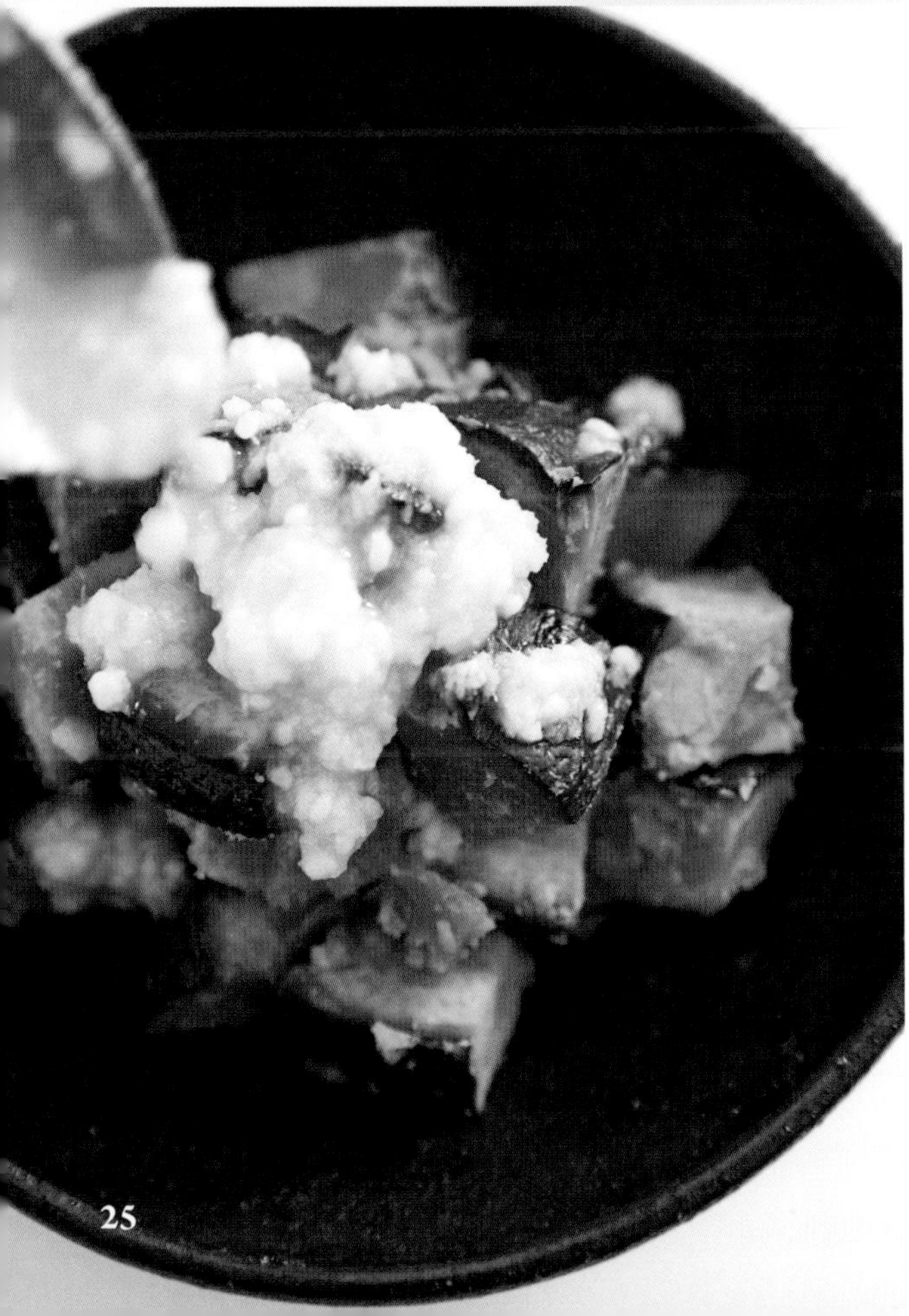

しょうが塩麹だれで

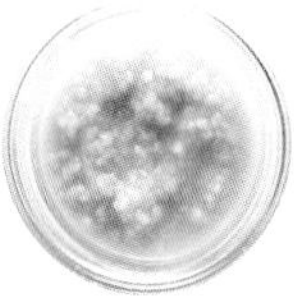

豚ひきとなす炒め

豚ひき肉は片栗粉を混ぜ、ほどよいとろみをつけて、なすによくからむように炒めます。なすの油は多めですが、強火で揚げ焼きにすると、余分な油は吸わないので大丈夫です。

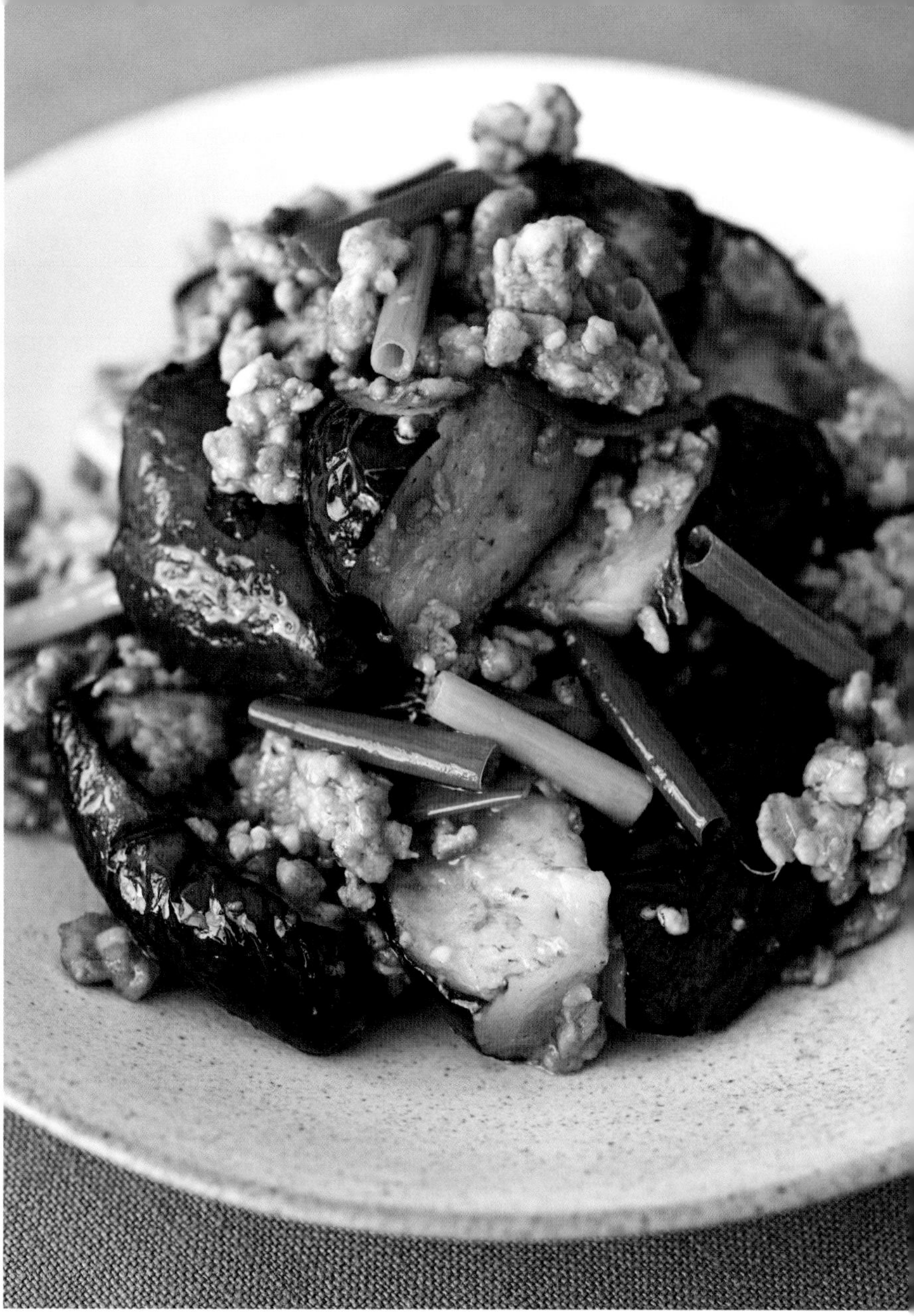

●材料（2人分）

豚ひき肉（Aを混ぜる）… 200g
A｜しょうが塩麹だれ（p24）… 大さじ1
なす（乱切り）… 4本
万能ねぎ（3cm長さに切る）… 2本
しょうが塩麹だれ（p24）… 大さじ2
片栗粉 … 小さじ1
サラダ油 … 大さじ6

●作り方

1. フライパンにサラダ油を熱し、なすを強火で返しながら揚げ焼きにし、こんがりしたら取り出す。
2. フライパンの油を除き、ひき肉に片栗粉をまぶして強火で炒め、色が変わってパラパラになったら❶、万能ねぎ、たれを加えて香りが立つまで炒める。

★免疫力アップポイント★

なすのポリフェノール・ナスニンには、抗酸化＆発がん抑制作用が。β-カロテンとビタミンCが豊富な万能ねぎは、粘膜を健康に保ち、白血球の働きを強化して免疫力をアップ。また万能ねぎのアリシンは、豚肉のビタミンB_1の吸収率を上げ、疲労回復や滋養強壮に作用します。

しょうが塩麹だれで

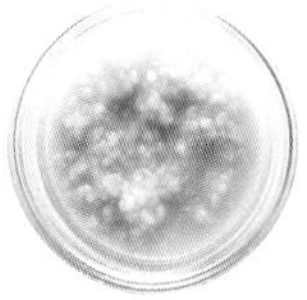

焼き肉とプチトマト

牛肉はたれをからめると、塩麹の力でやわらかくなり、うまみたっぷりに焼き上がります。どっさりの野菜を添えることで、栄養バランスのいいひと皿です。

●材料（2人分）

牛もも肉（焼き肉用・半分に切る）… 6枚（200g）
A ｜ しょうが塩麹だれ（p24）… 大さじ1
プチトマト（縦半分に切る）… 10個
きゅうり（すりこ木でたたき、ひと口大に割る）… 1本
しょうが塩麹だれ（p24）… 大さじ2
サラダ油 … 小さじ1

●作り方

1. フライパンにサラダ油を熱し、牛肉を強火で両面焼き、こんがりしたらAをからめる。
2. 器に盛ってプチトマト、きゅうりをのせ、たれをかける。

★免疫力アップポイント★

健康なからだづくりに欠かせない、必須アミノ酸をバランスよく含む牛肉。鉄分やビタミンB群が豊富な赤身肉がおすすめで、女性に多い貧血や冷え性を改善。リコピンやβ-カロテンの宝庫・プチトマトは、抗酸化作用が高く、からだのサビ＝老化やがん予防にも効果が期待できます。

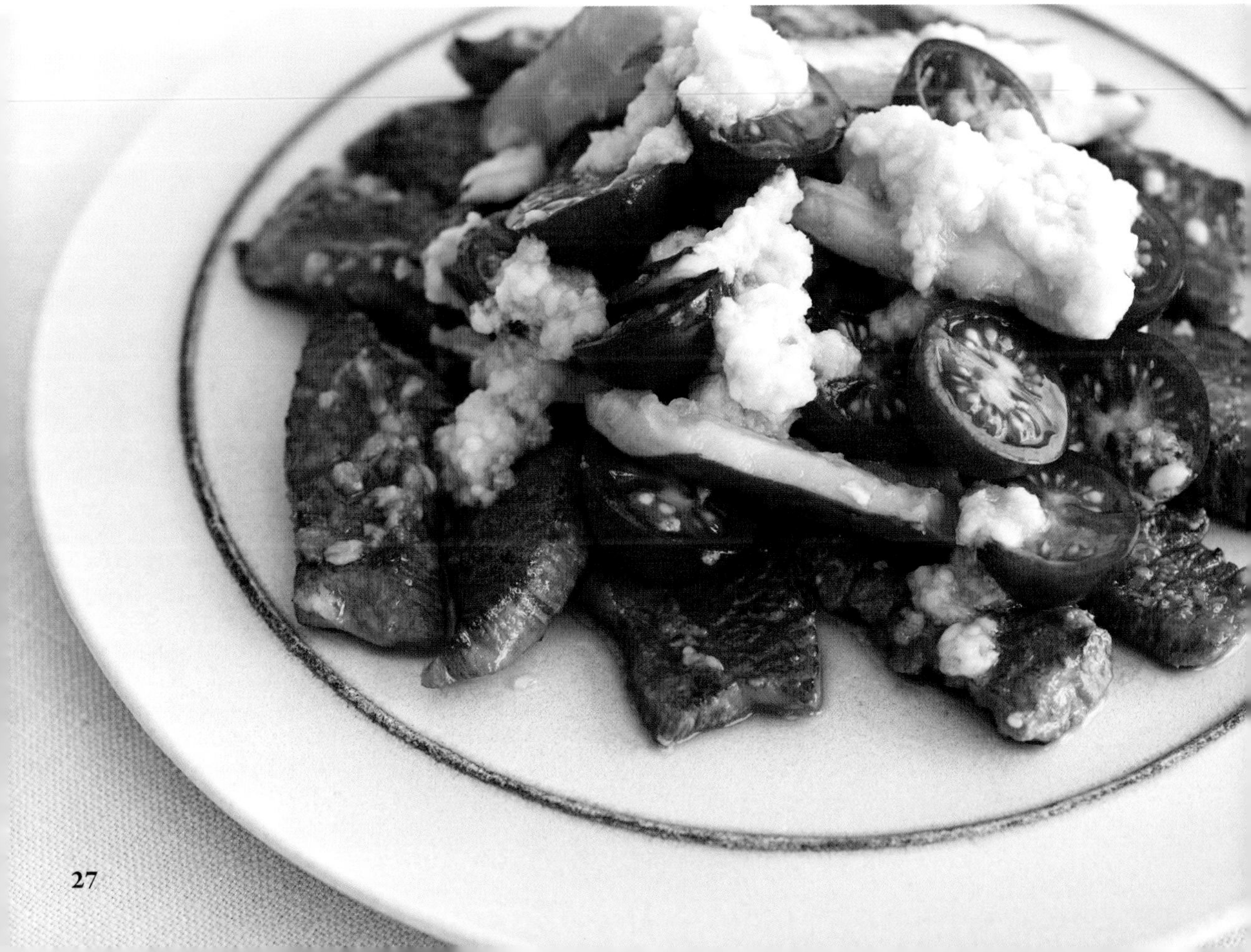

にらとベーコンの焼きそば

しょうが塩麹だれで

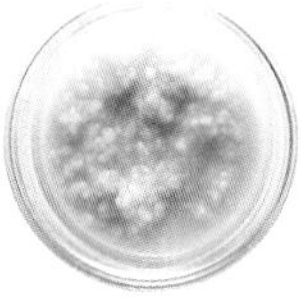

ベーコンのうまみに、たれのしょうがの風味をからめた、あっさりとしつつもコクのある焼きそばです。生のにらをどっさりのせ、香りと食感を味わいます。

●材料（2人分）

にら（5mm幅に切る）…1束（100g）

A
- ベーコン（細切り）…2枚
- しょうが塩麹だれ（p24）、水…各大さじ3
- サラダ油…大さじ½

中華蒸しめん…2玉

●作り方

1. フライパンにA、中華めんを入れ、ふたをして強火にかけ、蒸気が上がってめんがほぐれたらふたをとり、中火で汁けが少し残るまで炒める。
2. 器に盛り、にらをのせる。

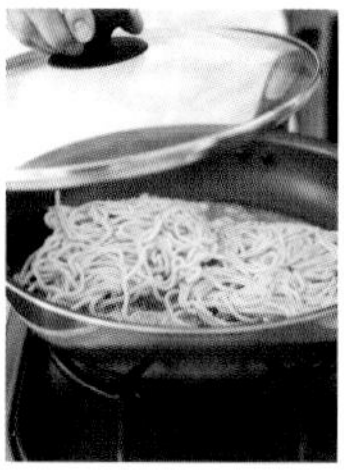

フライパンにベーコン、たれ、水、中華めんなどを入れたら、ふたをして強火にかけ、蒸気が上がってほぐれるまで加熱する。あとは汁けを飛ばすだけでOK。

★免疫力アップポイント★

にらには免疫力を高めるβ-カロテン、美肌をつくるビタミンC、血圧を下げるカリウムなどの栄養素が豊富。血行を促進し、からだを温める効果も。生で使うことでその作用を高め、たれのしょうがと合わせて強い抗酸化作用を発揮。

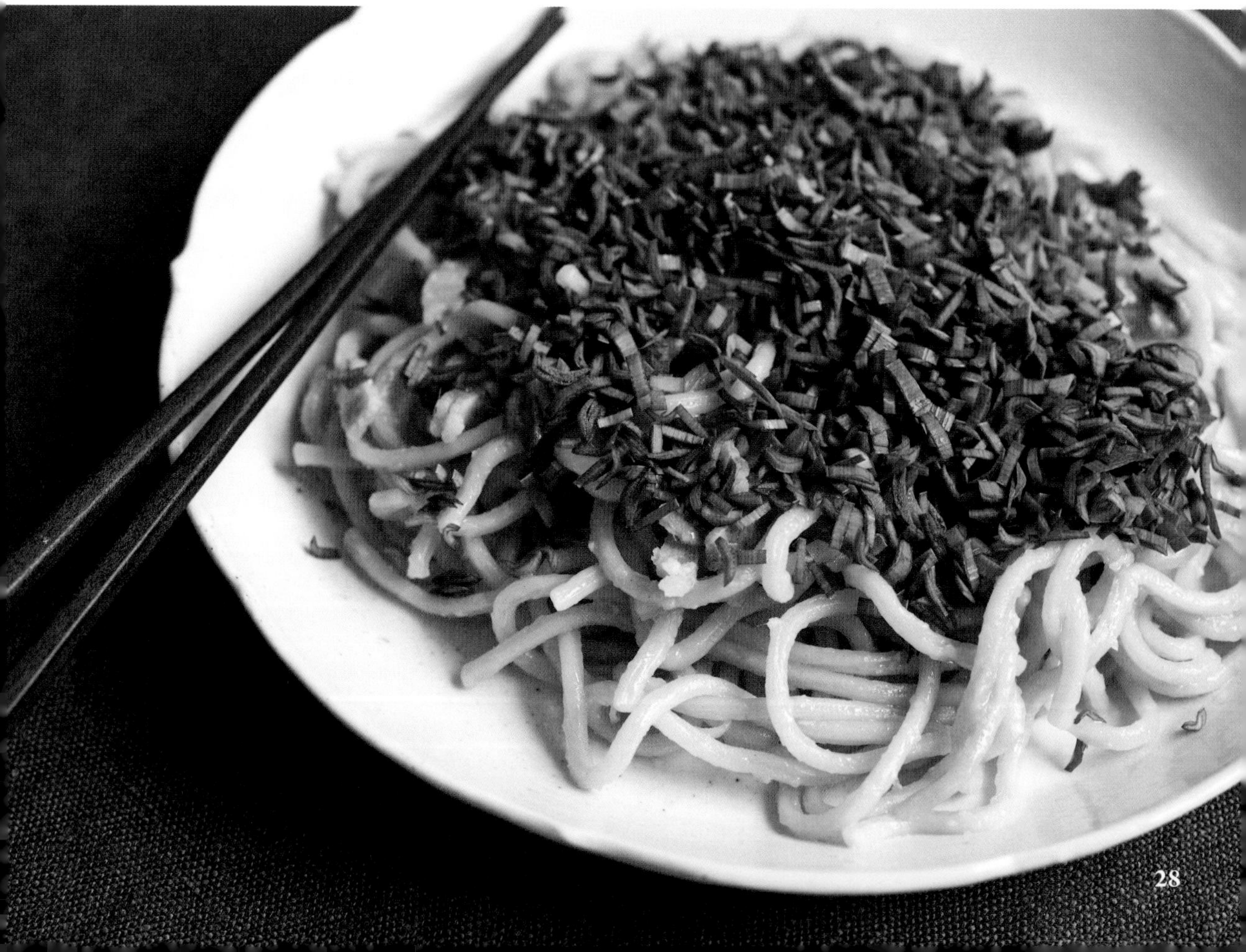

しょうが塩麹だれで

大豆の炊き込みごはん

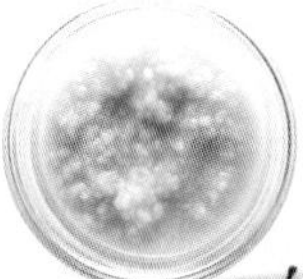

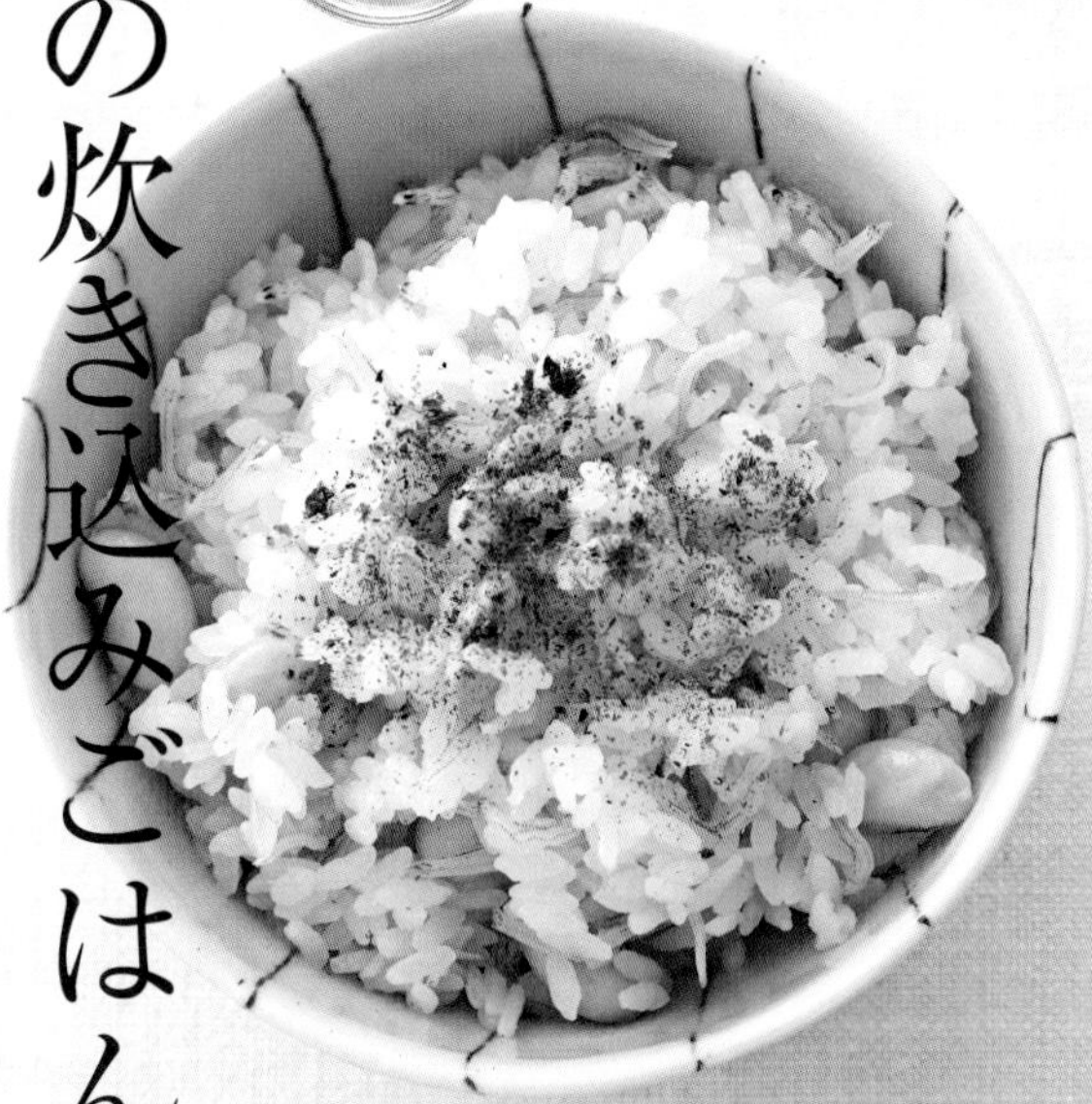

大豆の甘み、じゃこのうまみに、しょうががふわりと香る上品な味わい。青のりで、磯の香りをプラスします。

●材料（作りやすい分量／3〜4人分）

米 … 2合（360ml）
A｜ゆで大豆 … 1カップ（約100g）
　｜ちりめんじゃこ … 大さじ6
しょうが塩麹だれ（p24）… 大さじ3
青のり … 少々

●作り方

1. 米は洗ってざるに上げ、炊飯器に入れて水2カップを加えて30分以上おき、たれを混ぜてAをのせて普通に炊く。器に盛り、青のりをふる。

★免疫力アップポイント★

ちりめんじゃこのカルシウムとビタミンDで、骨の健康維持と免疫機能の向上を。良質なたんぱく源の大豆は、カルシウムや大豆イソフラボンのほか、食物繊維、抗酸化作用のあるビタミンも豊富。

しょうが塩麹だれで

ささみとゴーヤあえ

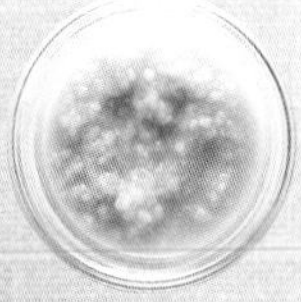

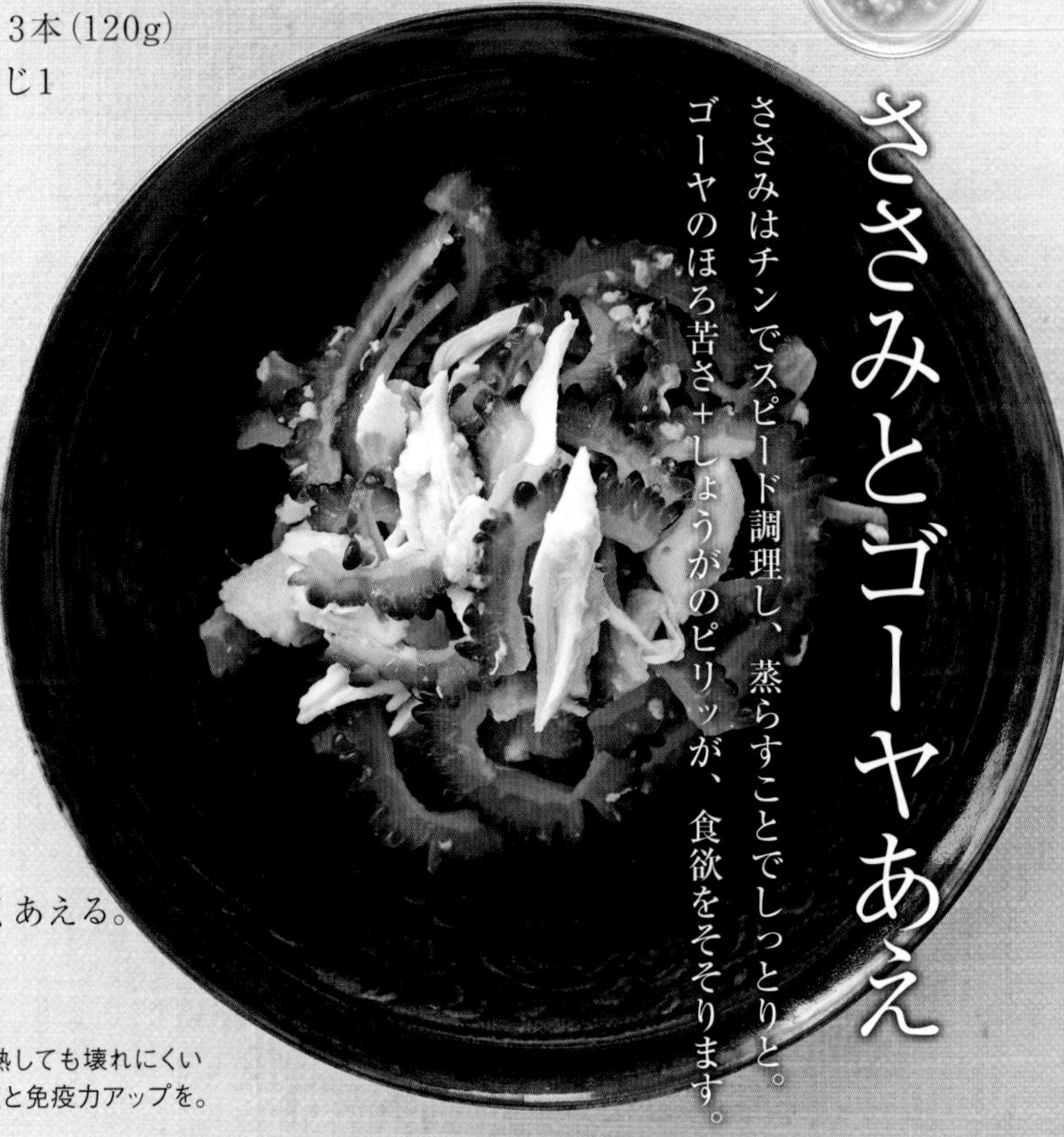

ささみはチンでスピード調理し、蒸らすことでしっとりと。ゴーヤのほろ苦さ＋しょうがのピリッが、食欲をそそります。

●材料（2人分）

鶏ささみ（フォークで全体を刺す）… 3本（120g）
A｜しょうが塩麹だれ（p24）… 小さじ1
ゴーヤ（縦半分に切って種と
　ワタを除き、薄切り）… 1本
しょうが塩麹だれ（p24）… 大さじ2

●作り方

1. ささみは耐熱皿にのせてAをもみ込み、ラップをふんわりかけて電子レンジで2分加熱し、10分蒸らして食べやすくさき、筋があれば除く。ゴーヤは熱湯で1分ゆで、粗熱がとれたら水けを絞る。
2. ボウルに❶、たれを入れ、よくあえる。

★免疫力アップポイント★

高たんぱく・低脂肪のヘルシーなささみに、加熱しても壊れにくいビタミンCを多く含むゴーヤを合わせ、疲労回復と免疫力アップを。

❸ にんにくしょうゆだれ

にんにくが香る甘辛しょうゆ味で、みんなが好きな味わい

にんにくの主成分・アリシンが、血液の循環を活発にしてからだを温め、
殺菌・抗酸化作用のほか、滋養強壮にも効果を発揮します。
しょうゆベースの甘辛味は、大人から子どもにまで人気で、
チャーハンの味つけに使ったり、かま玉うどんや目玉焼きにかけても。
生のほうが効果が高いので、ドレッシングなどにもぜひ。

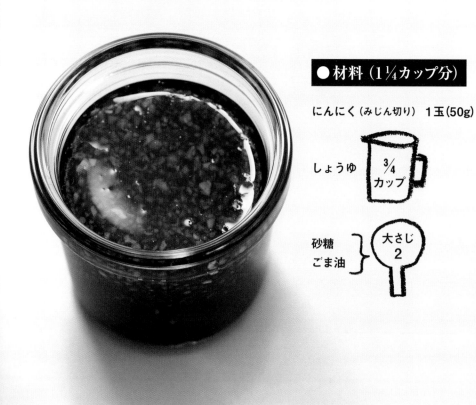

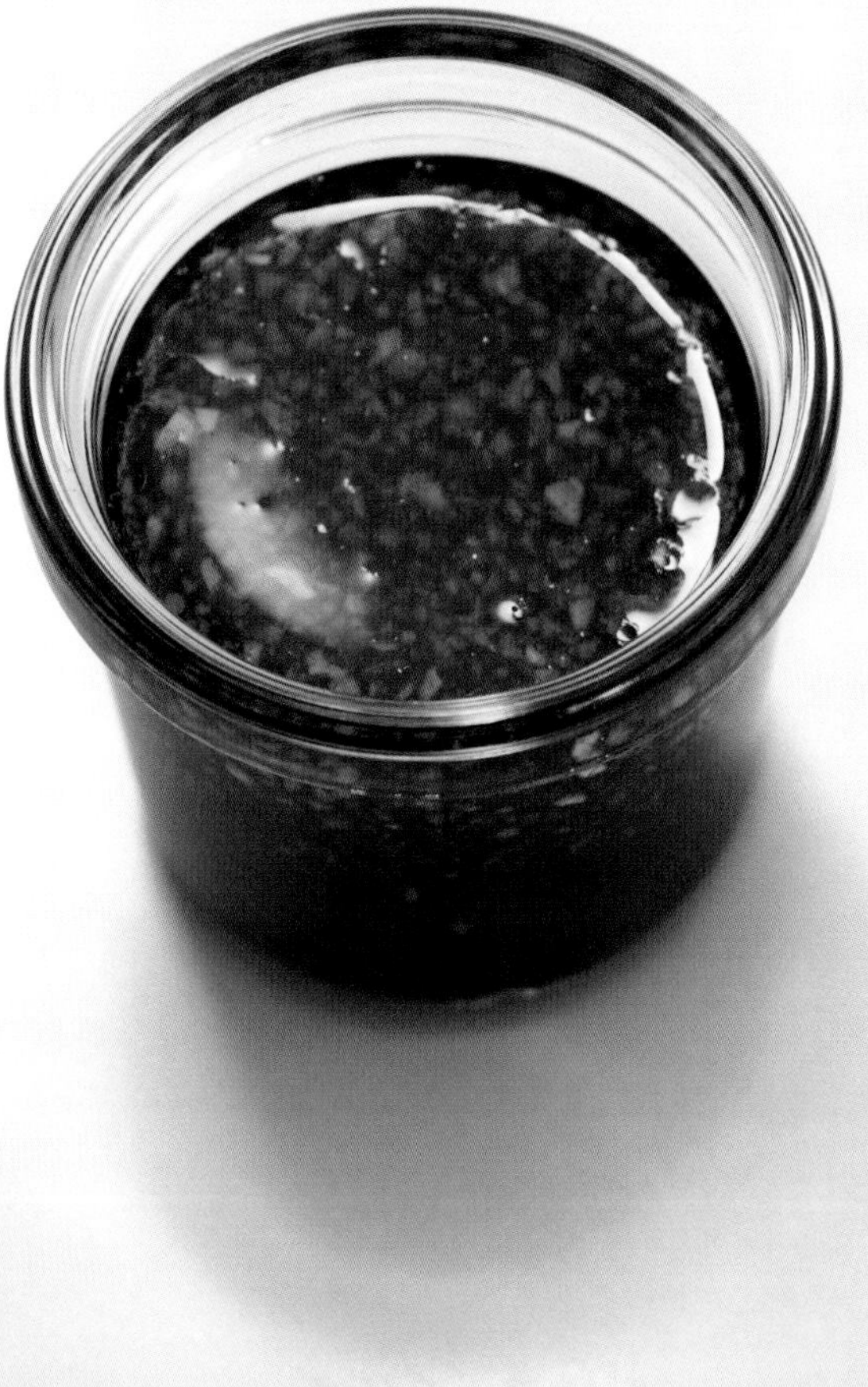

●材料（1¼カップ分）

にんにく（みじん切り）　1玉（50g）

しょうゆ　3/4カップ

砂糖
ごま油　}　大さじ2

●作り方

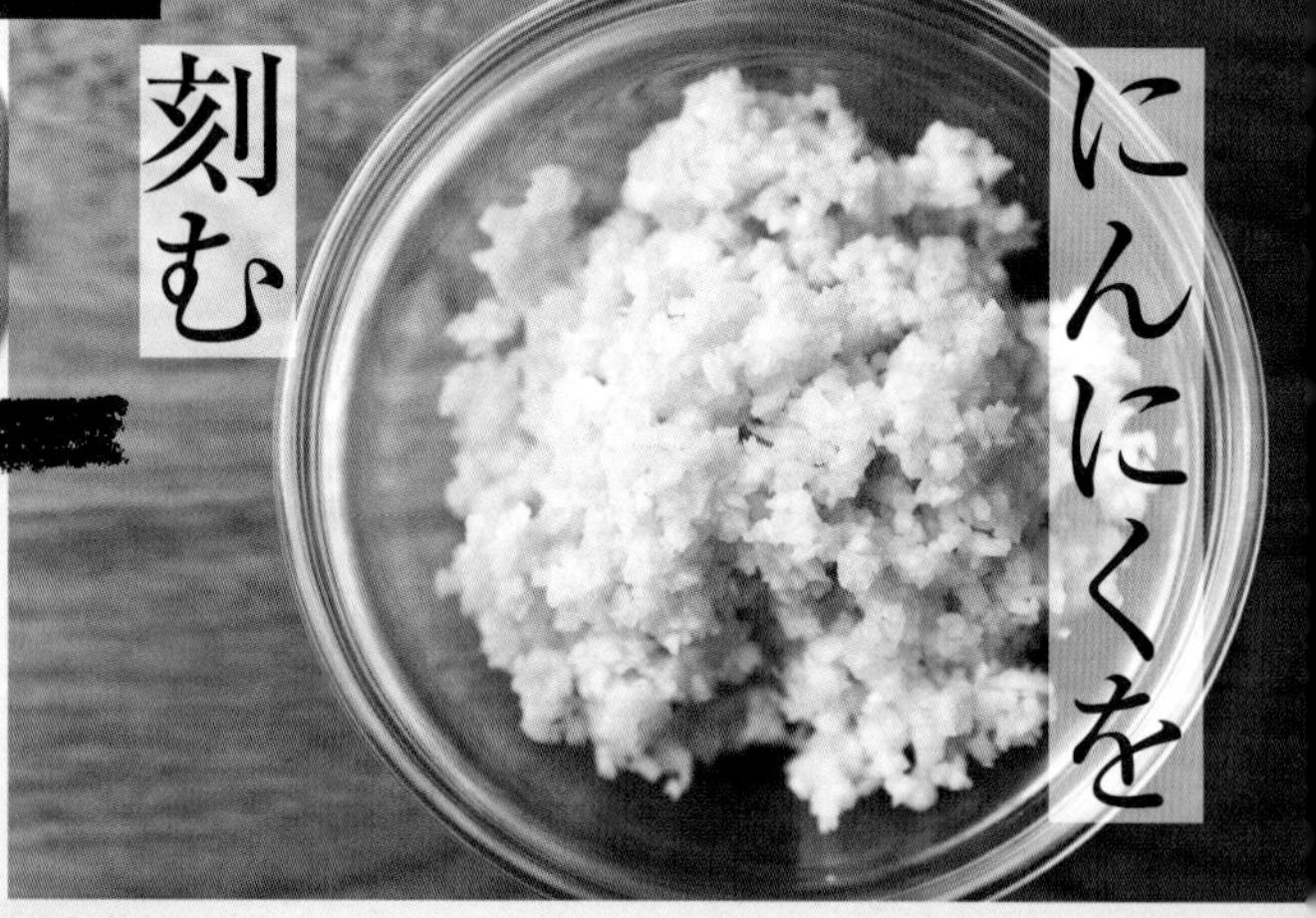

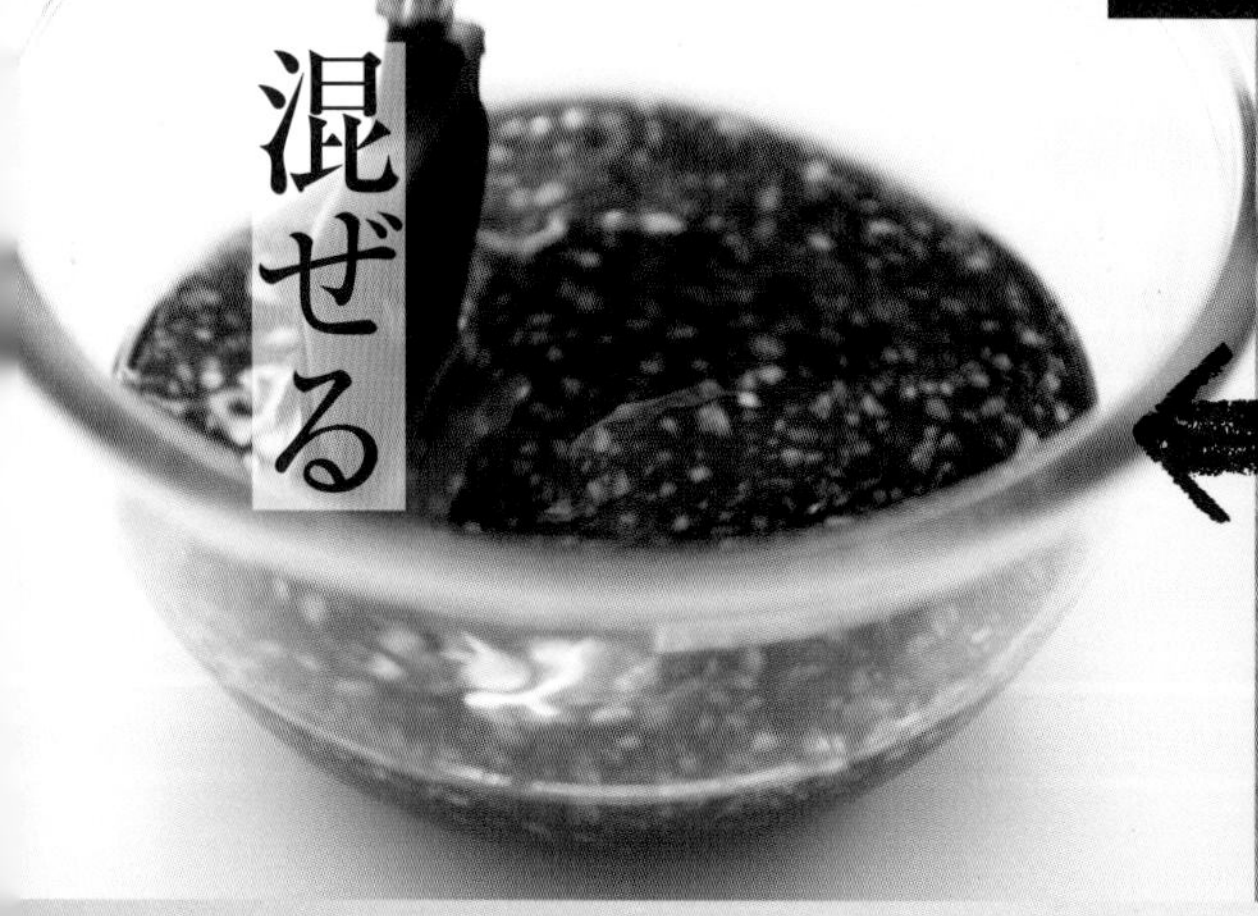

すべての材料をミキサーやフードプロセッサーにかけてもいい。＊日持ちは冷蔵室で約2週間

まずは、こうして食べてみて！

◎ゆで小松菜にかける

【2人分】小松菜小1束（200g）は熱湯で2分ゆで、食べやすく切って水けを絞り、にんにくしょうゆだれ大さじ1をかける。

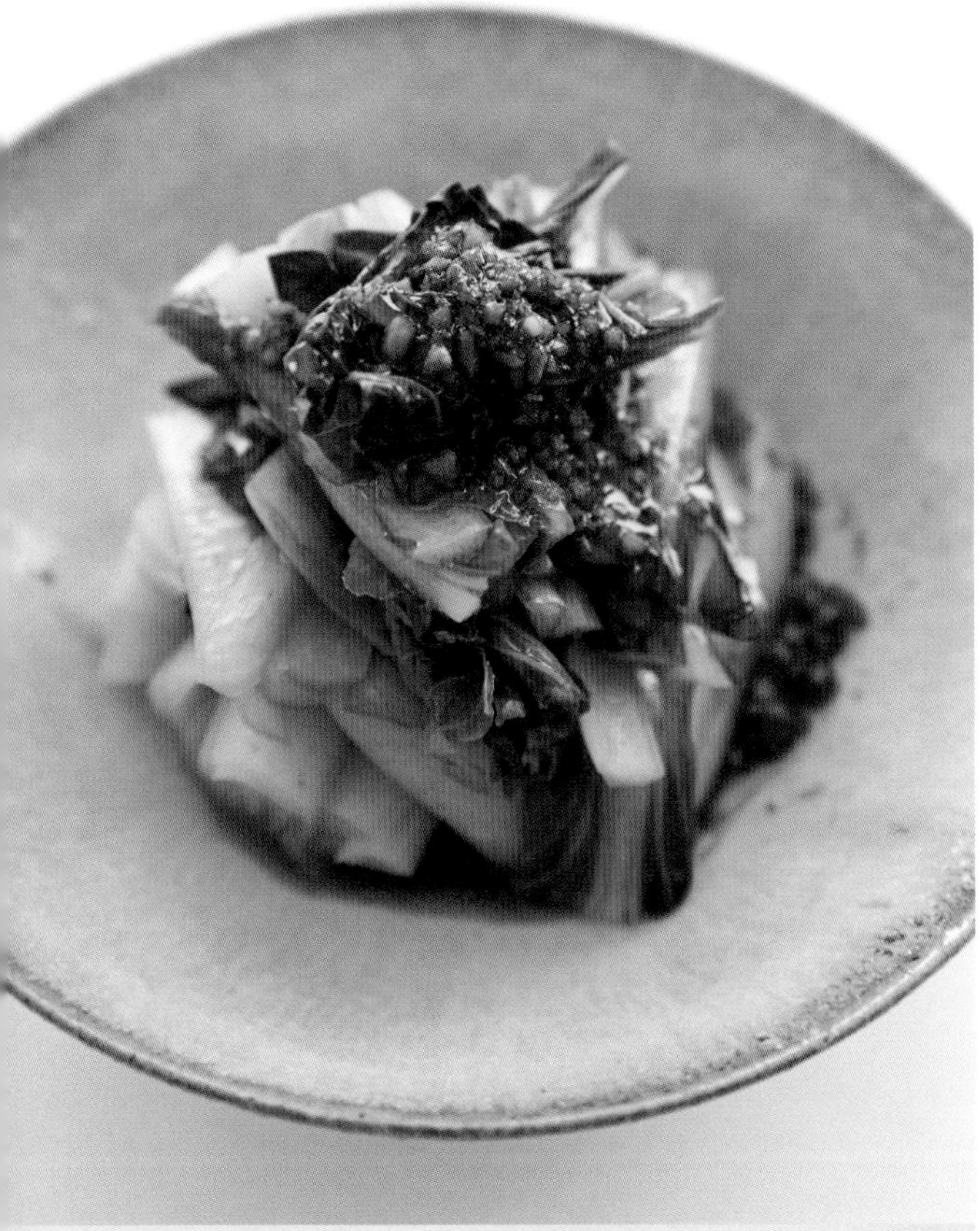

◎レンチンじゃがいもとあえる

【2人分】じゃがいも2個（260g）は皮ごと4等分に切って洗い、耐熱皿にのせてラップをふんわりかけて電子レンジで5分加熱し、2分蒸らす。にんにくしょうゆだれ大さじ2、白いりごま適量を加えてあえる。

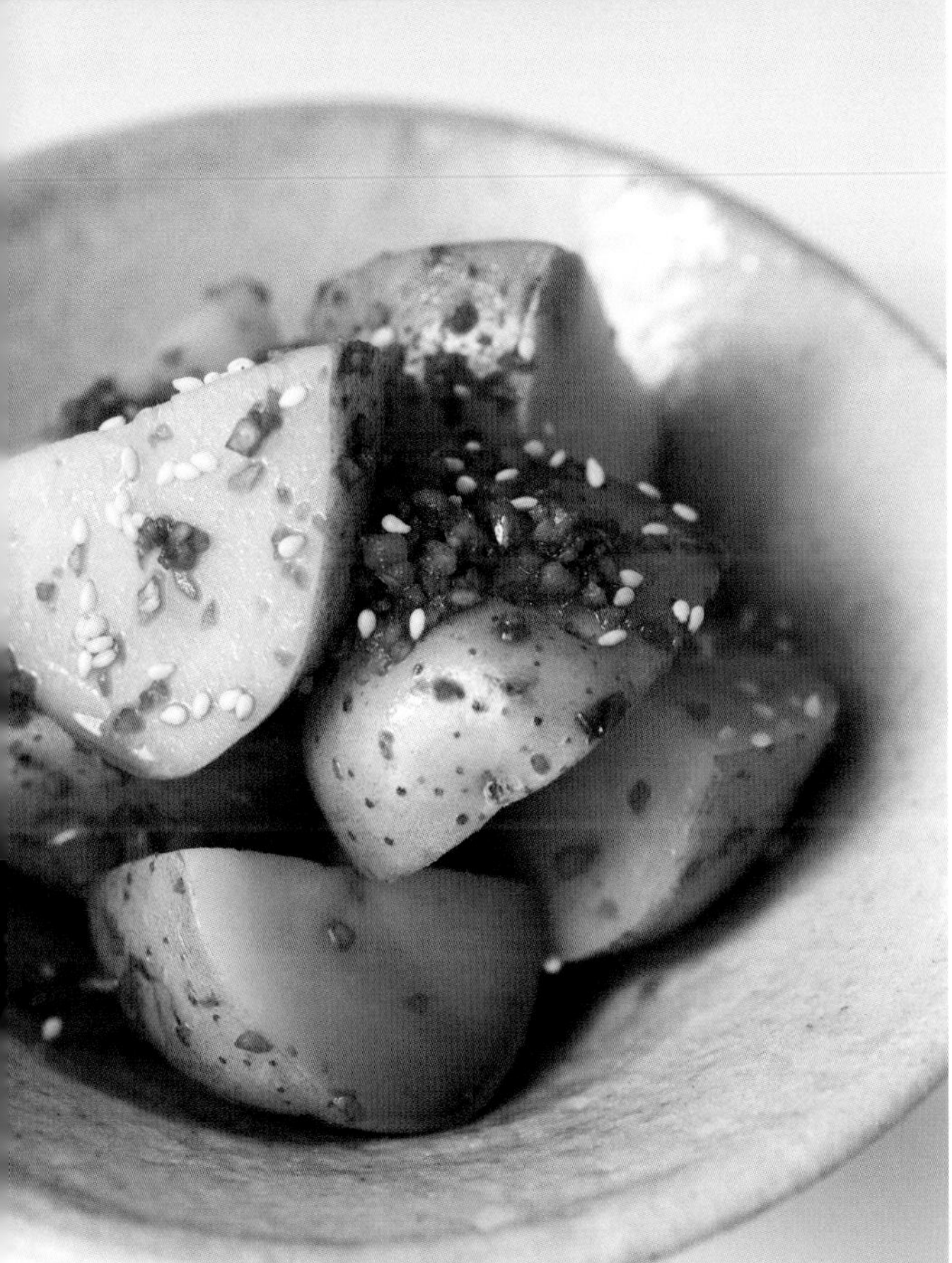

にんにくしょうゆ
だれで

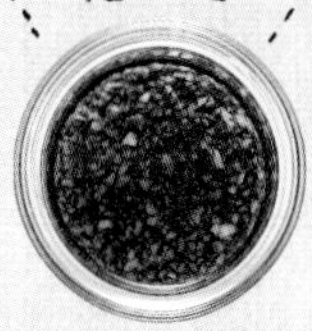

ゆで卵のピーナッツがけ

ゆで卵にパンチのきいたたれをかけた、おつまみ感覚の一品。砕いたピーナッツのカリッと香ばしい食感がアクセントです。

●材料（2人分）

卵 … 2個
バターピーナッツ（砕く）、
にんにくしょうゆだれ
（p30）… 各大さじ1

●作り方

1. 鍋に卵、かぶるくらいの水を入れて中火にかけ、10分ゆでて水にとって冷まし、殻をむいて縦半分に切る。器に盛り、たれ、ピーナッツをかける。

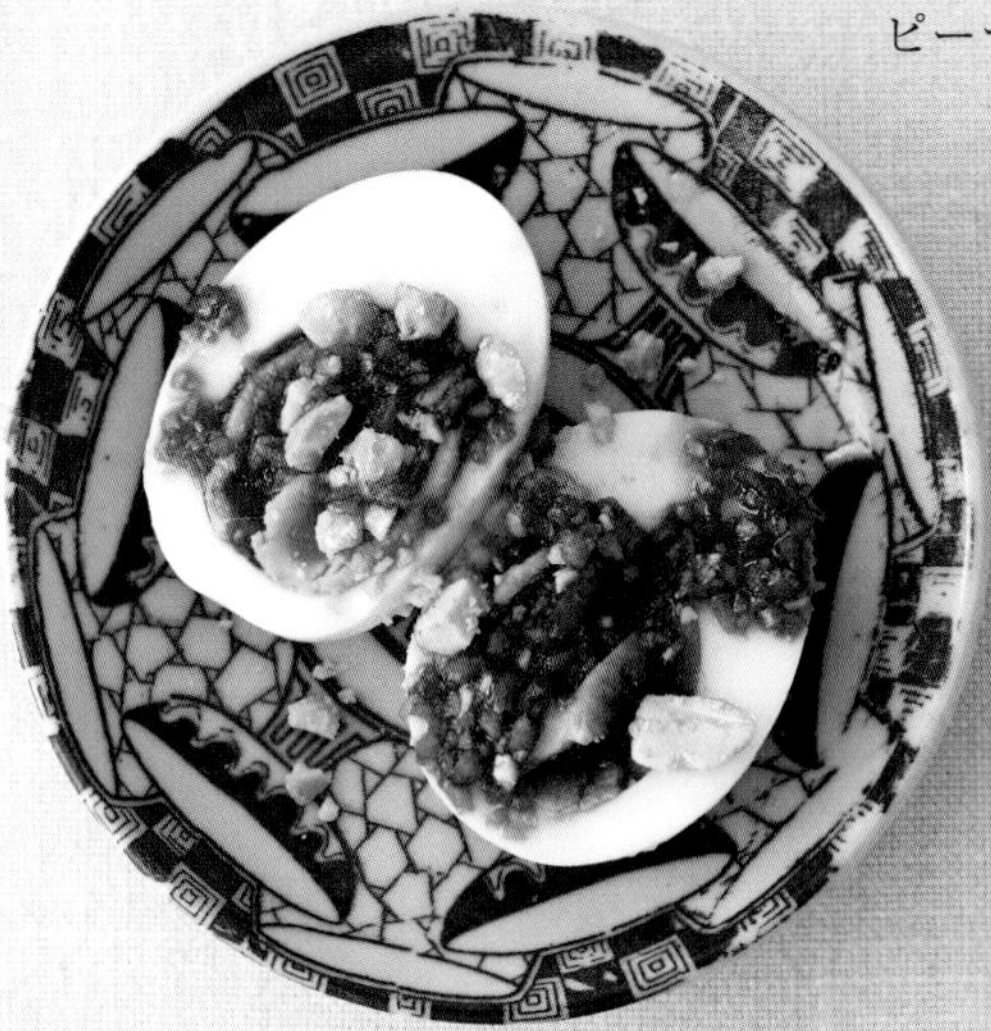

★免疫力アップポイント★

良質なたんぱく質のほか、ビタミン、カルシウム、鉄分などを含むバランス栄養食品の卵に、にんにくだれで免疫力をパワーアップ。ピーナッツのビタミンEで、抗酸化（老化防止）作用も。

にんにくしょうゆ
だれで

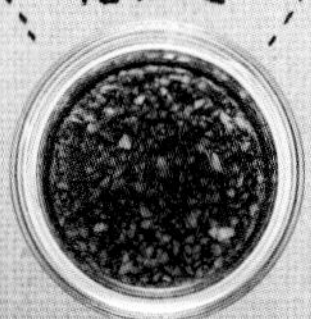

さば缶と春菊のサラダ

うまみと栄養が詰まったさば缶は、ぜひ汁ごと使って。生の春菊のほろ苦さと食感が、にんにくだれとよく合います。

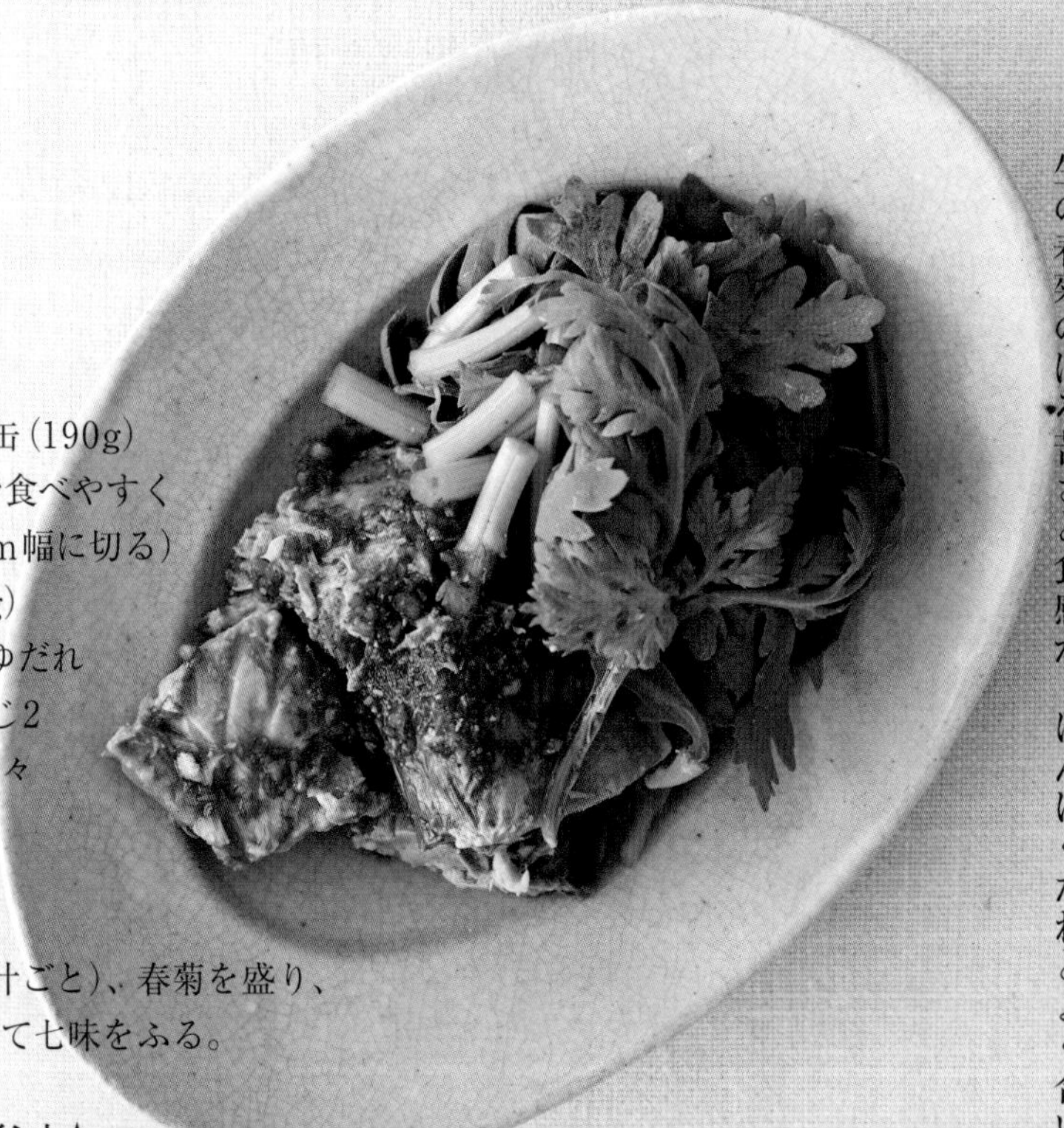

●材料（2人分）

さば水煮缶 … 1缶（190g）
春菊（葉は摘んで食べやすく
切り、茎は1cm幅に切る）
… 小½束（75g）
にんにくしょうゆだれ
（p30）… 大さじ2
七味唐辛子 … 少々

●作り方

1. 器にさば（汁ごと）、春菊を盛り、たれをかけて七味をふる。

★免疫力アップポイント★

青魚のさばは、脳の働きを高めるDHA、血液をサラサラにするEPAが豊富。缶汁ごと使い、余すところなく摂取して。β-カロテンとカルシウムの宝庫である春菊は、粘膜を強化し、免疫力を上げます。

にんにくしょうゆ
だれで

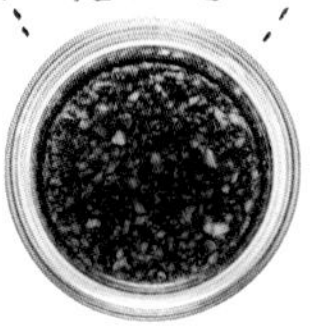

豚肉ときのこ炒め

豚肉は片栗粉をもみ込み、たれがよくからむように。きのこはいったん焼いて取り出し、最後に玉ねぎと炒めることで、食感を残し、風味よく仕上げます。

●材料（2人分）

豚ロース薄切り肉（長さを半分に切り、Aをもみ込む）… 10枚（200g）
A｜にんにくしょうゆだれ（p30）… 大さじ½
｜まいたけ（ほぐす）… 1パック（100g）
｜生しいたけ（縦2〜3等分に切る）… 4枚
玉ねぎ（5mm幅のくし形切り）… ¼個
にんにくしょうゆだれ（p30）… 大さじ2
片栗粉 … 小さじ1
サラダ油 … 小さじ1

●作り方

1. フライパンにサラダ油を熱し、きのこを強火で炒め、しんなりしたら取り出す。
2. 続けてサラダ油小さじ1（分量外）を熱し、豚肉に片栗粉をもみ込んで入れ、強火で両面を色が変わるまで焼く。玉ねぎを加えて炒め、油が回ったら❶、たれを加え、香りが立つまで炒める。

★免疫力アップポイント★

豚肉は、たれのにんにく+玉ねぎのアリシンでビタミンB_1の吸収率を高め、疲労回復効果をアップ。食物繊維が豊富なきのこ2種で腸内環境を整え、免疫細胞を強化します。まいたけは不溶性食物繊維・β-グルカンの含有量がトップクラスで、免疫力向上とがんを予防する作用も。しいたけは、悪玉コレステロール値を下げて血液をサラサラに。

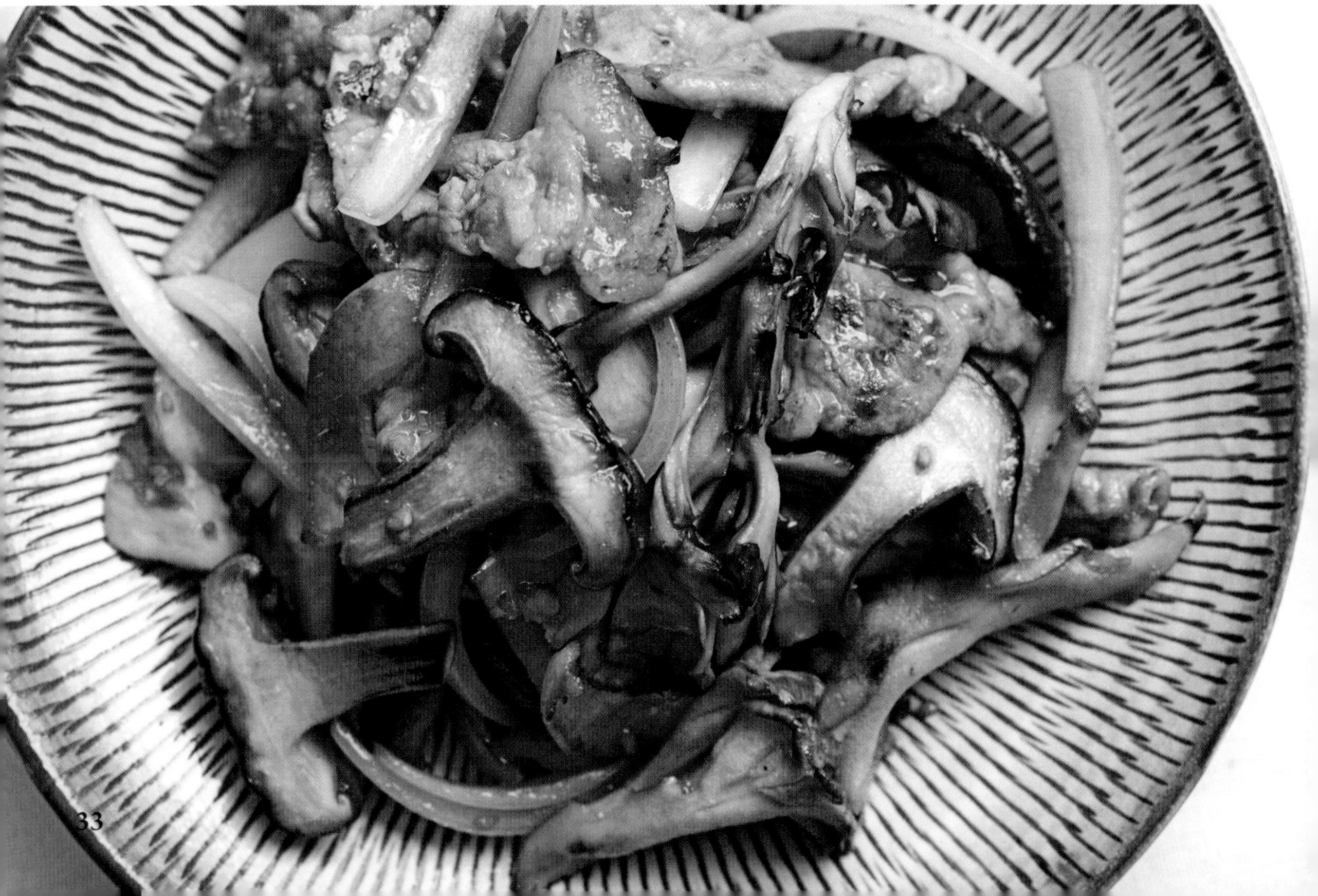

にんにくしょうゆだれで

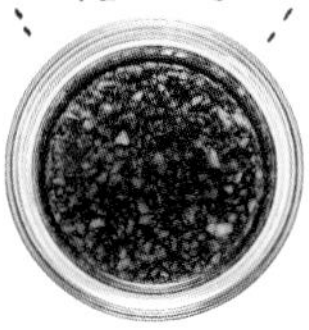

ゆで牛肉とブロッコリー

牛肉はたれで下味をつけてから、粉をまぶしてゆでるのがコツ。肉の濃厚なうまみを生かしつつ、しっとりとゆで上がります。上にのせた万能ねぎの香りと風味が、さらに食欲をそそります。

●材料（2人分）

牛切り落とし肉（Aをもみ込む）… 200g
A｜にんにくしょうゆだれ（p30）… 大さじ½
ブロッコリー（小房に分ける）… ½株
にんにくしょうゆだれ（p30）… 大さじ3
片栗粉 … 大さじ½
万能ねぎ（斜め薄切りにし、水にさらして水けをきる）… 2本

●作り方

1. 熱湯に塩少々（分量外）を入れ、ブロッコリーを1分30秒ゆで、ざるに上げる。続けて牛肉に片栗粉をまぶして1枚ずつ入れ、中火でゆで、色が変わったらざるに上げる。
2. 器に盛ってたれをかけ、万能ねぎをのせる。

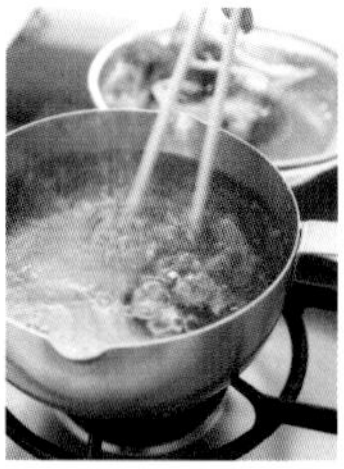

まず塩少々を加えた熱湯でブロッコリーを1分30秒ゆで、ざるに上げる。続けて同じ湯で、たれをもみ込んで片栗粉をまぶした牛肉を1枚ずつ入れてゆでる。

★免疫力アップポイント★

牛肉は、良質なたんぱく質が豊富で鉄分が多い赤身肉を選び、ブロッコリーのビタミンCと合わせると、吸収率が上がって免疫機能が活性化。万能ねぎとにんにくに含まれるアリシンは、滋養強壮・免疫増強・殺菌作用があります。

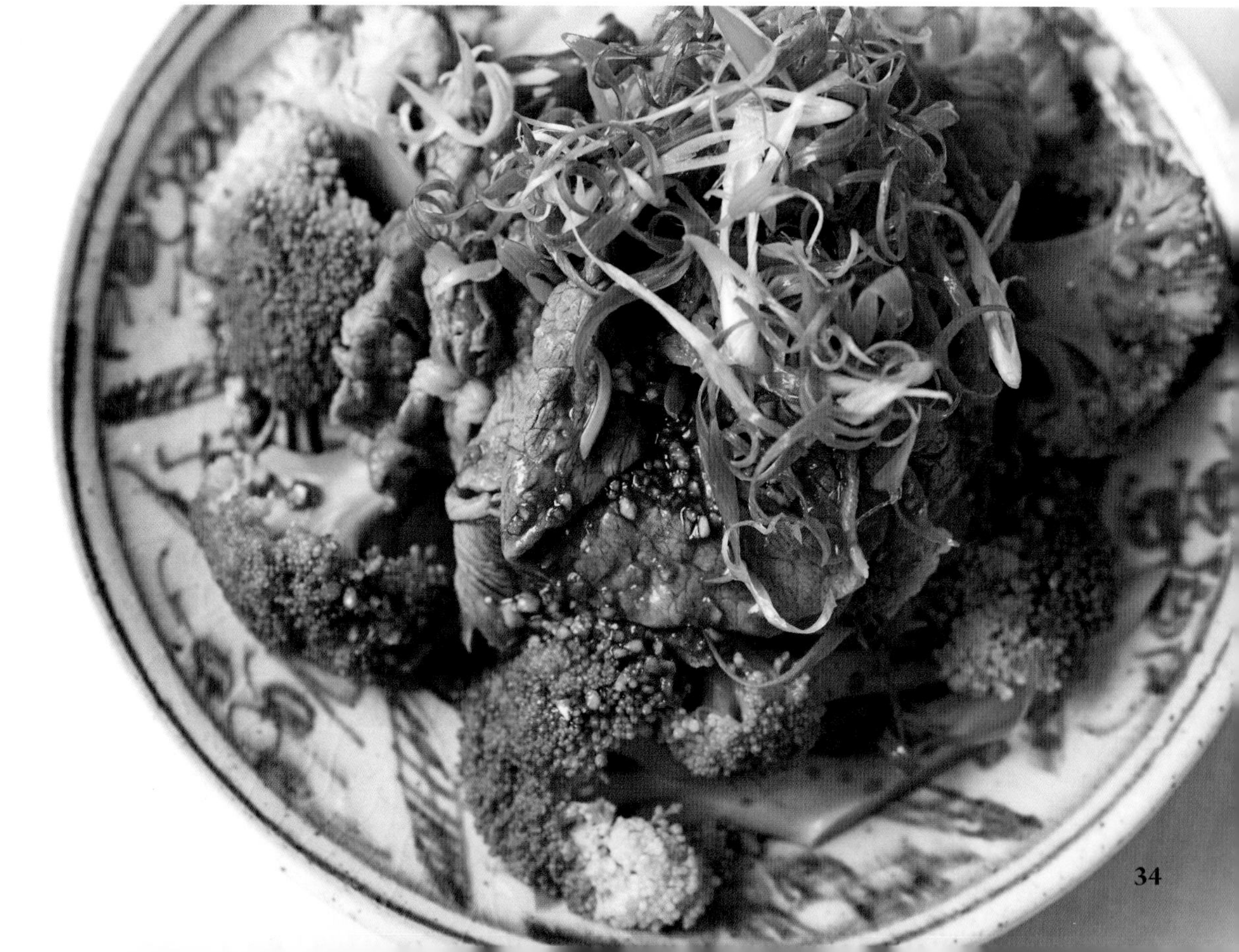

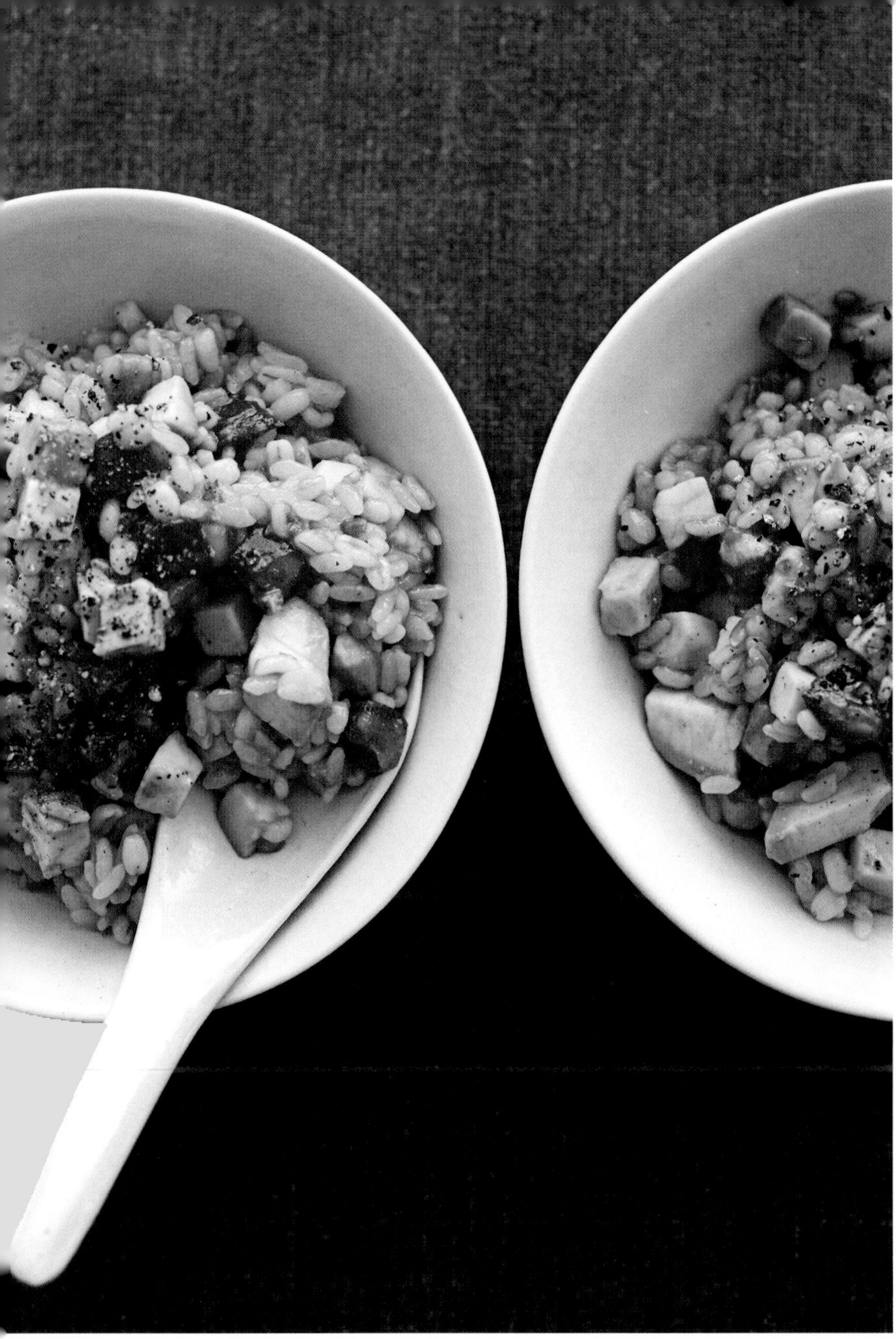

にんにくしょうゆ
だれで

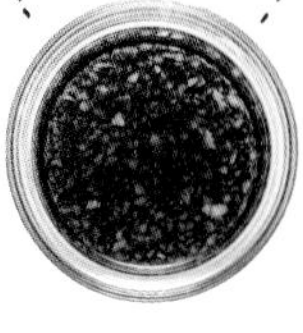

アボカドとトマトの混ぜるだけごはん

アボカドのコク、トマトのうまみと酸味に、
にんにくしょうゆだれが新感覚のおいしさです。
具材は先にたれと混ぜ、味をつけておくのが大切。

●材料（2人分）

A｜アボカド（縦半分に切って種と皮を除き、1cm角に切る）… 1個
　トマト（1cm角に切る）… 小1個
　にんにくしょうゆだれ（p30）… 大さじ3

もち麦入りごはん … 茶碗2杯分＊
黒こしょう … 少々

＊米$1\frac{1}{2}$合、もち麦$\frac{1}{2}$合に水$2\frac{1}{4}$カップを加えて炊いたもの（作りやすい分量）

●作り方

1. ボウルにAを入れて混ぜ、ごはんを加えてさっくり混ぜ、器に盛って黒こしょうをふる。

★免疫力アップポイント★

ビタミンEと食物繊維が豊富なアボカドと、リコピン、β-カロテン、ビタミンCがたっぷりのトマトを使うことで、抗酸化作用が働き、腸内環境を改善して免疫力をアップ。美肌にも効果があります。

にんにくしょうゆだれで

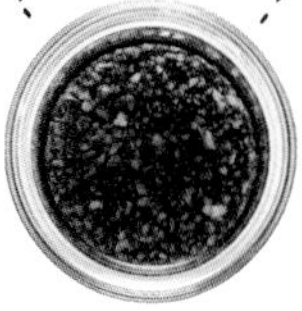

なめことのきくらげの温めん

つるんとしたなめこ、コリッとしたきくらげの2種類の食感が最高！　きのこは先にだし汁と煮て、うまみたっぷりのスープに。ぜひ、追いだれしてどうぞ。

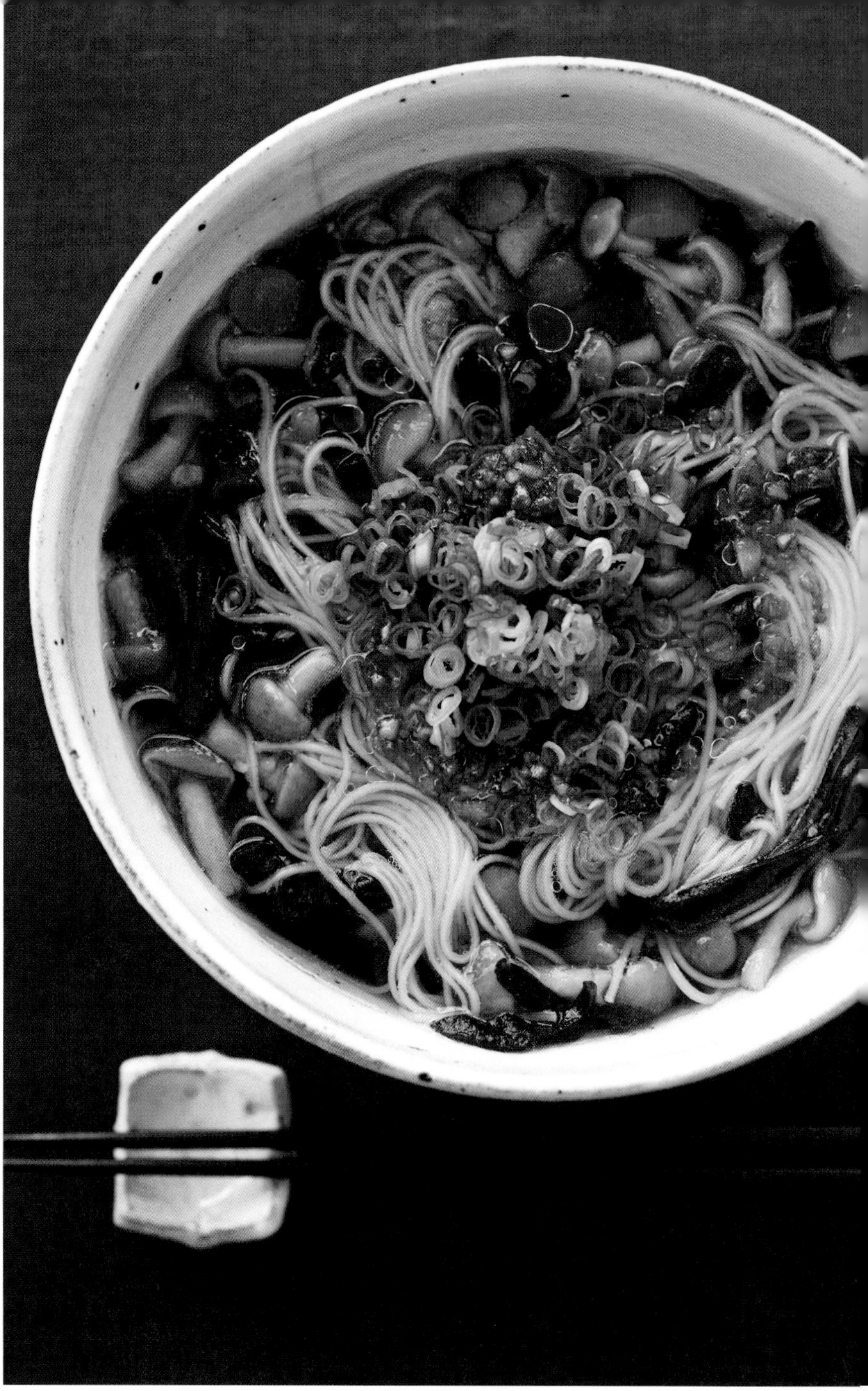

●材料（2人分）

A｜なめこ…1袋（100g）
　｜きくらげ（生・細切り）…100g＊
　｜だし汁…3カップ

そうめん（ゆでて流水で洗い、水けをきる）…2束（100g）

にんにくしょうゆだれ（p30）…大さじ2

万能ねぎ（小口切り）…2本

＊乾燥を使う場合は、10gを水で戻す

●作り方

1. 鍋にAを入れて火にかけ、煮立ったらそうめん、たれを加えて中火で煮、再び煮立ったら器に盛り、万能ねぎをのせる。好みでたれ適量（分量外）をかけて食べる。

★免疫力アップポイント★

きのこの食物繊維がたっぷりのひと皿。なめこのぬるっとした水溶性食物繊維・ムチンは、腸の働きを整え、粘膜を保護。免疫力を高めるβ-グルカンも含みます。きくらげは食物繊維やビタミンDが多く、腸を整え、歯や骨を丈夫に。

おそれいりますが
切手を
お貼りください

POST CARD

104-8357

東京都中央区京橋3-5-7

(株)主婦と生活社　料理編集

『「からだ温め」万能だれで免疫力アップごはん』係行

ご住所 〒　　　　　－
お電話　　　　　　（　　　　　　）
お名前（フリガナ） 男　・　女　　年齢　　　歳
ご職業　1. 主婦　2. 会社員　3. 自営業　4. 学生　5. その他（

未婚・既婚（　　）年	家族構成（年齢）

『「からだ温め」万能だれで免疫力アップごはん』はいかがでしたか？　今後の企画の参考にさせていただくため、アンケートにご協力ください。　＊お答えいただいた方、先着1000名の中から抽選で20名様に、小社刊行物（料理本）をプレゼントいたします（刊行物の指定はできませんので、ご了承ください）。当選者の発表は、商品の発送をもってかえさせていただきます。

Q1 この本を購入された理由は何ですか？

Q2 この本の中で「作りたい」と思った料理を３つお書きください。

(　　　　) ページの (　　　　　　　　　　　　　　　　　　)

(　　　　) ページの (　　　　　　　　　　　　　　　　　　)

(　　　　) ページの (　　　　　　　　　　　　　　　　　　)

Q3 この本の表紙・内容・ページ数・価格のバランスはいかがですか？

Q4 あなたが好きな料理研究家と、その理由を教えてください。

Q5 この本についてのご意見、ご感想をお聞かせください。

＊ご協力ありがとうございました＊

にんにくしょうゆだれで

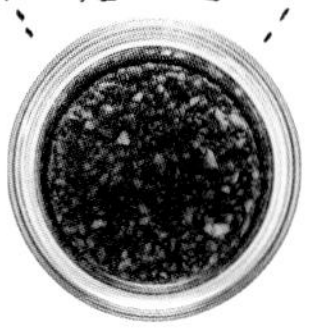

カリフラワーの豆乳スープ

カリフラワーは、やわらかく煮てからフォークでつぶし、風味をスープにうつします。豆乳のやさしい味わいに、にんにくしょうゆだれが香るコク深いスープです。

●材料（2人分）

A
- カリフラワー（小房に分ける）… ½株（250g）
- 玉ねぎ（横5mm幅に切る）… ½個
- 水 … 1カップ

豆乳（成分無調整のもの）… 1カップ
にんにくしょうゆだれ（p30）… 大さじ1〜2

●作り方

1. 鍋にAを入れ、ふたをして火にかけ、煮立ったら中火で15分煮る。
2. カリフラワーを好みの大きさにフォークでつぶし、豆乳を加えて中火で温め、器に盛ってたれをかける。

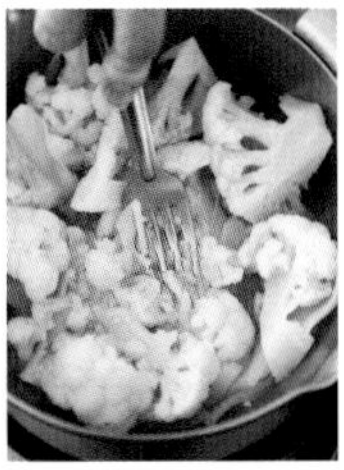

カリフラワー、玉ねぎ、水を中火で15分煮てやわらかくしたら、フォークでカリフラワーを好みの大きさにつぶす。これで、野菜のうまみがスープに溶け込む。

★免疫力アップポイント★

カリフラワーのたっぷりのビタミンCは、加熱しても壊れにくく、白血球の働きを強化して免疫力をアップ。ストレスに強いからだづくりにも貢献します。豆乳に含まれる大豆イソフラボンは、女性ホルモンに似た働きで骨粗しょう症を予防。玉ねぎで、血行促進と血液をサラサラに。

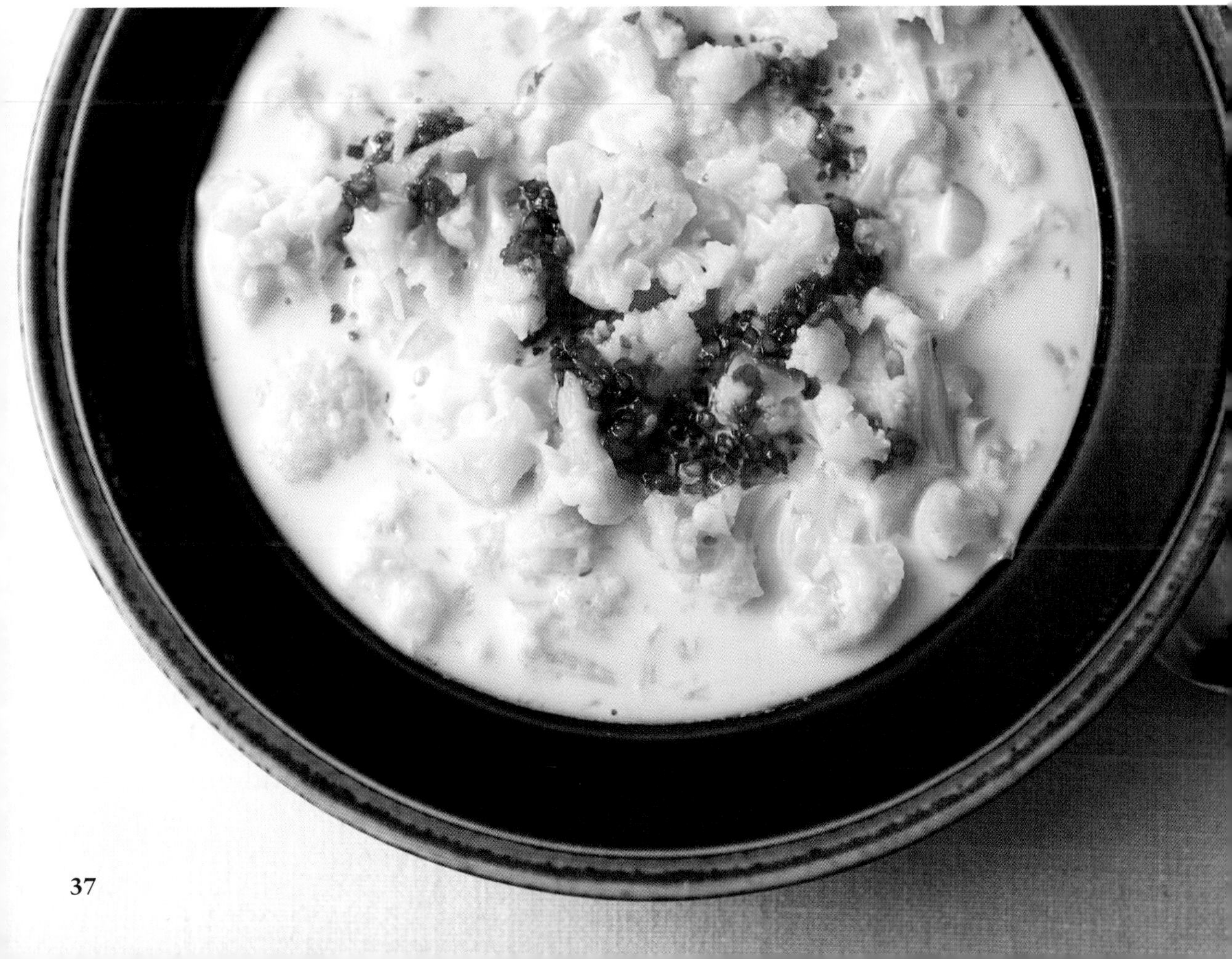

4 にんにく酢だれ

酢ベースのあっさり塩味、パンチもあります

血行をよくしてからだを温め、強力な殺菌・滋養強壮作用を持つにんにく。
酢は、香りがいい白ワインビネガーを使うのがおすすめです。
このたれは油と相性がよく、ギョウザや水ギョウザ、焼き肉などの
つけだれにするほか、めんにかけたり、豚の角煮に加えても。
1日おくと、にんにくの風味が穏やかになって、より美味です。

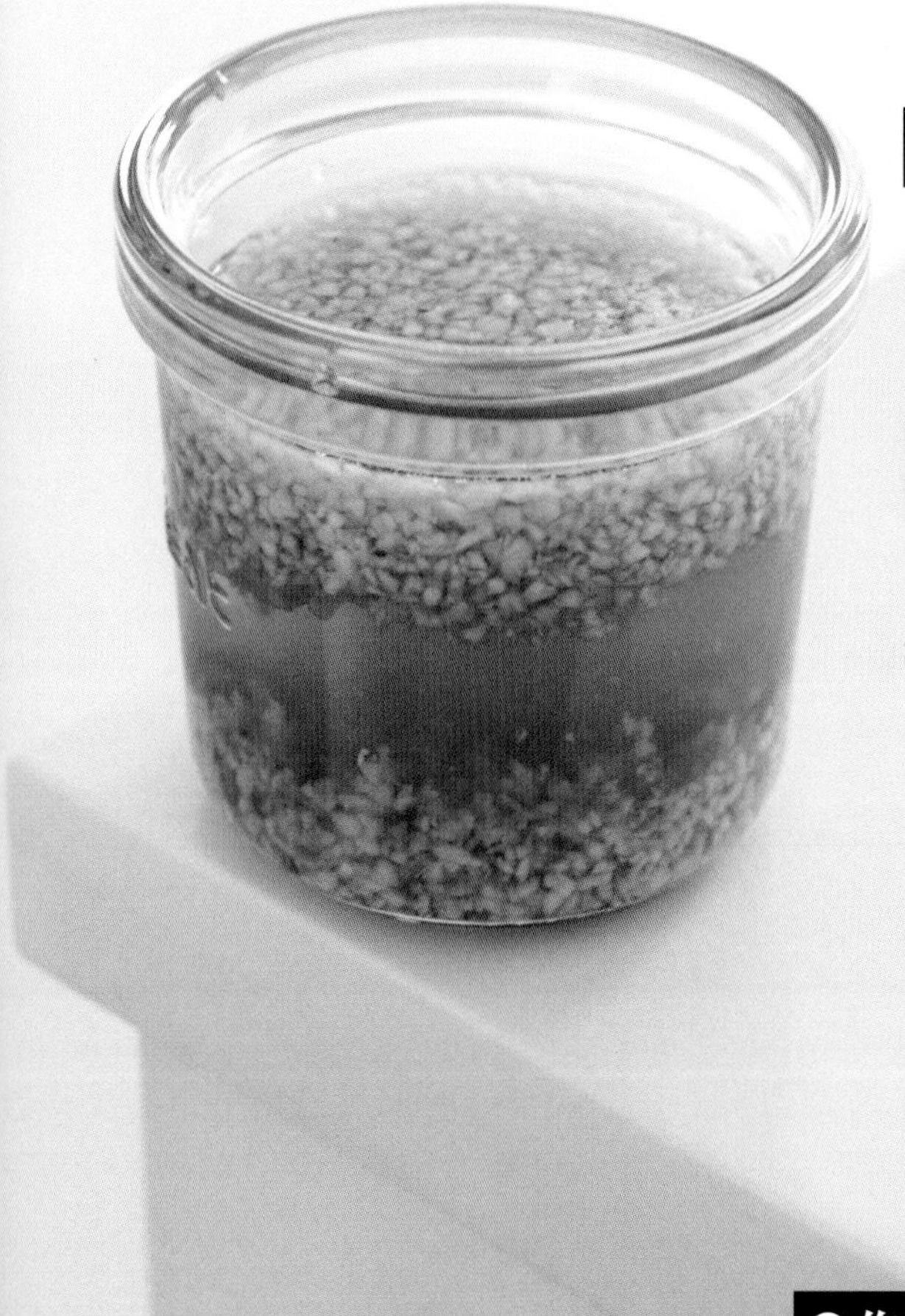

●材料（1¼カップ分）

にんにく（みじん切り）　1玉（50g）

酢（あれば白ワインビネガー）　1カップ

塩　大さじ1

●作り方

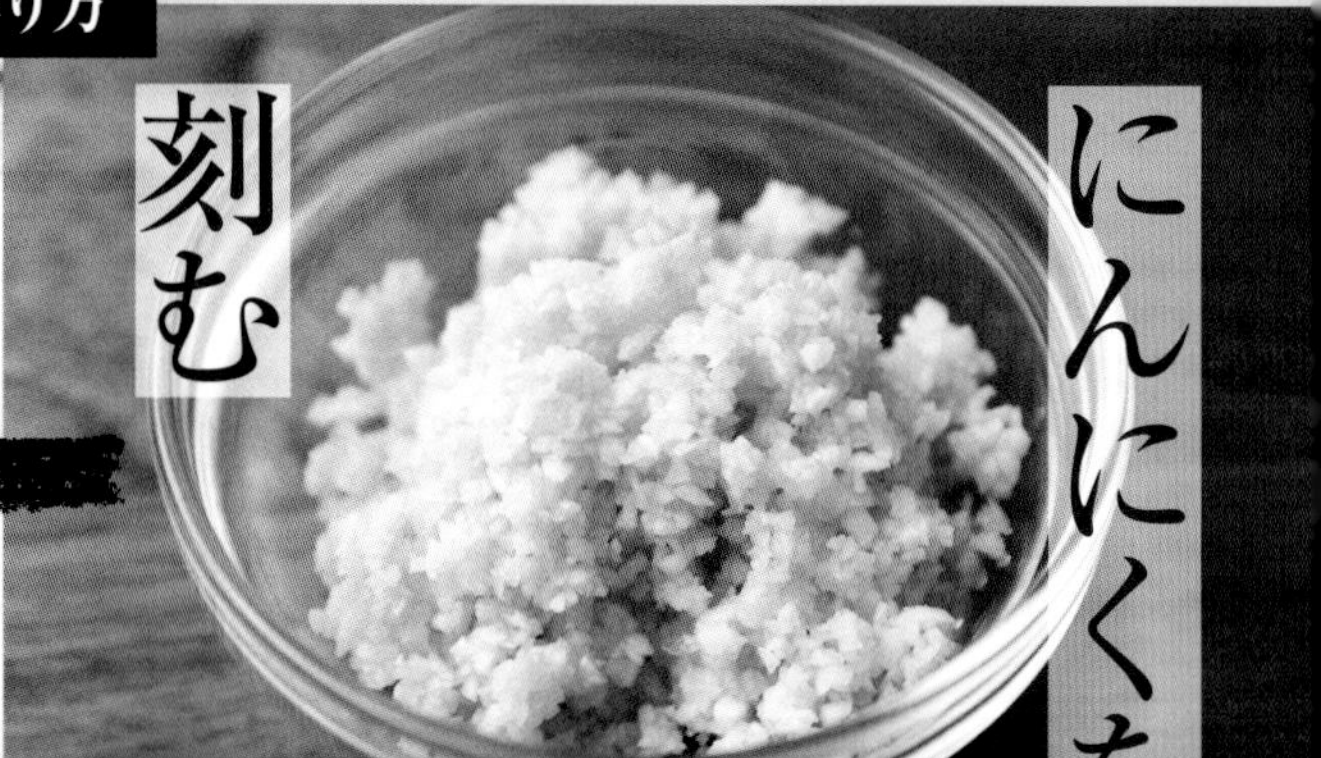

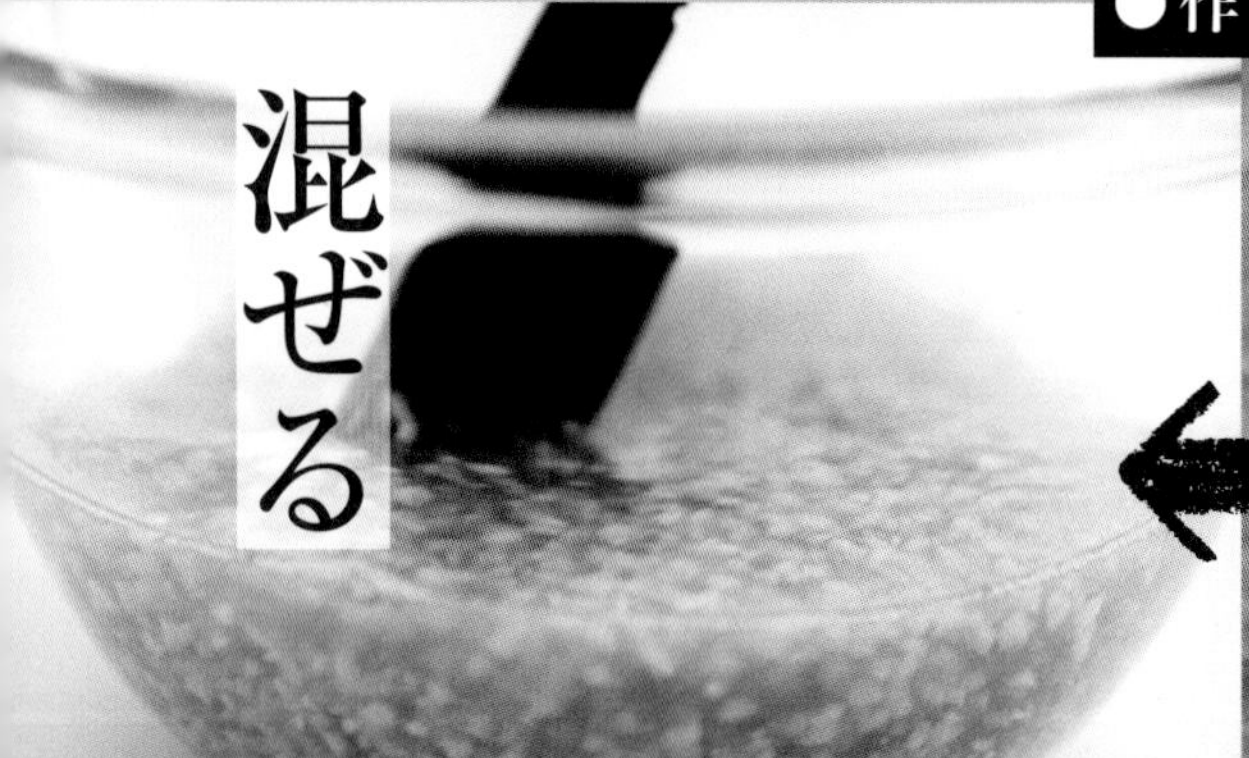

すべての材料をミキサーやフードプロセッサーにかけてもいい。＊日持ちは冷蔵室で約2週間

まずは、こうして食べてみて！

豆腐とわかめにかける

【2人分】豆腐（木綿、絹ごしどちらでも）1丁（300g）は縦横半分に切り、断面を上にして器に盛り、塩蔵わかめ30gを水で戻して食べやすく切ってのせる。えごま油（またはごま油）小さじ1、にんにく酢だれ小さじ2をかける。

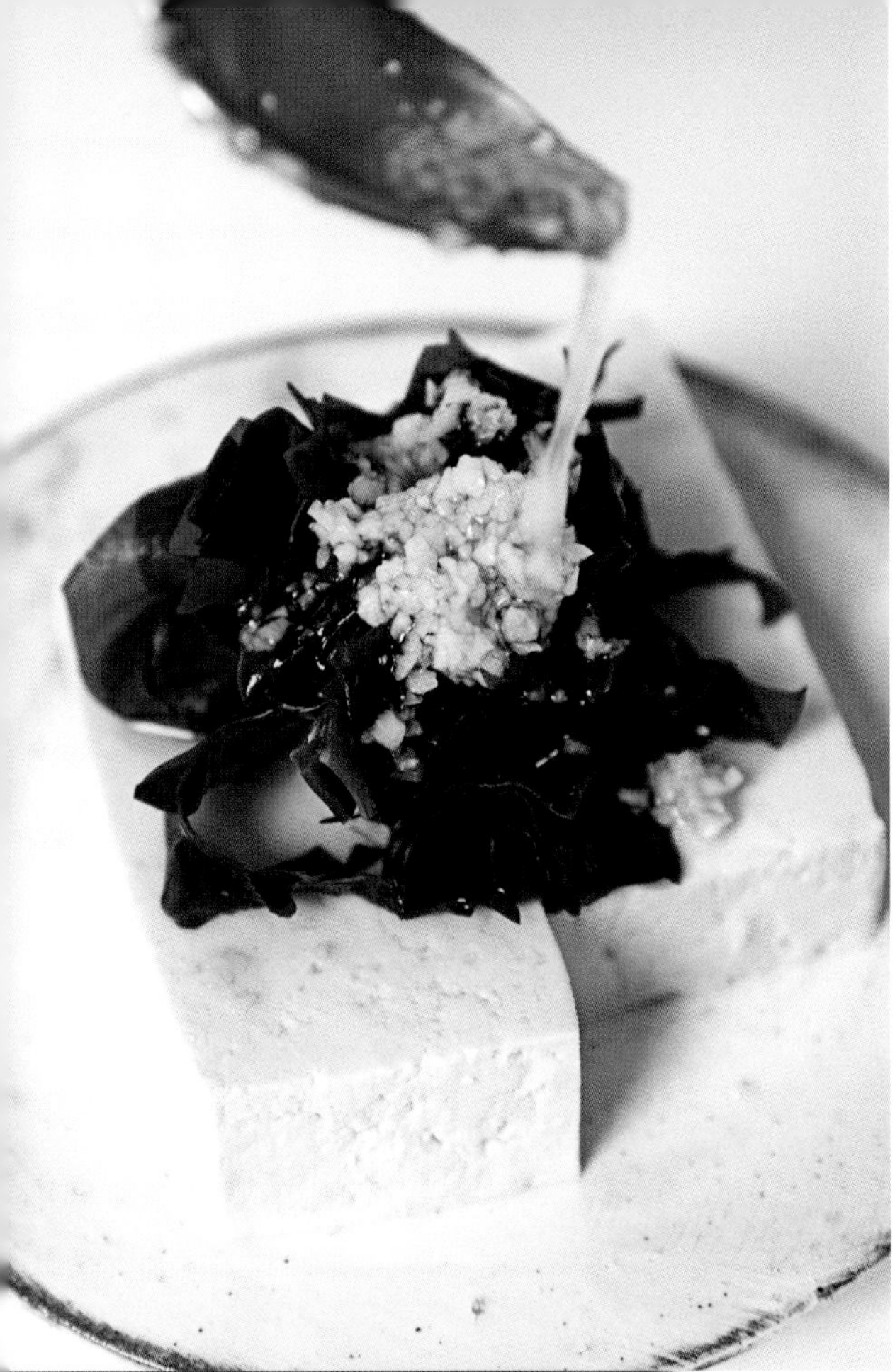

蒸しゆでブロッコリーとあえる

【2人分】フライパンに小房に分けたブロッコリー½株、水大さじ3、サラダ油小さじ1を入れ、ふたをして強火で2〜3分蒸しゆでにする。にんにく酢だれ小さじ2を加えてあえる。

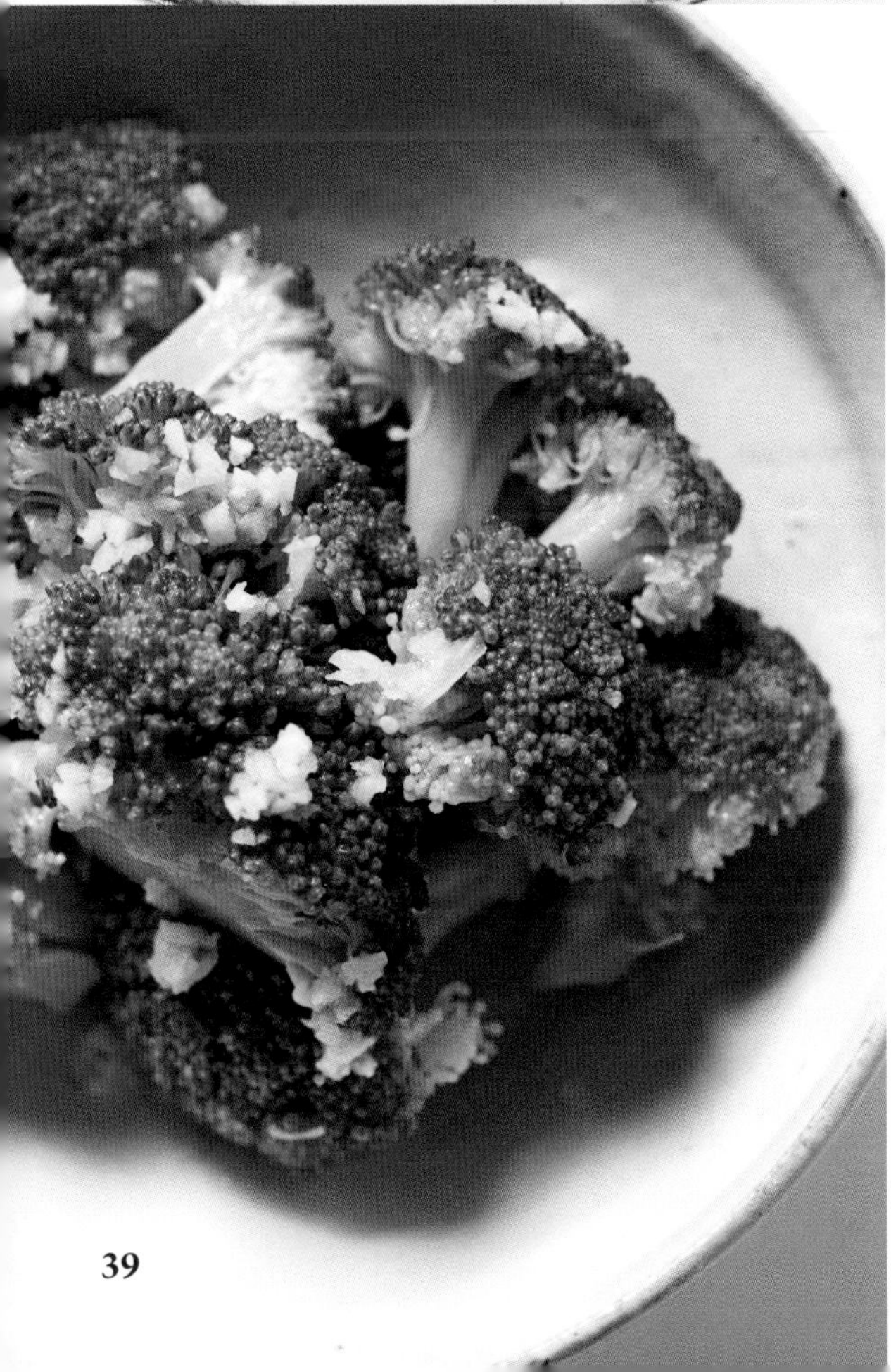

にんにく酢
だれで

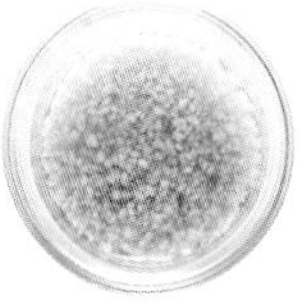

豚ロース肉とパプリカのソテー

厚切り肉は、手でたたいて繊維を壊すのがポイント。
筋切りもして、こんがりとやわらかく焼き上げます。
たれにはバターを溶かし、ぐっとコク深いソースに。

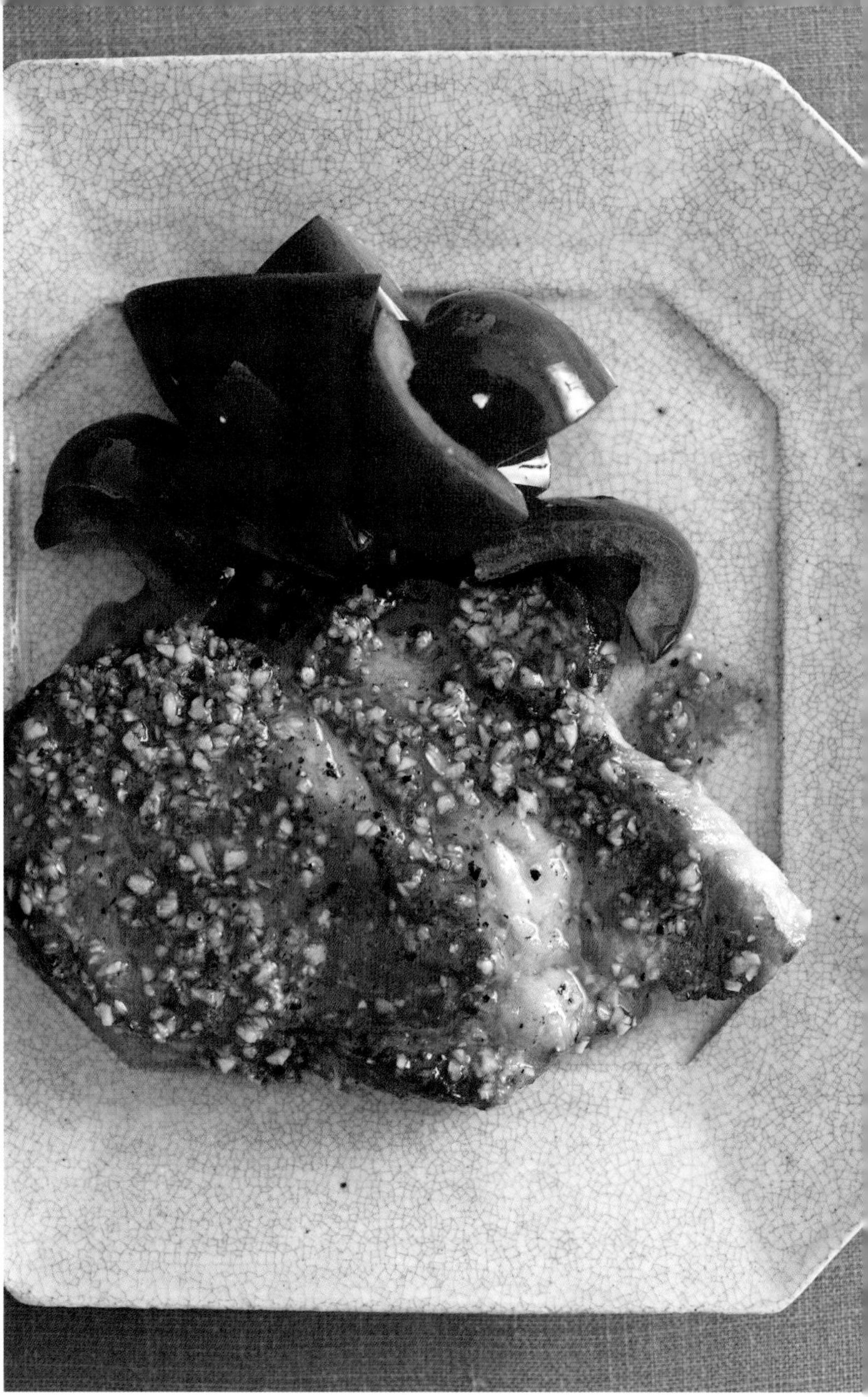

●材料（2人分）

豚肩ロース肉（とんかつ用・手でたたいて1.5倍にし、筋切りして元の大きさに戻す）…2枚（200g）
パプリカ（赤・ひと口大に切る）…1個
にんにく酢だれ（p38）…大さじ4
バター…10g
オリーブ油…大さじ½

★免疫力アップポイント★

豚肉のビタミンB_1は、にんにくのアリシンと合わせると吸収率が上がり、疲労回復効果が向上。赤パプリカはパプリカの中でβ-カロテンがもっとも多く、油と一緒にとると吸収率がよくなり、粘膜を強化してウイルスを撃退。熱に強いビタミンCも豊富で、白血球を強化して免疫機能を強化、ストレスに負けないからだに。

●作り方

1. フライパンにオリーブ油を熱し、豚肉に塩、黒こしょう各少々（分量外）をふり、盛りつけた時に上になる面を下にして入れ、強めの中火で3分焼く。裏返してパプリカを加え、油が回るまで3分焼き、肉とともに器に盛る。

2. 続けてフライパンにたれを入れ、中火で1分煮詰め、バターを加えてとろりとしたら❶にかける。

牛肉と空芯菜炒め

牛肉は、片栗粉をもみ込んでたれのからみをよくし、やわらかく炒めましょう。空芯菜の歯ごたえとにんにくの風味で、ごはんがもりもりすすみます。

にんにく酢だれで

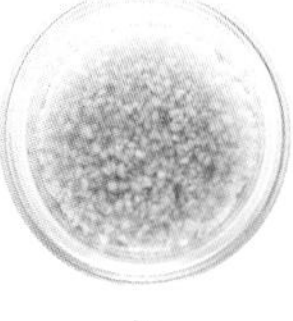

●材料（2人分）

牛切り落とし肉（1cm幅に切る）… 200g
空芯菜（6〜7cm長さに切る）… 1袋（200g）
にんにく酢だれ（p38）… 大さじ3
片栗粉 … 小さじ1
サラダ油 … 大さじ½

●作り方

1. フライパンにサラダ油を熱し、牛肉に塩、黒こしょう各少々（分量外）をふって片栗粉をもみ込んで強火で炒め、色が変わったら空芯菜の茎を加えて1分炒め、空芯菜の葉を加えて油が回るまで炒める。

2. たれを加え、汁けがなくなるまで炒める。

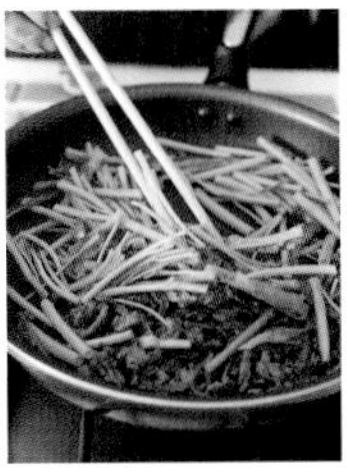

フライパンで牛肉を炒め、色が変わってほぐれたら、空芯菜の茎を加えて炒める。葉よりも先に茎を炒め、やわらかくするのがコツ。

★免疫力アップポイント★

牛肉は、必須アミノ酸をバランスよく含む良質なたんぱく源。脂肪を燃やすL-カルニチンが多く、鉄分豊富な赤身はからだ温め効果があり、貧血や冷え性改善も。空芯菜のβ-カロテン量はほうれんそうより多く、免疫力アップや抗酸化作用が。ビタミンC、E、B_1、B_2、カルシウムや鉄分も豊富な優秀食材です。

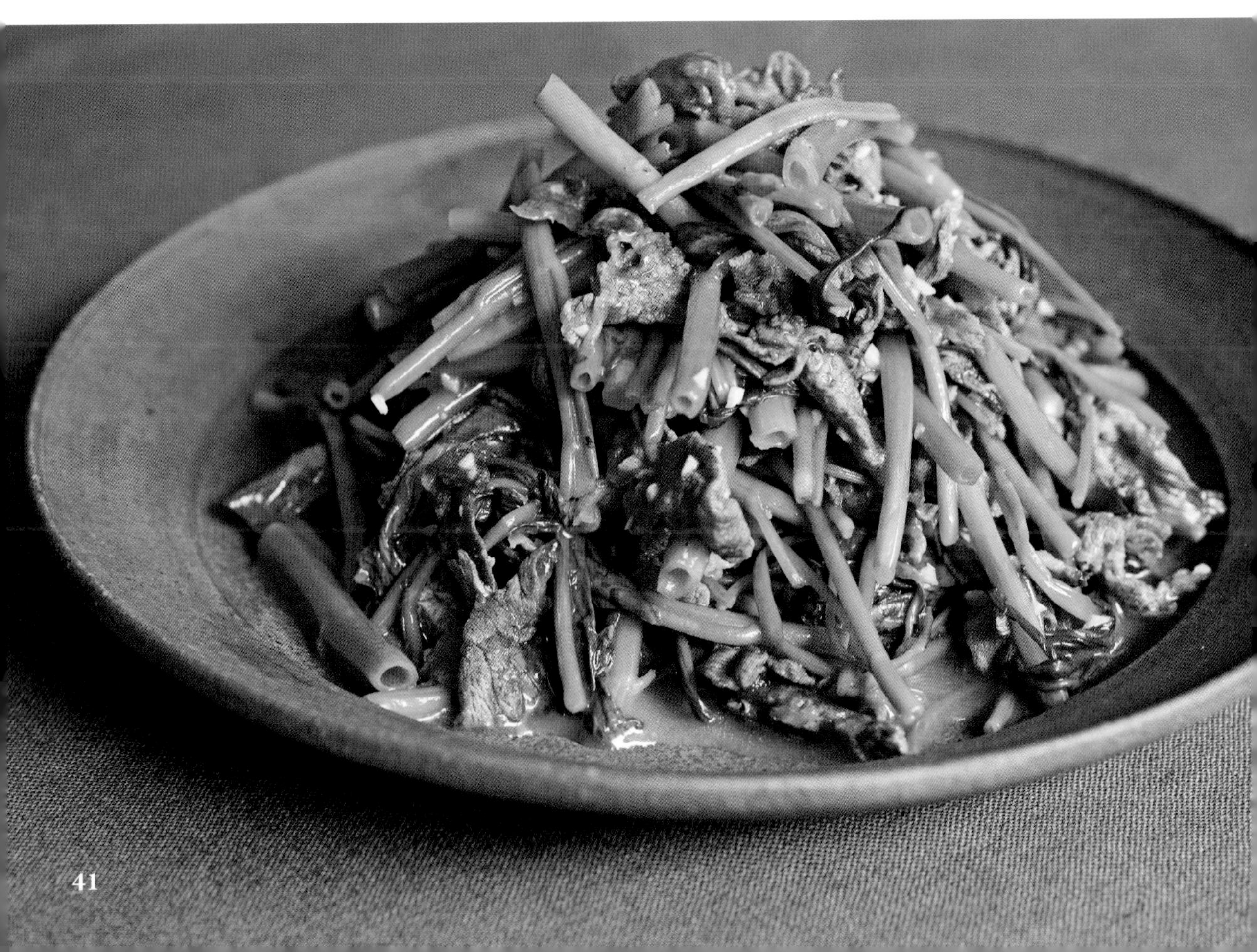

にんにく酢
だれで

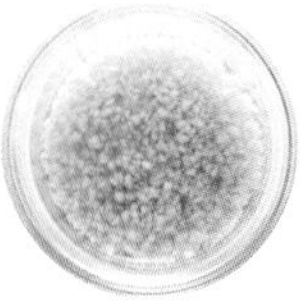

キムチとトマトのあえめん

キムチはみじん切り、トマトはすりおろして、なじみのいいたれにしてめんにからめます。キムチのうまみ、トマトの酸味がさわやかなひと皿。

●材料（2人分）

A
- 白菜キムチ（みじん切り）… ¾カップ（150g）
- トマト（すりおろす）… 2個
- にんにく酢だれ（p38）… 大さじ2
- ごま油 … 大さじ1

中華生めん … 2玉
青じそ（粗みじん切り）… 10枚

●作り方

1. 中華めんは熱湯で袋の表示時間通りにゆでて、流水で洗い、水けをきる。
2. ボウルにAを入れて混ぜ、❶を加えてあえ、器に盛って青じそをのせる。

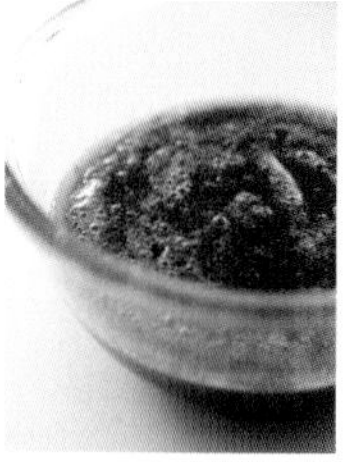

トマトは皮ごとすりおろし、めんのあえだれにする。酸味とうまみたっぷりのトマトがめん全体にからんで、さわやかな味わいに。

★免疫力アップポイント★

発酵食品のキムチは、腸の善玉菌を増やして免疫細胞を活性化。トマトのリコピンの強力な抗酸化作用で、細胞の老化を予防、β-カロテンが免疫力を向上します。トッピングの青じそも、β-カロテン含有量はトップクラスです。

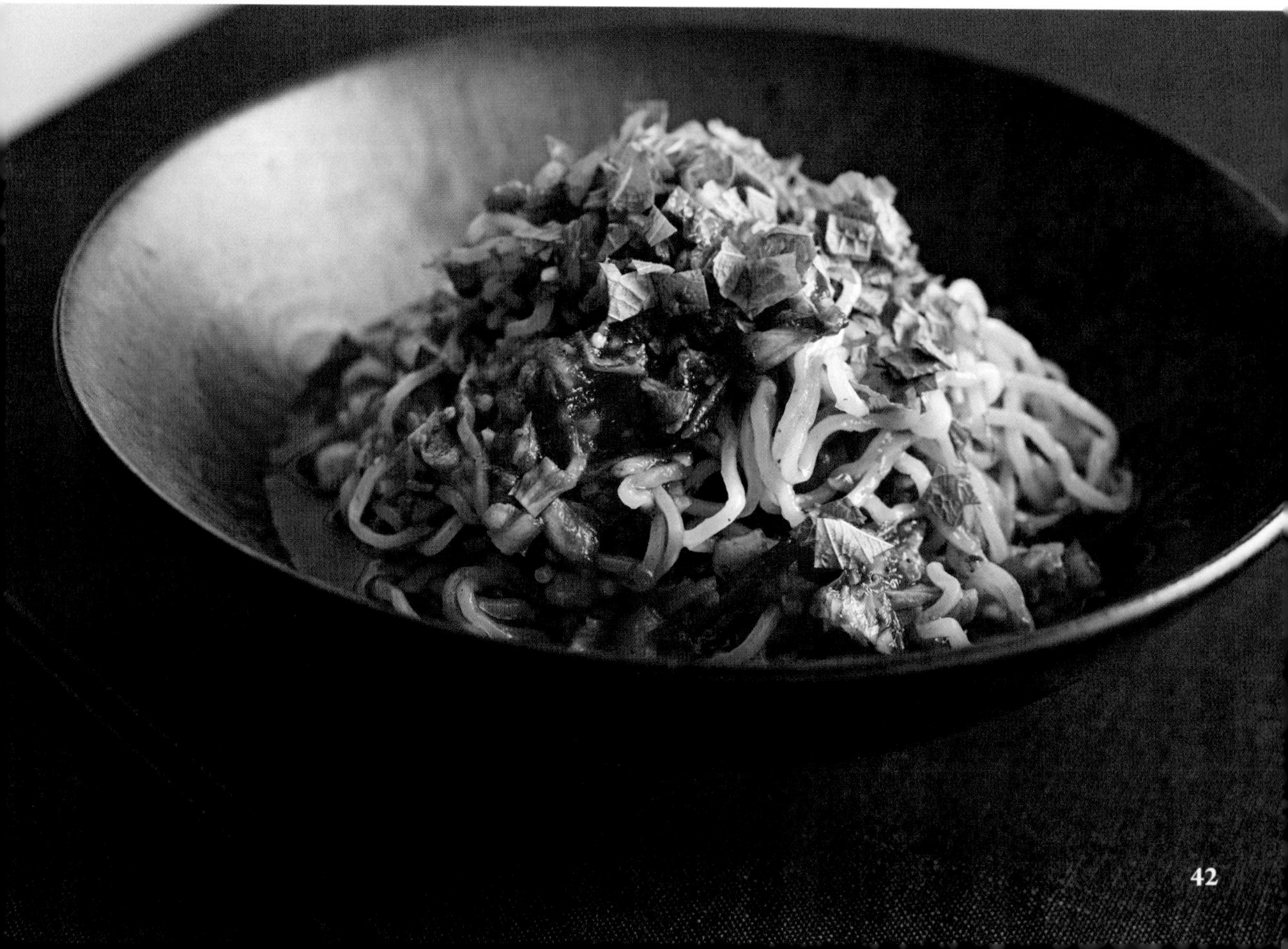

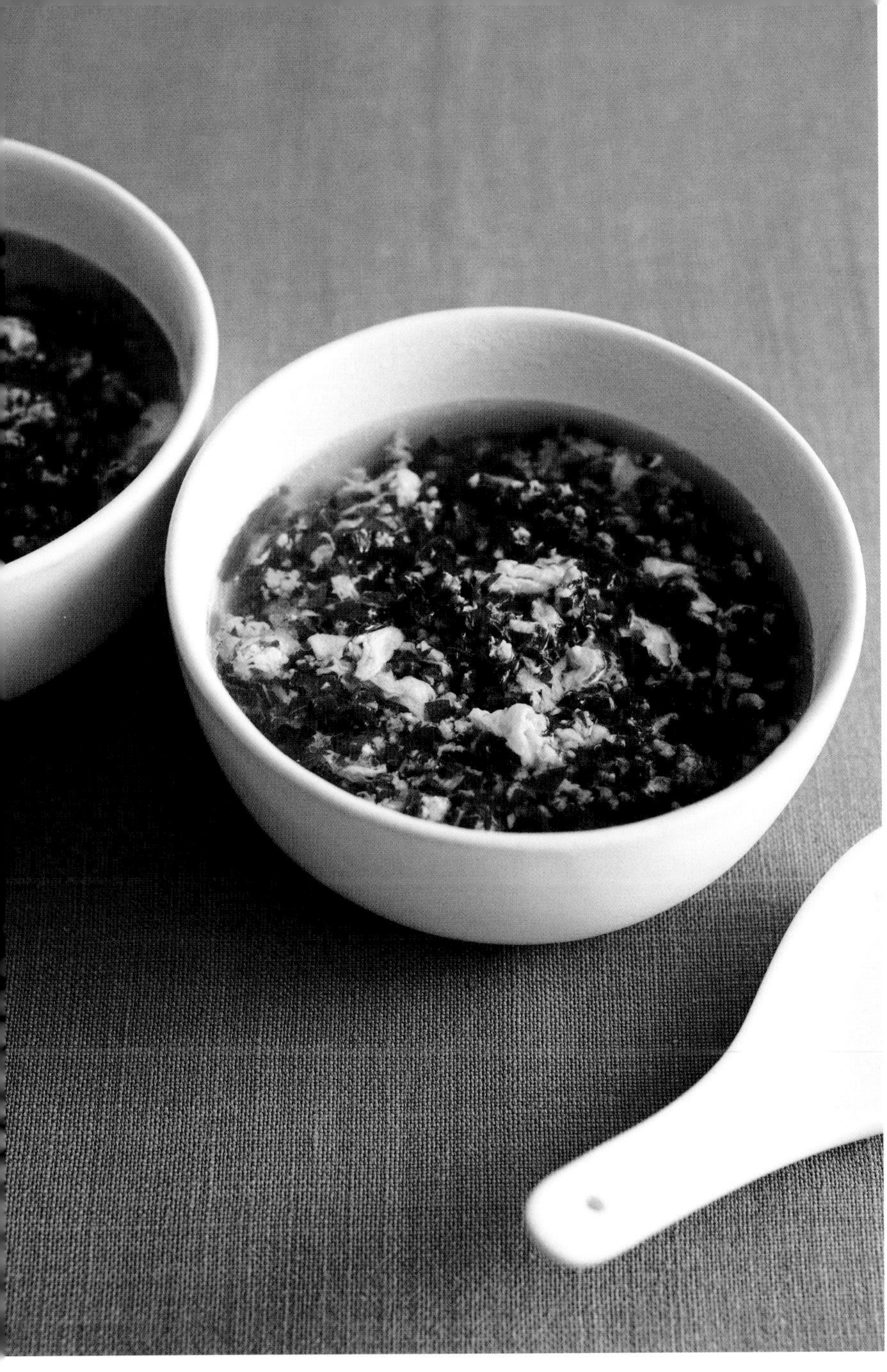

にんにく酢だれで

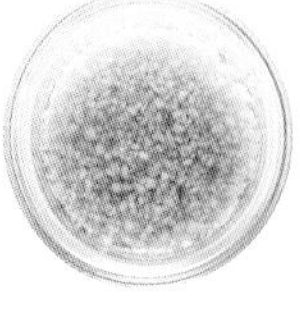

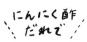

モロヘイヤのかき玉スープ

豚ひき肉のだしがきいたスープで、モロヘイヤを煮ることで、流れ出た栄養分を残らずいただきます。

仕上げにラー油をかけ、サンラータン風の味わいに。

●材料（2人分）

モロヘイヤ（みじん切り）…1袋
A｜豚ひき肉…150g
　｜酒…大さじ2
卵…1個
にんにく酢だれ（p38）…大さじ3
ラー油…小さじ1

●作り方

1. 鍋にAを入れて混ぜ、中火にかけて炒め、色が変わったら水2カップを加える。煮立ったらアクをとり、モロヘイヤを加える。
2. とろみがついたら強火にし、溶いた卵を細く回し入れ、ふんわり浮いたらたれを加えてひと混ぜする。器に盛り、ラー油をかける。

★免疫力アップポイント★

野菜の王様と呼ばれるほど、β-カロテン、ビタミンC、E、カルシウム、鉄分が豊富なモロヘイヤ。β-カロテン量はほうれんそうの2倍！　粘膜を保護して、ウイルスの侵入を防ぎます。スープにすることで、流れ出たビタミンもしっかり摂取。豚肉のビタミンB_1は、にんにくのアリシンで吸収率を上げ、疲労回復をはかります。

❺ 長ねぎしょうゆだれ

しょうが、にんにくも入った甘酢しょうゆ味

長ねぎの香り成分・アリシンが血行を促進し、からだを温めます。
このほか、すりおろしたしょうがとにんにくも加えた、
血行促進食材がそろったオールスターだれです。
発酵食品のしょうゆと酢をベースにし、砂糖でほんのり甘く。
おかゆや茶碗蒸しにかけたり、揚げた鶏肉にかけて油淋鶏《ユーリンチー》にしても。

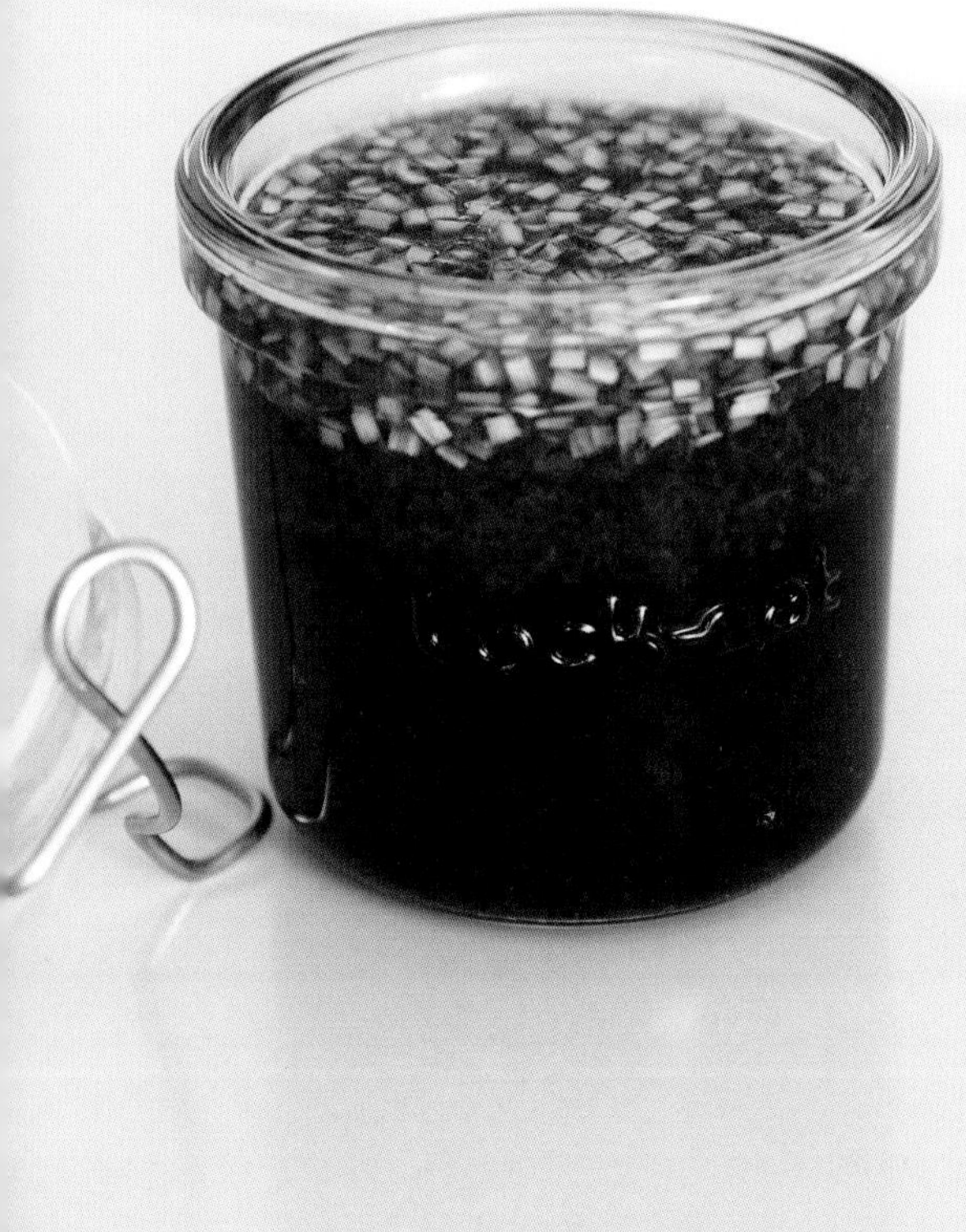

●材料（1¼カップ分）

- 長ねぎ（みじん切り） 10cm
- しょうが（皮ごとすりおろす）・にんにく（すりおろす） 大さじ½
- しょうゆ・酢 ½カップ
- 砂糖 大さじ1

●作り方

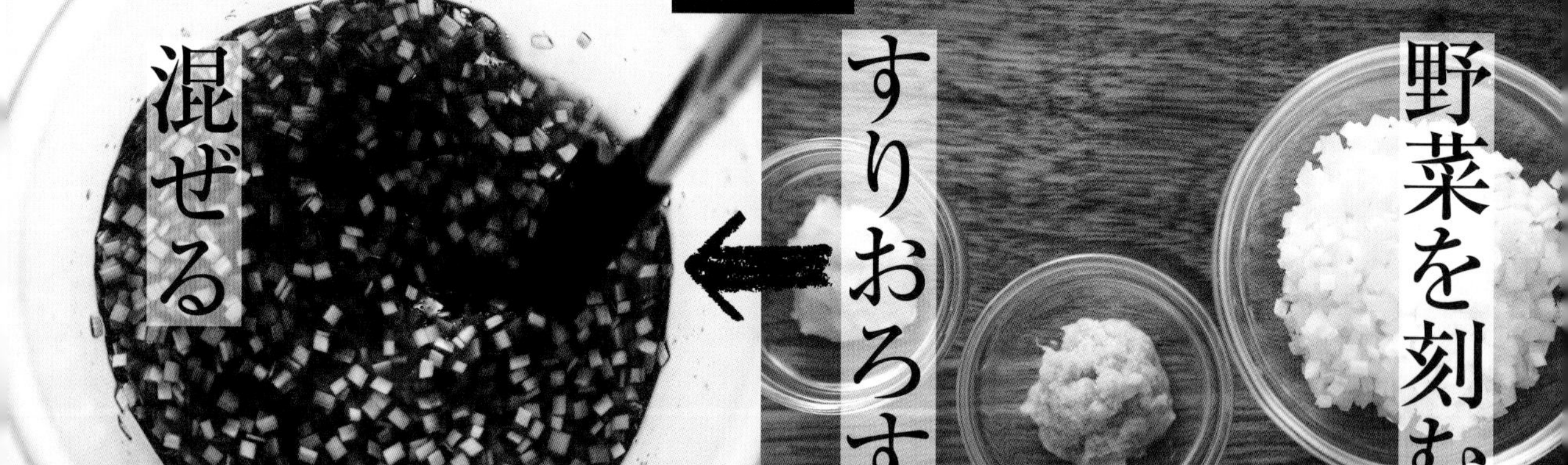

すべての材料をミキサーやフードプロセッサーにかけてもいい。＊日持ちは冷蔵室で約2週間

まずは、こうして食べてみて！

◎湯で割ってスープに

【1人分】器に長ねぎしょうゆだれ大さじ1を入れ、熱湯3/4カップを注ぐ。

◎冷や麦にかける

【1人分】冷や麦1束（100g）は熱湯でゆでて流水で洗い、水けをきる。かにかま2本をほぐしてのせ、長ねぎしょうゆだれ、水各大さじ2を混ぜてかける。

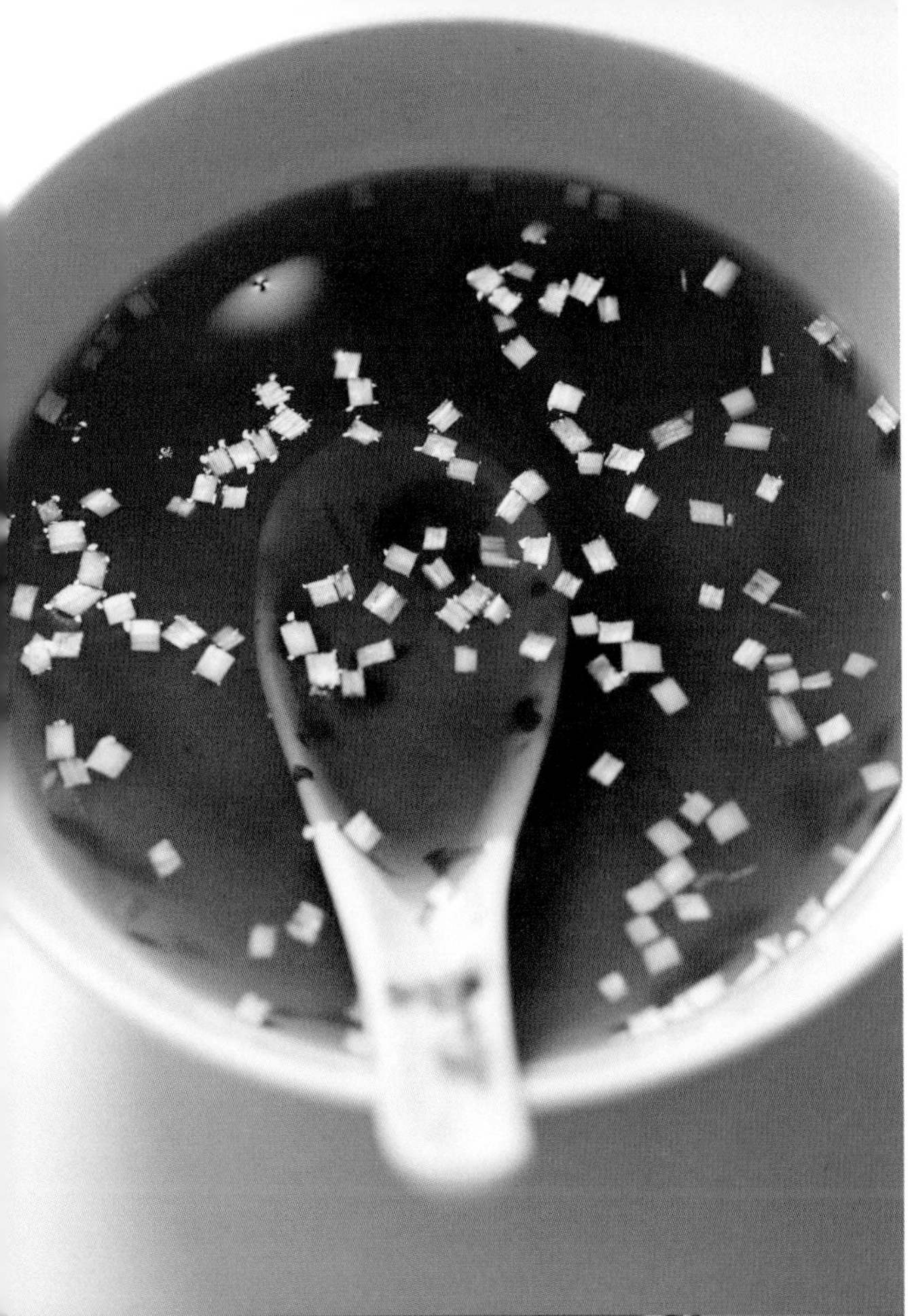

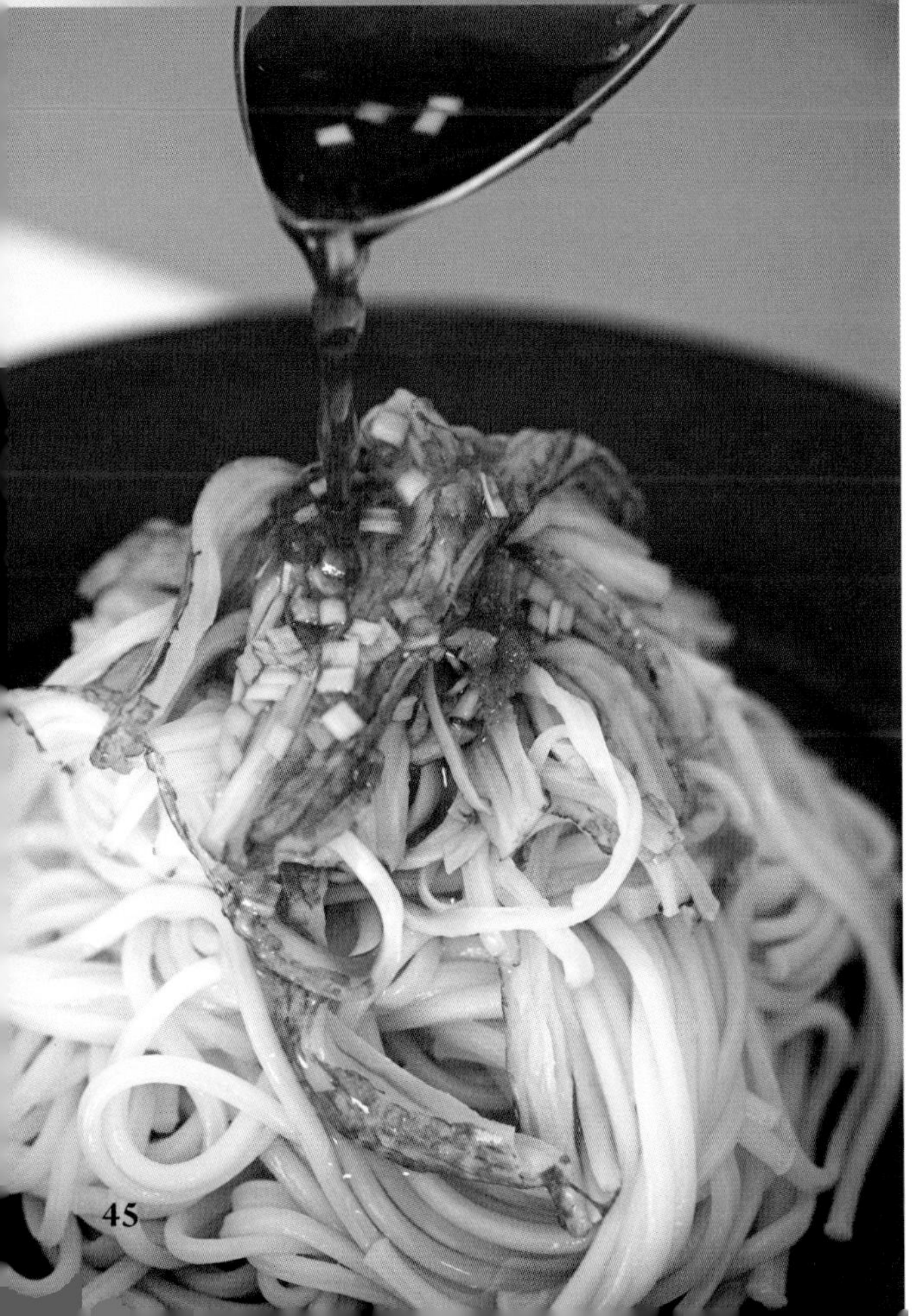

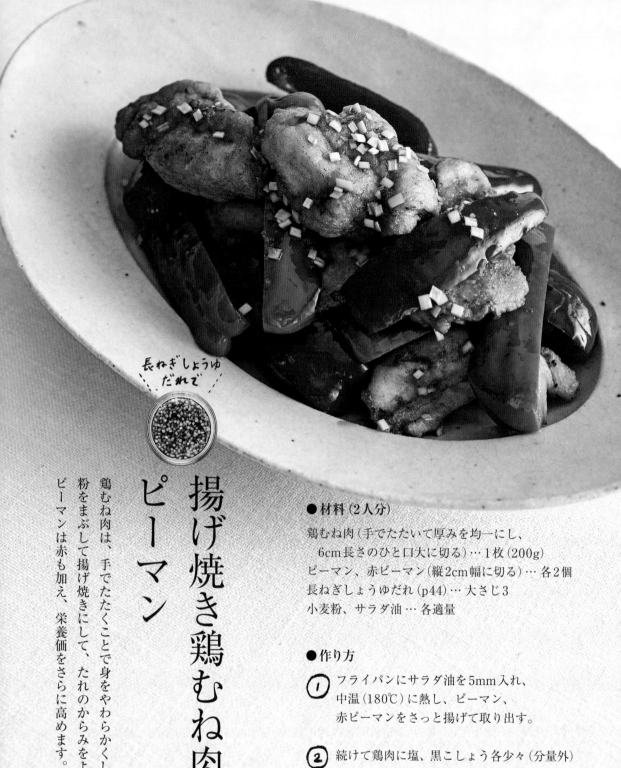

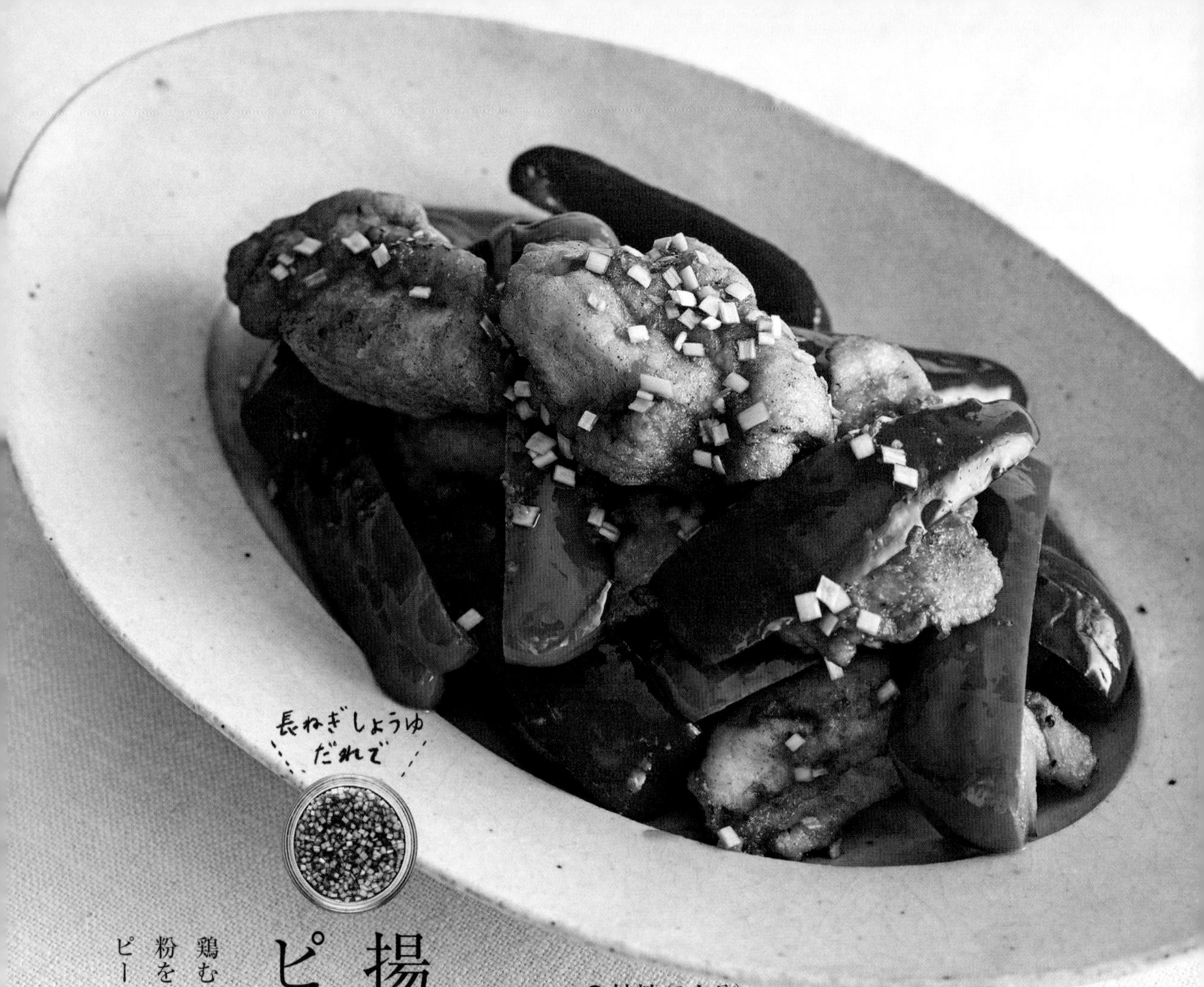

揚げ焼き鶏むね肉とピーマン

鶏むね肉は、手でたたくことで身をやわらかくし、粉をまぶして揚げ焼きにして、たれのからみをよく。ピーマンは赤も加え、栄養価をさらに高めます。

●材料（2人分）

鶏むね肉（手でたたいて厚みを均一にし、
6cm長さのひと口大に切る）… 1枚（200g）
ピーマン、赤ピーマン（縦2cm幅に切る）… 各2個
長ねぎしょうゆだれ（p44）… 大さじ3
小麦粉、サラダ油 … 各適量

●作り方

1. フライパンにサラダ油を5mm入れ、中温（180℃）に熱し、ピーマン、赤ピーマンをさっと揚げて取り出す。
2. 続けて鶏肉に塩、黒こしょう各少々（分量外）をすり込み、小麦粉をまぶして入れ、時々返しながら3～4分揚げ焼きにする。❶とともに器に盛り、たれをかける。

★免疫力アップポイント★

高たんぱくな鶏むね肉は、丈夫な骨・筋肉・血液をつくるもとに。ビタミンB_6やナイアシンが、粘膜の健康を保ちます。緑のピーマンよりも栄養価が高い赤ピーマンは、熱に強いビタミンCが多く、免疫細胞を活性化。粘膜を強化するβ-カロテン、抗酸化作用があるビタミンEも豊富。

長ねぎしょうゆ
だれで

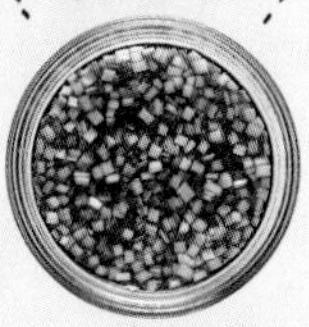

焼き鮭ときのこ

魚焼きグリルで焼くだけの簡単レシピですが、
鮭、きのこの両方に酒をふるのが大事なポイント。
たっぷりの香味野菜が香るたれが絶品です。

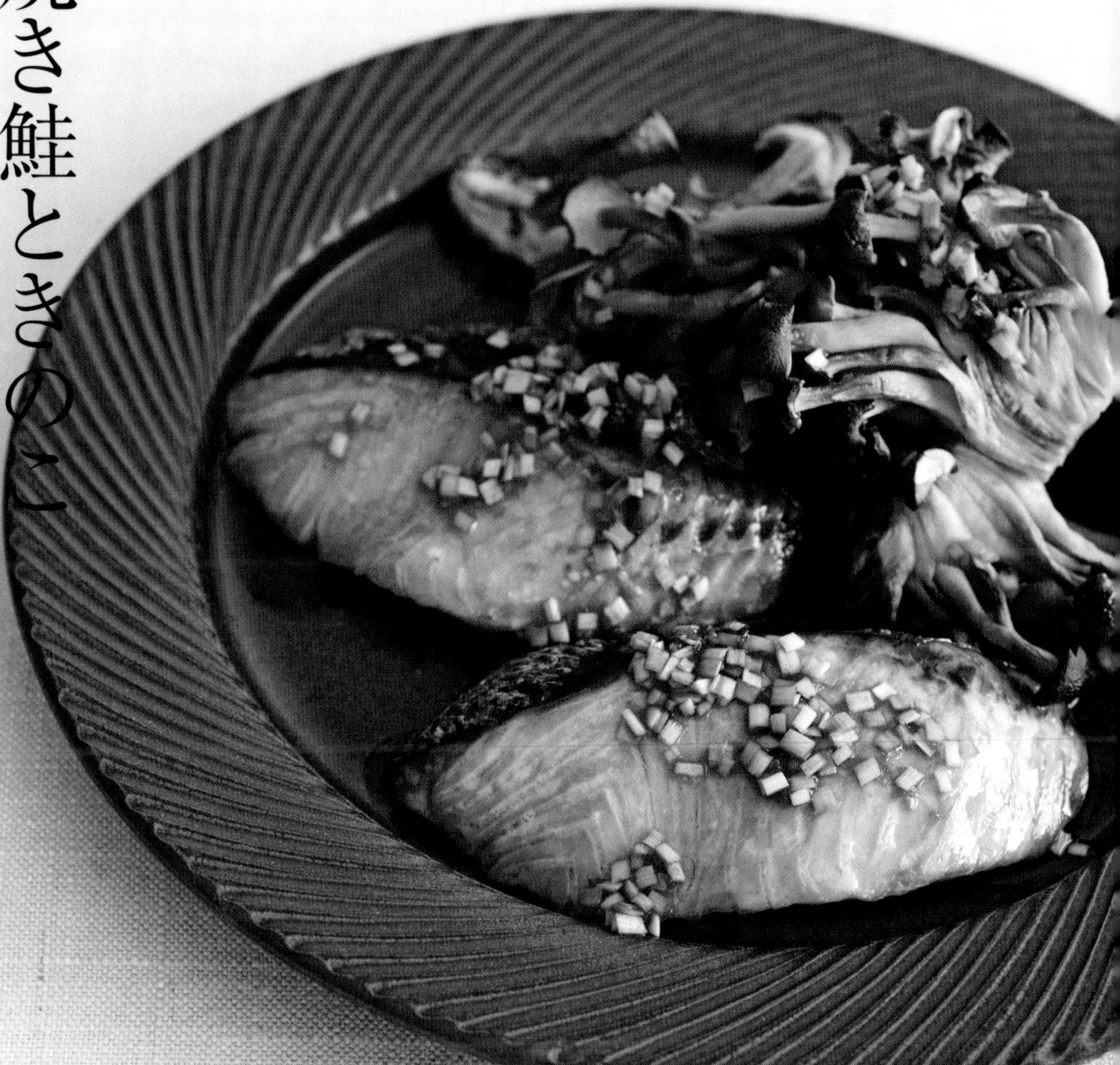

●材料（2人分）

生鮭の切り身（塩ふたつまみをふって
　10分おき、水けをふく）… 2枚（200g）
しめじ（ほぐす）… 1パック（100g）
生しいたけ（縦半分に切る）… 4枚
酒 … 大さじ½
長ねぎしょうゆだれ（p44）… 大さじ3

●作り方

1. 鮭、きのこは酒をふり、魚焼きグリルの強めの中火でこんがり7～8分焼く。
2. 器に盛り、たれをかける。

★免疫力アップポイント★

鮭の赤い色素成分・アスタキサンチンは、細胞の老化を抑える強い抗酸化力があり、免疫力も強化。たれに油を足してかければ、吸収率も高まります。きのこは食物繊維の宝庫。しめじとしいたけのβ-グルカンには、免疫力アップや抗発がん・抗アレルギー作用も。

長ねぎしょうゆ
だれで

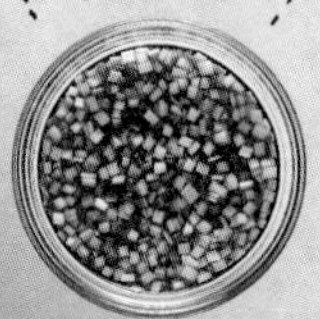

ぶりのソテーと
ゆでほうれんそう

ぶりは脂に栄養分が多いので、こんがり焼いたら、流れ出た焼き油ごといただきます。ほうれんそうは少量の油とゆで、つやとコクを出すのがコツです。

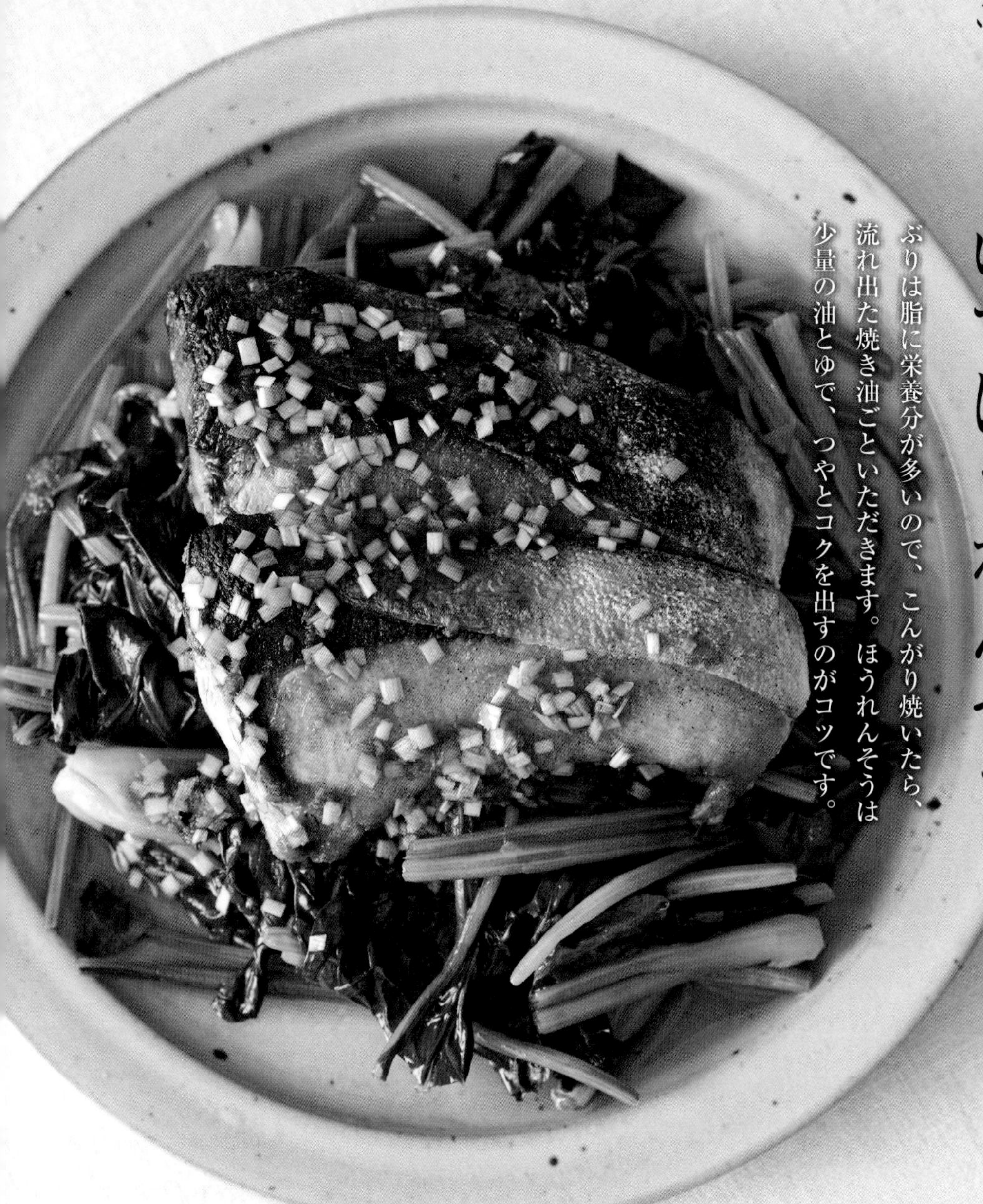

●材料（2人分）

ぶりの切り身（塩ふたつまみをふって
　10分おき、水けをふく）… 2枚（200g）
ほうれんそう（4 ～ 5cm長さに切る）
　… 1束（200g）
長ねぎしょうゆだれ（p44）… 大さじ3
サラダ油 … 大さじ½

★免疫力アップポイント★

脳の働きを高めるDHA、血液サラサラ効果のあるEPAが豊富なぶり。ほうれんそうでβ-カロテン、ビタミンC、鉄分を補います。ほうれんそうは油を加えてゆで、β-カロテンの吸収をよくして粘膜を強化。ビタミンCは白血球を強化して免疫力アップ、鉄分で貧血や冷え性予防も。

●作り方

1. フライパンに湯を沸かして塩、サラダ油各少々（分量外）を入れ、ほうれんそうを2分ゆでてざるに上げ、ぎゅっと押して水けを絞る。

2. フライパンをふき、サラダ油を熱し、ぶりに黒こしょう少々（分量外）をふって入れ、中火で両面をこんがり3分ずつ焼く。❶とともに器に盛り、たれをかける。

長ねぎしょうゆだれで

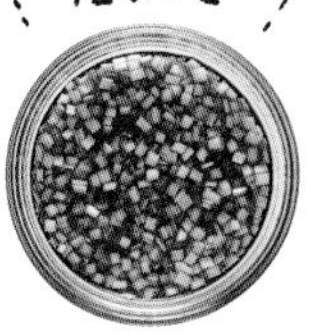

豆腐ステーキの水菜添え

豆腐は、押してみてじんわり水が出るくらいまでしっかりと水きりするのが大切。片栗粉をまぶして焼き、たれのからみをよくします。生の水菜の食感も楽しんで。

●材料（2人分）

木綿豆腐（長さを6等分に切り、キッチンペーパーではさんで5分水きりする）… 1丁（300g）
水菜（4cm長さに切る）… 3株
長ねぎしょうゆだれ（p44）… 大さじ3
片栗粉 … 適量
サラダ油 … 大さじ1

●作り方

1. フライパンにサラダ油を熱し、豆腐に片栗粉をまぶして入れ、中火で両面をこんがり焼く。
2. 器に盛って水菜を添え、たれをかける。

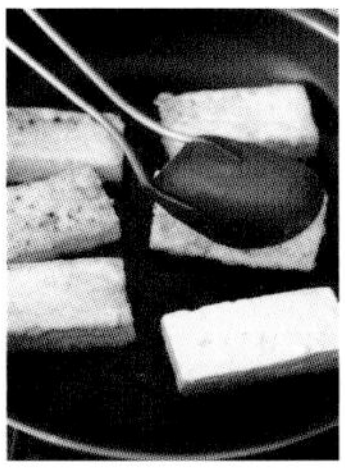

豆腐は全体に片栗粉をまぶし、サラダ油を熱したフライパンの中火で、両面をこんがり焼き色がつくまで焼く。この香ばしさが、おいしさのポイント。

★免疫力アップポイント★

豆腐の良質なたんぱく質は、細胞の健康を保つ上で必須の栄養素。ポリフェノールの一種・大豆イソフラボンは、骨粗しょう症や更年期症状の緩和にも役立ちます。水菜はβ-カロテン、ビタミンC、食物繊維が多く、そのどれもが免疫機能の向上につながります。

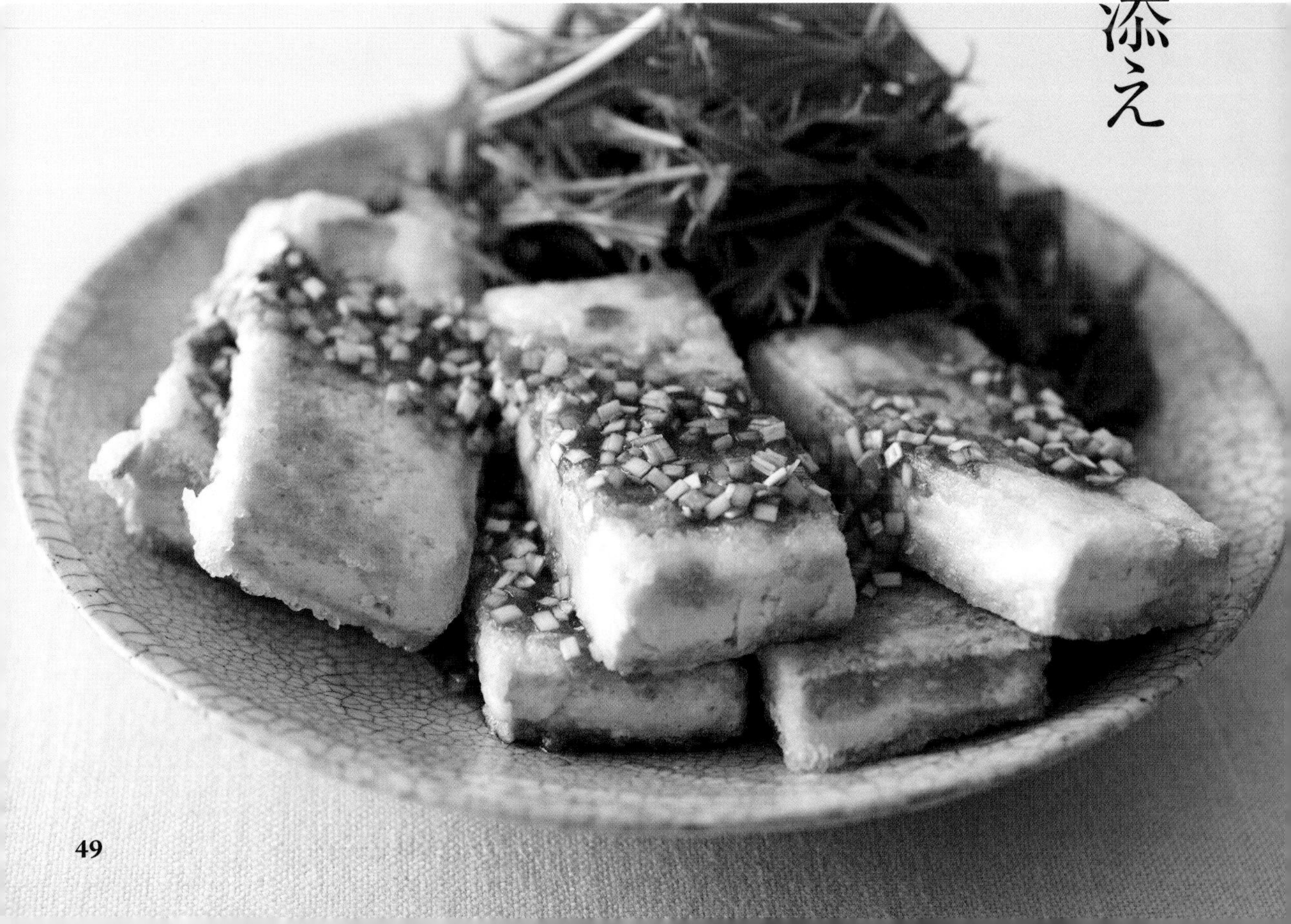

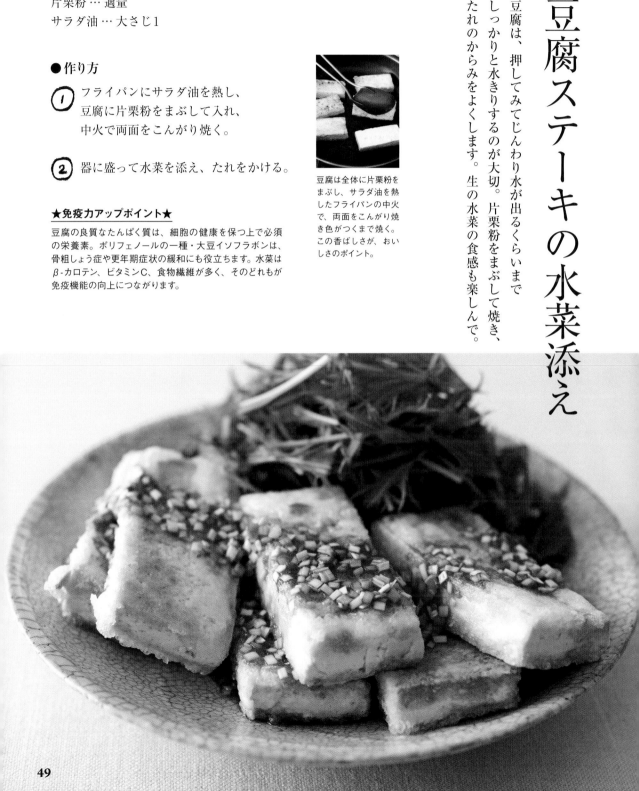

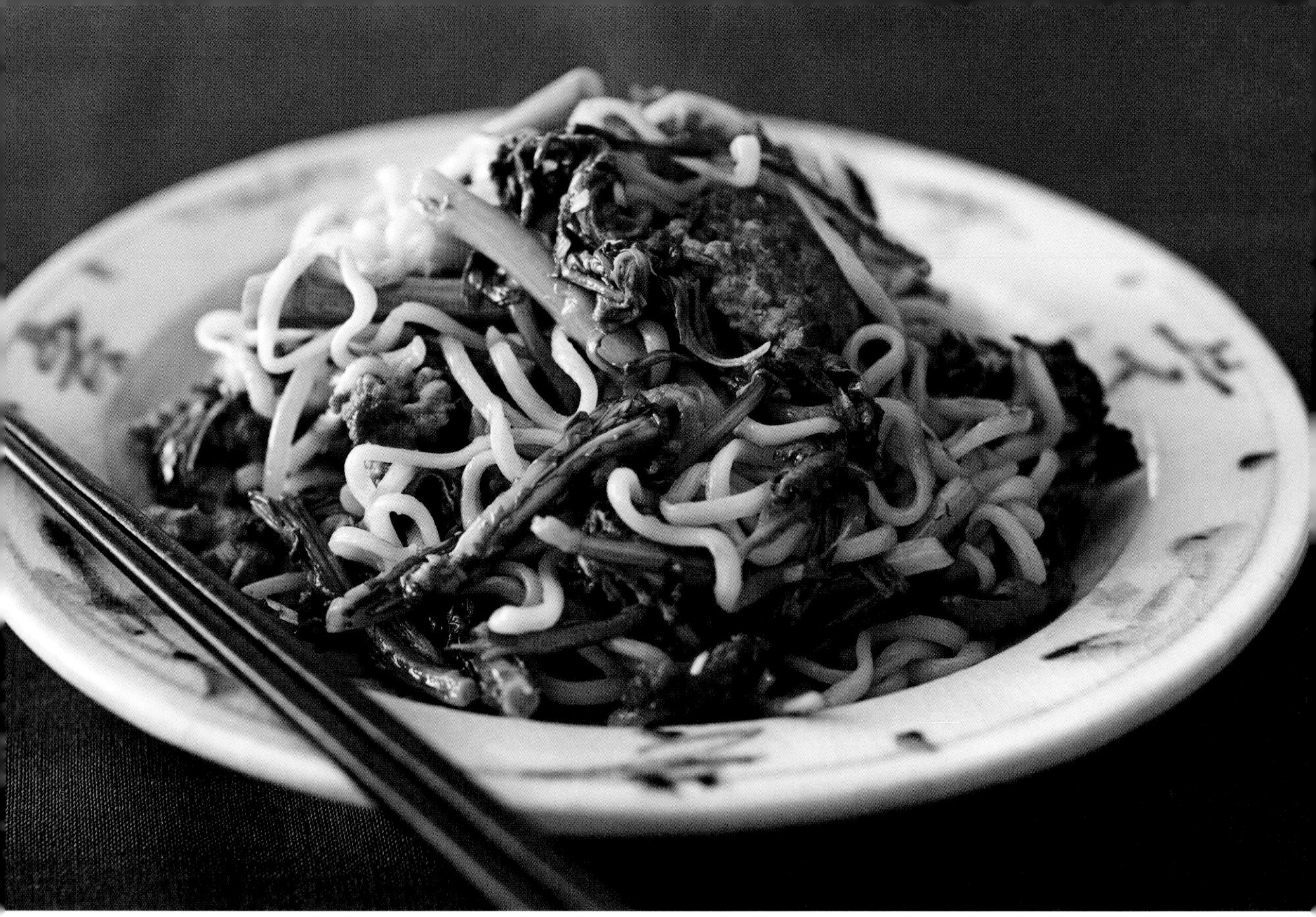

豚ひきと春菊の焼きそば

長ねぎしょうゆだれで

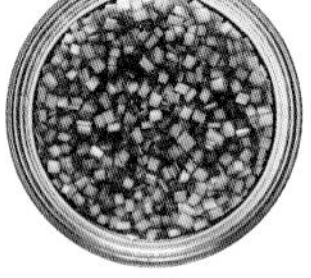

豚ひきはほぐしすぎずに、食べごたえたっぷりに。春菊のほろ苦さと、炒めたしょうゆだれの香ばしさが、めんにからんで絶品の味わいです。

●材料（2人分）

豚ひき肉（Aを混ぜる）… 150g
A ｜ 長ねぎしょうゆだれ（p44）… 大さじ½
春菊（4cm長さに切る）… 1束（200g）
中華蒸しめん … 2玉
長ねぎしょうゆだれ（p44）… 大さじ4
サラダ油、ごま油 … 各大さじ1

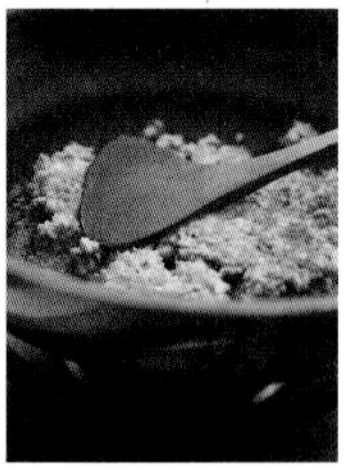

ひき肉はフライ返しで押しつけながら強めの中火で焼きつけ、かたまりを残して存在感を出す。こんがりしたら裏返し、大きくほぐす。

●作り方

① フライパンにサラダ油を熱し、中華めんを強火でほぐしながら焼きつけ、両面がこんがりしたら取り出す。

② 続けてごま油を熱し、ひき肉をフライ返しで押しつけながら強めの中火で焼きつけ、こんがりしたら裏返し、大きめにほぐして色が変わるまで炒める。❶、春菊、たれを加え、さっと炒める。

★免疫力アップポイント★

豚肉のビタミンB_1は、たれの長ねぎのアリシンで吸収率を上げ、疲労回復とスタミナアップを。春菊はβ-カロテンとビタミンC、E、カルシウムが豊富で、粘膜を強化して免疫力を増強、抗酸化作用で病気や老化の予防も。十分なカルシウムは、免疫細胞の強化につながる働きもあります。

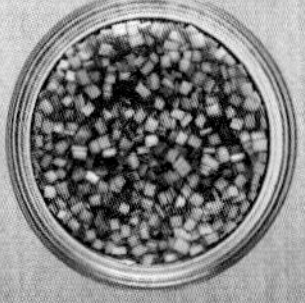

長ねぎしょうゆだれで

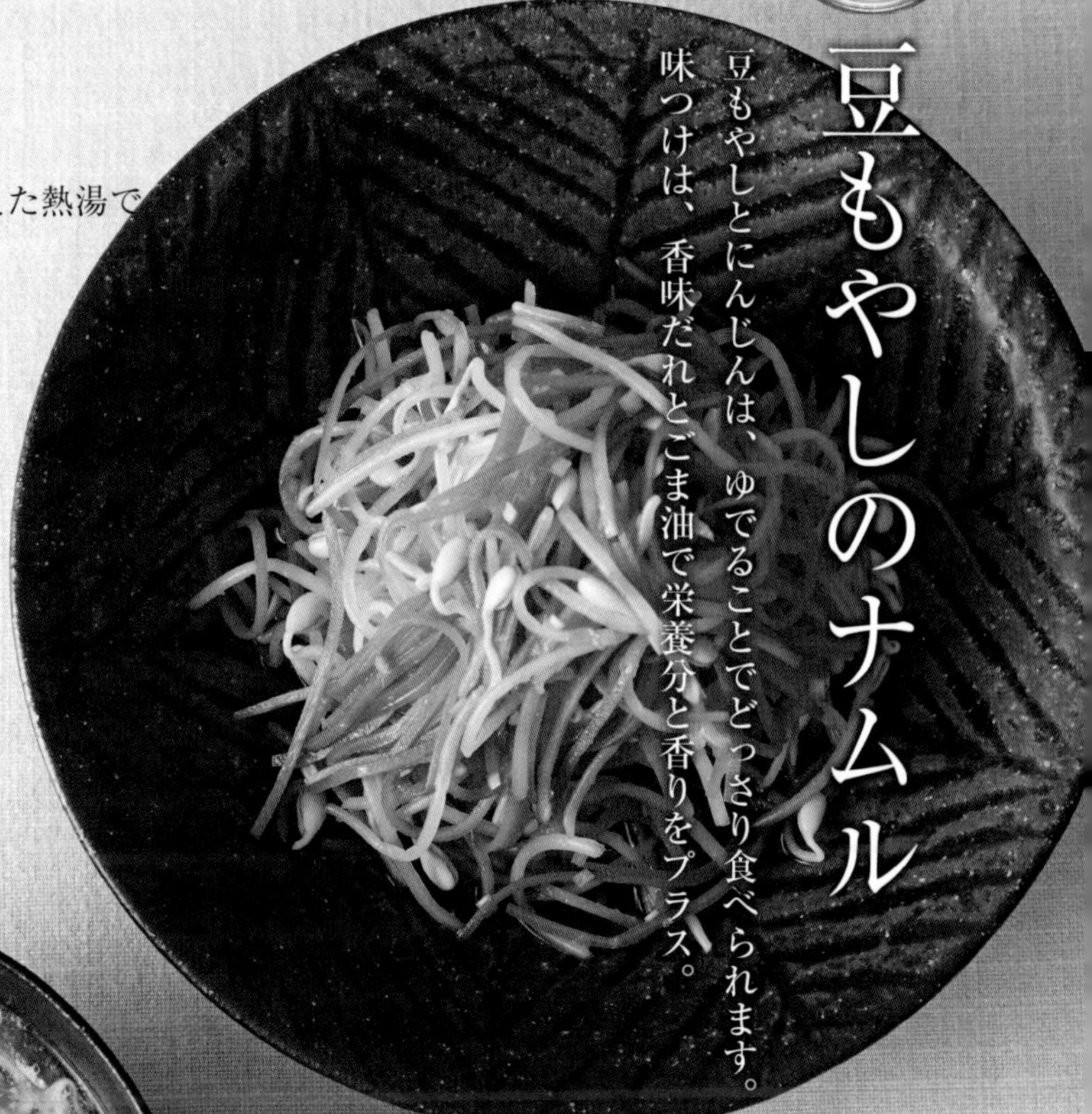

豆もやしのナムル

豆もやしとにんじんは、ゆでることでどっさり食べられます。
味つけは、香味だれとごま油で栄養分と香りをプラス。

●材料（2人分）

豆もやし … 1袋（200g）
にんじん（細切り）… ½本
長ねぎしょうゆだれ（p44）… 大さじ3
ごま油 … 小さじ1

●作り方

1. 豆もやしは塩少々（分量外）を加えた熱湯で5分ゆで、にんじんも加えてさらに2分ゆで、湯をきる。ボウルにたれ、ごま油とともに入れ、よくあえる。

★免疫力アップポイント★

大豆を発芽させた豆もやしは、緑豆もやしよりも栄養価が高く、たんぱく質、大豆イソフラボン、食物繊維が豊富。にんじんのβ-カロテンで、粘膜を強化して免疫力を向上、がん抑制効果も期待できます。

長ねぎしょうゆだれで

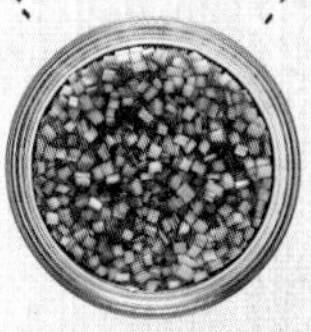

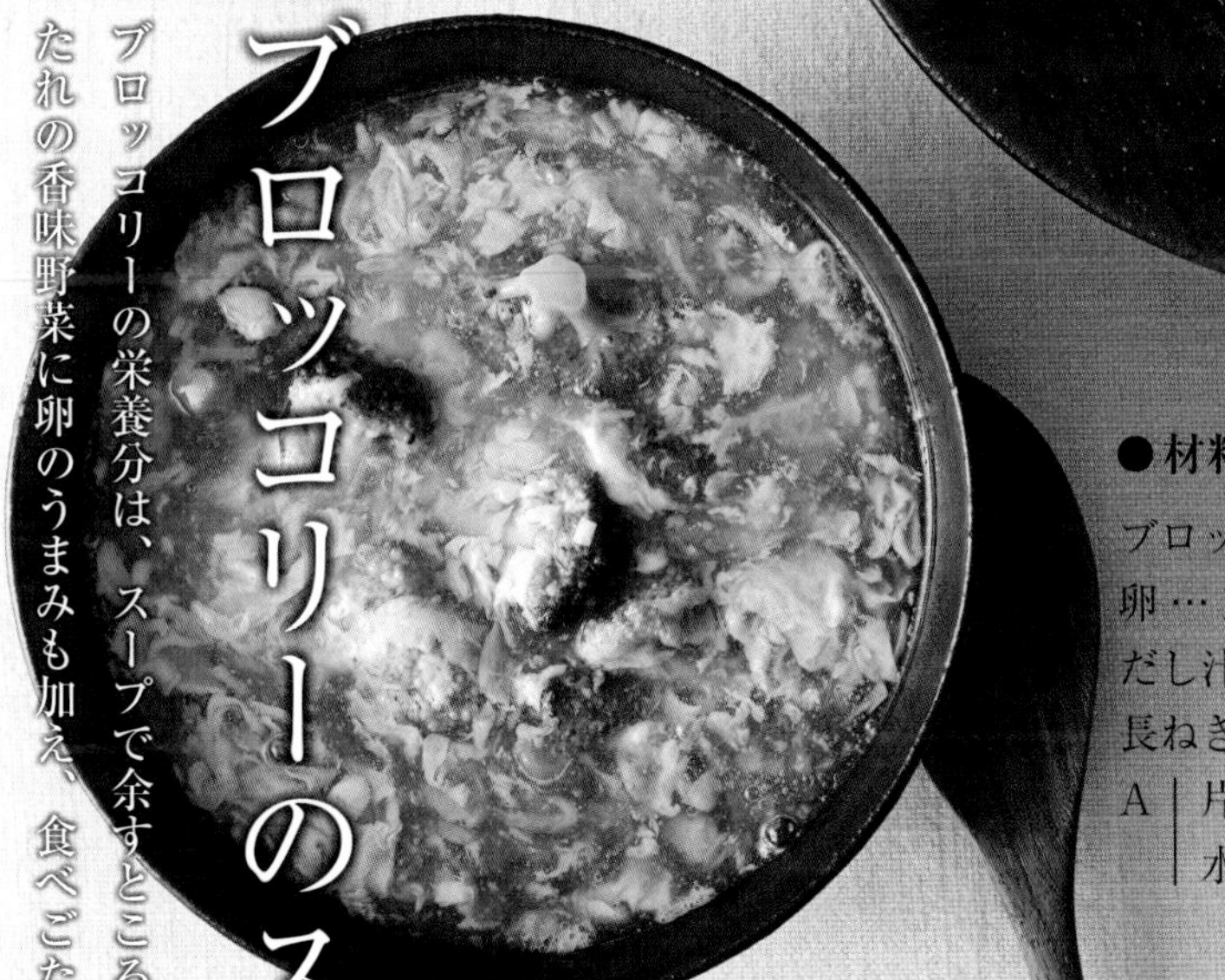

ブロッコリーのスープ

ブロッコリーの栄養分は、スープで余すところなくいただきます。
たれの香味野菜に卵のうまみも加え、食べごたえたっぷりです。

●材料（2人分）

ブロッコリー（小房に分ける）… ⅓株
卵 … 1個
だし汁（または水）… 2カップ
長ねぎしょうゆだれ（p44）… 大さじ2
A ｜ 片栗粉 … 小さじ2
　 ｜ 水 … 大さじ2

●作り方

1. 鍋にだし汁、ブロッコリーを入れて火にかけ、煮立ったら中火で2分煮、たれを混ぜる。
2. 混ぜたAでとろみをつけ、強火にして溶いた卵を細く回し入れ、ふんわり浮いたら火を止める。好みでたれをかけて食べる。

★免疫力アップポイント★

ブロッコリーに含まれるスルフォラファンの解毒・抗酸化・がん予防作用、豊富なビタミンC、E、β-カロテンが免疫力をアップ。完全栄養食品の卵は、ビタミンCと食物繊維以外のすべての栄養を含みます。

しょうがも入って、奥行きのある味わい

❻長ねぎ塩麹だれ

長ねぎにしょうがも合わせることで、からだ温め効果を2倍に！
発酵食品の塩麹をベースにしたたれは、奥深いうまみを持ち、
香りのよさは抜群で、酵素の力で肉や魚をやわらかくする効果も。
しゃぶしゃぶ、湯豆腐などの鍋もののたれに使うほか、
生やゆでた野菜にかけて、ドレッシングにしても合います。

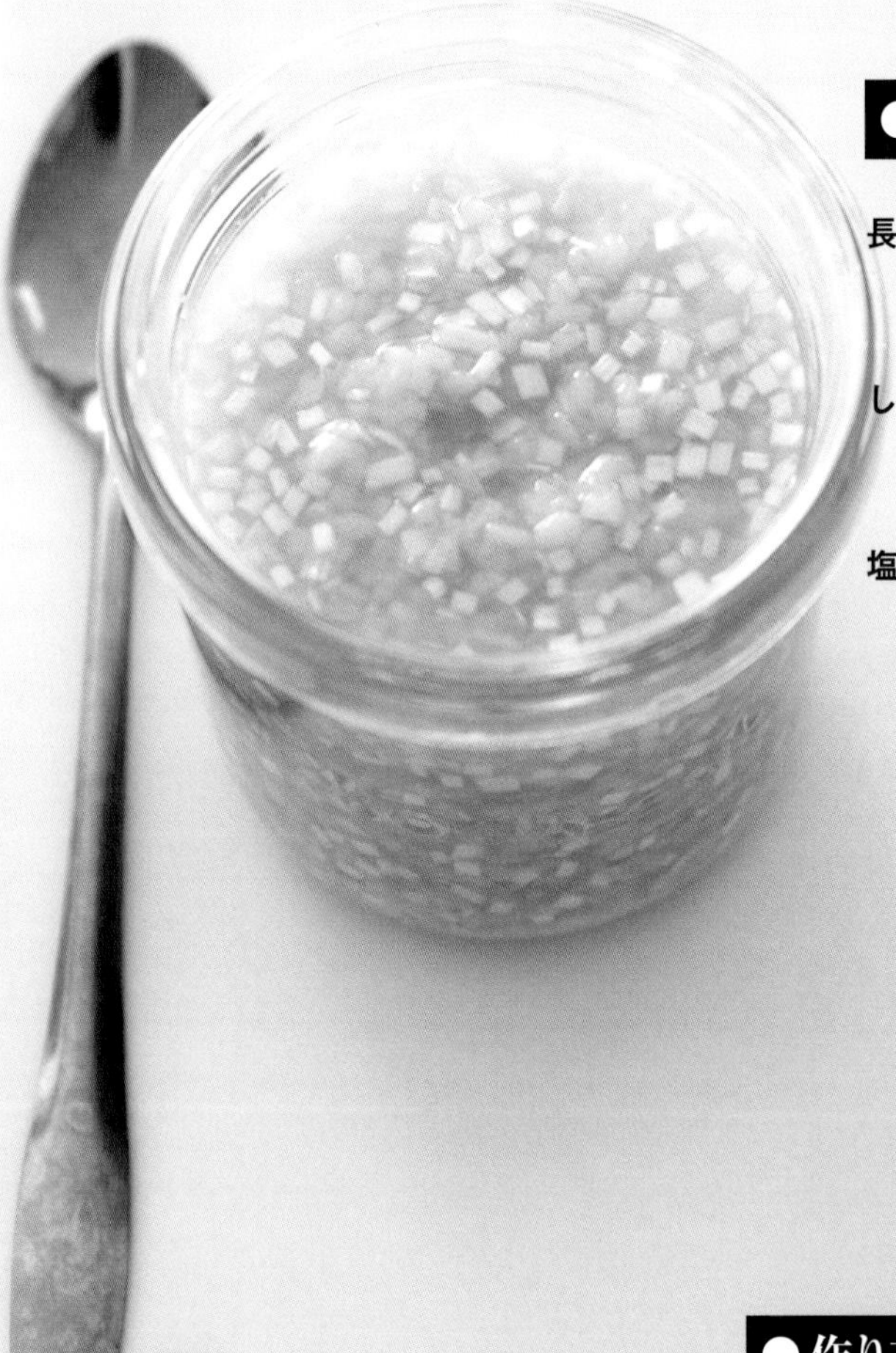

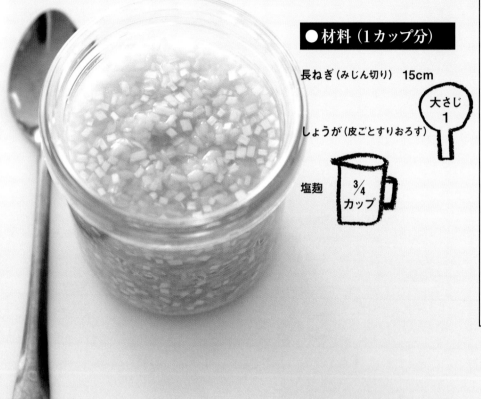

●材料（1カップ分）

- 長ねぎ（みじん切り）　15cm
- しょうが（皮ごとすりおろす）　大さじ1
- 塩麹　3/4カップ

●作り方

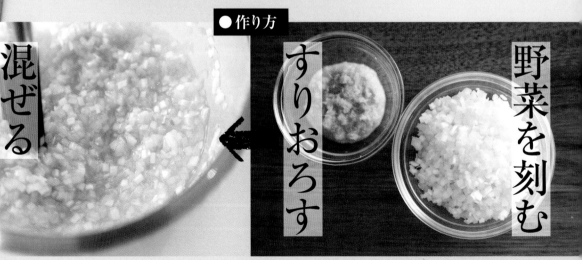

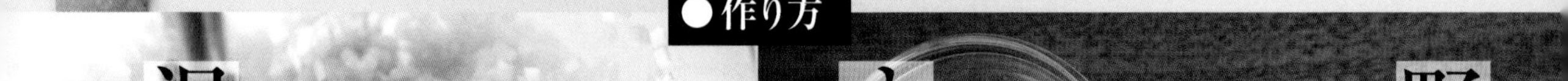

すべての材料をミキサーやフードプロセッサーにかけてもいい。＊日持ちは冷蔵室で約2週間

まずは、こうして食べてみて！

◎かま玉うどんにかける

【1人分】冷凍うどん1玉は熱湯でゆでて湯をきり、削り節1パック（2g）、卵黄1個分をのせ、長ねぎ塩麹だれ大さじ2をかける。

◎納豆めかぶにかける

【1人分】納豆、めかぶ（味つけなしのもの）各1パック（40g）に長ねぎ塩麹だれ大さじ½をかける。

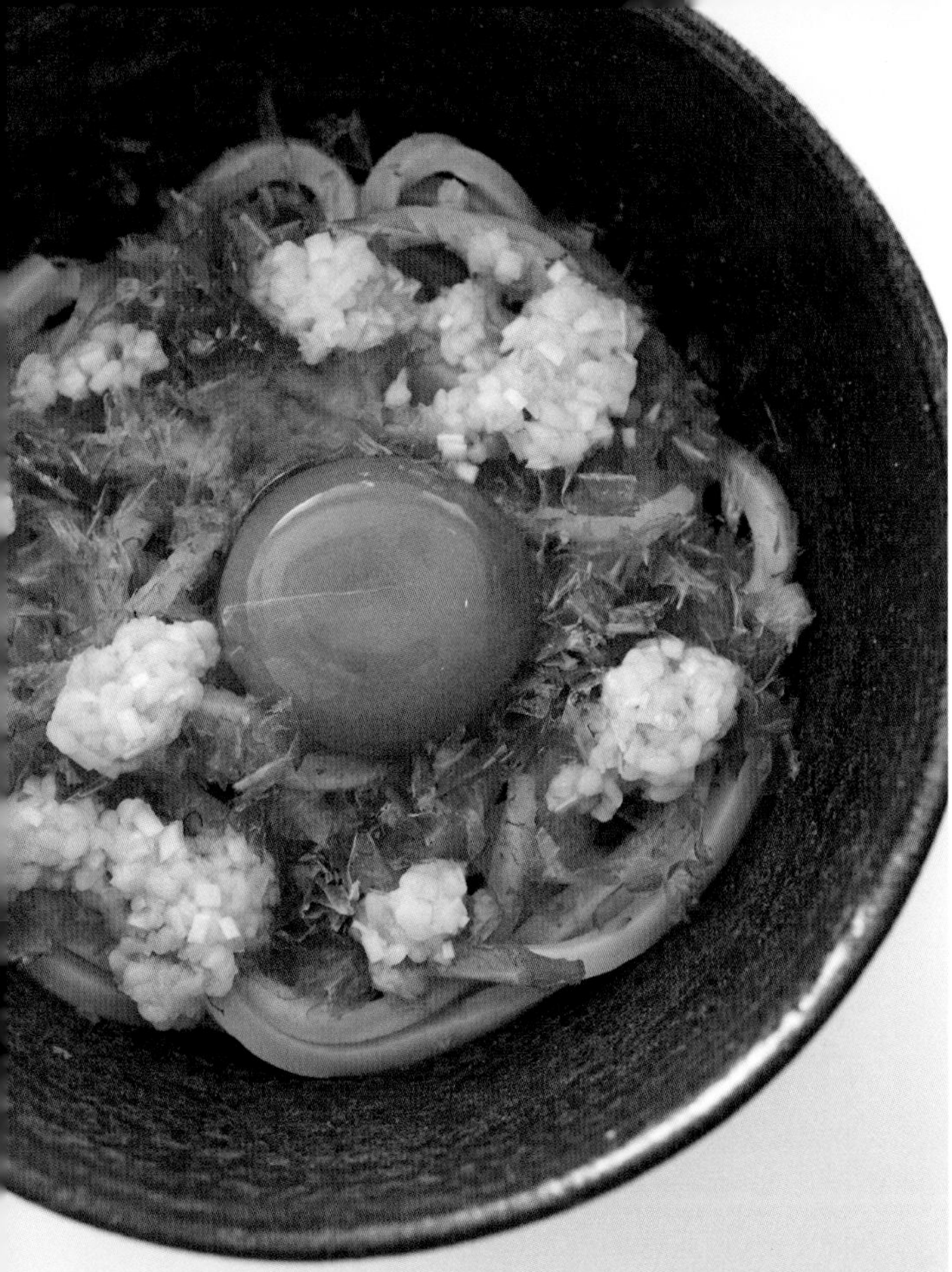

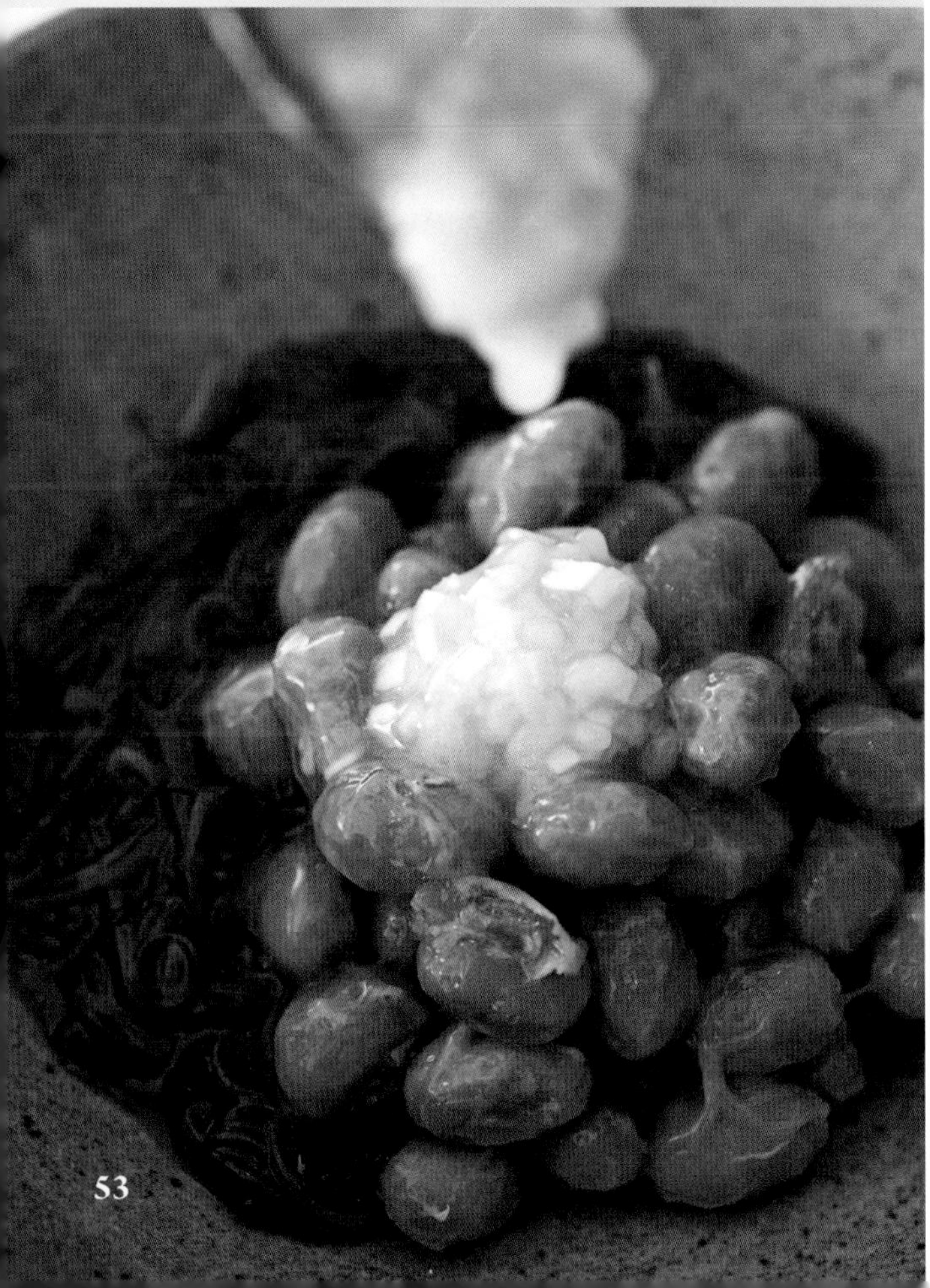

長ねぎ塩麹だれで

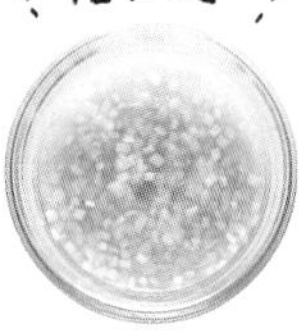

豚ヒレ肉とアスパラのソテー

豚ヒレ肉には塩麹だれをもみ込み、極上のやわらかさに仕上げます。
塩麹はこげやすいので、弱めの火で焼くのを忘れずに。
アスパラは豚肉の脂でソテーし、うまみをうつします。

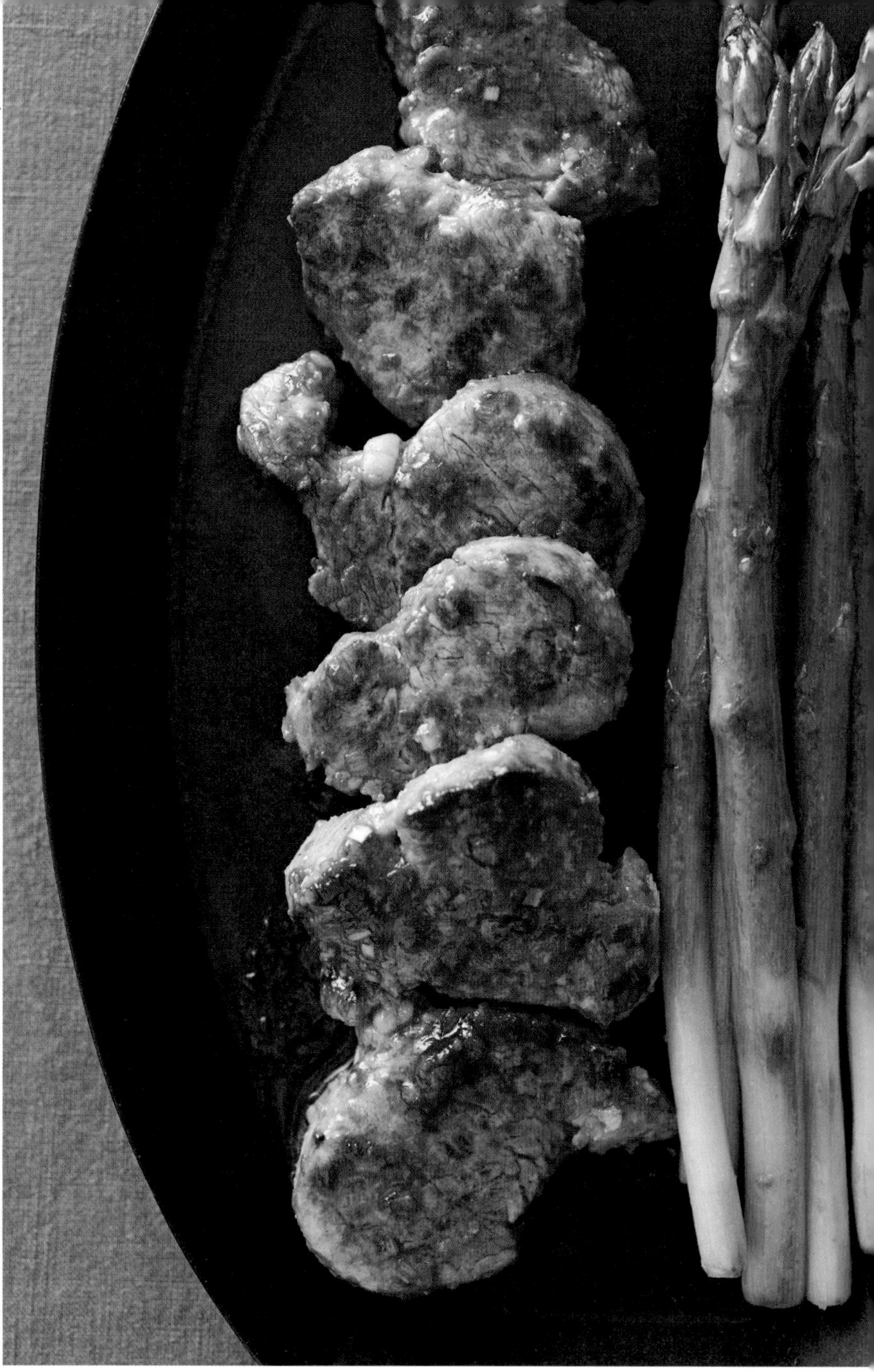

●材料（2人分）

豚ヒレかたまり肉（1cm幅に切り、手でたたいて
　1.5倍にし、元の大きさに戻す）… 200g
長ねぎ塩麹だれ（p52）… 大さじ2
グリーンアスパラ（下の皮をピーラーでむく）… 1束
オリーブ油 … 大さじ½

●作り方

1. 豚肉はたれをもみ込み、10分おく。
2. フライパンにオリーブ油を熱し、❶を弱めの中火で2～3分焼き、こんがりしたら裏返し、アスパラを加えて2～3分焼く。

★免疫力アップポイント★

高たんぱく・低脂肪の豚ヒレ肉は、牛肉の10倍ものビタミンB_1を含有。たれの長ねぎのアリシンでビタミンB_1の吸収率を上げ、体力増強を。アスパラのアスパラギン酸は、新陳代謝を高め、滋養強壮に効果があります。

長ねぎ塩麹
だれで

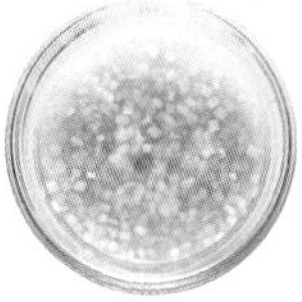

かつおの薬味たっぷりたたき

かつおは、たれをかけたらヘラで軽くたたき、味をなじませるのがコツ。長ねぎだれとともにみょうがと万能ねぎが香り、あと味はさわやか。

●材料（2人分）

かつおの刺身（ごく薄切り）… ½さく（200g）
長ねぎ塩麹だれ（p52）… 大さじ2
みょうが（小口切り）… 2個
万能ねぎ（小口切り）… 2本

●作り方

1. 器にかつおを盛り、たれをかけてヘラでたたいてなじませ、みょうが、万能ねぎを散らす。

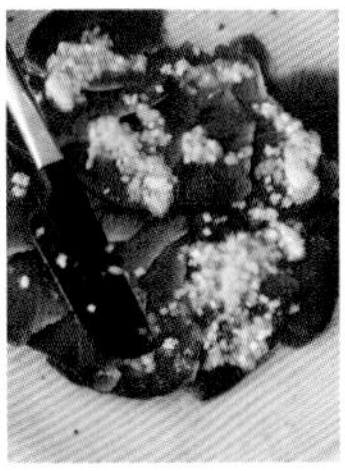

器にかつおを盛ったら、たれを全体にかけ、ヘラでペチペチと軽くたたく。これでたれの味がかつおになじんで、ぐっとおいしくなる。

★免疫力アップポイント★

かつおのDHAが脳を活性化させ、EPAが血管年齢を若く。かつおは高たんぱく・低脂肪で、血合いに含まれるビタミンB_{12}、鉄分が貧血を改善。タウリンのほか、ミネラルも多い滋養強壮食材です。みょうがは抗菌・夏バテ解消作用があり、万能ねぎのβ-カロテンとビタミンCは粘膜を鍛え、免疫力を高めます。

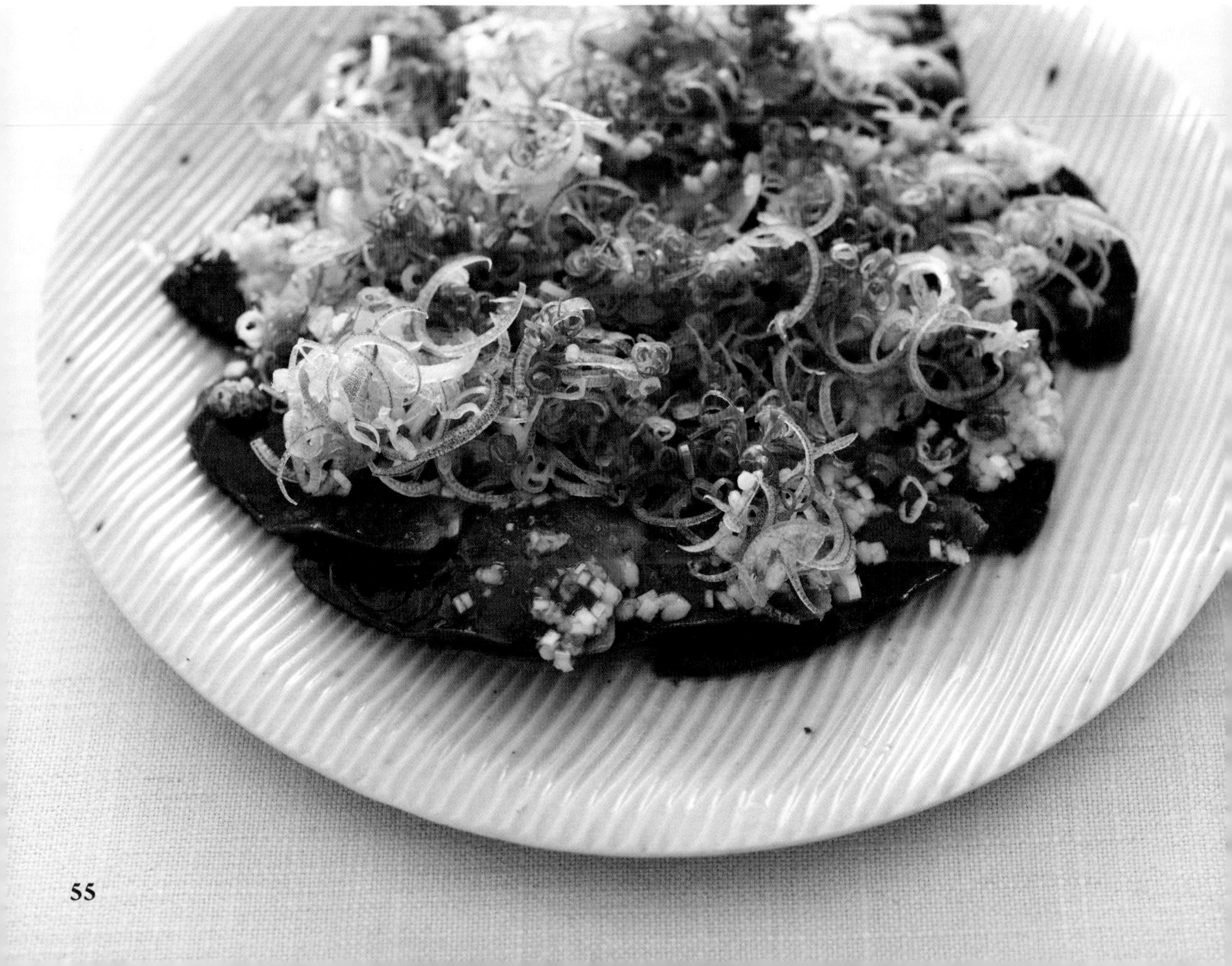

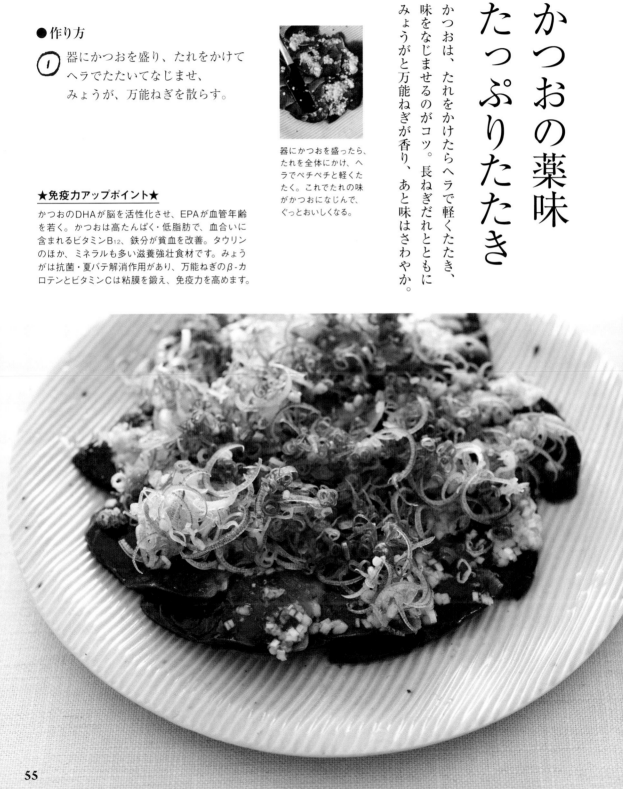

さば缶と青じその混ぜるだけごはん

魚のうまみが詰まったさば缶に、さわやかな青じそを合わせた簡単混ぜごはん。さばは先にたれと混ぜて、特有のにおいを香味野菜で消すのがコツです。

長ねぎ塩麹だれで

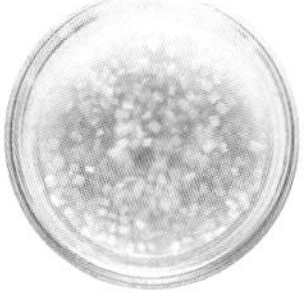

●材料（2人分）

さば水煮缶（汁けをきる）… 1缶（190g）
青じそ（せん切り）… 10枚
発芽玄米ごはん … 茶碗2杯分＊
長ねぎ塩麹だれ（p52）… 大さじ2
金いりごま … 大さじ1
＊米、発芽玄米各1合を合わせて炊いたもの（作りやすい分量）

●作り方

1. ボウルにたれ、さばを入れて混ぜ、ごはん、青じそ、ごまを加えてさっくり混ぜる。器に盛り、金いりごま少々（分量外）をふる。

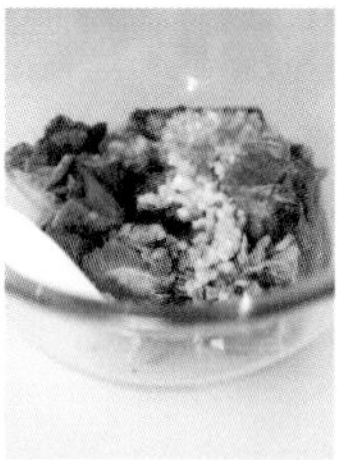

まず、長ねぎ塩麹だれにさばを加えて混ぜる。たれの香味野菜と合わせることで、さば特有のにおいが消え、下味もついておいしくなる。

★免疫力アップポイント★

さばのDHA、EPA含有量は、青魚の中でもトップクラス。脳の働きを高め、中性脂肪を下げて血液をサラサラに、骨ごと食べられる缶詰でカルシウムも補給。青じそのβ-カロテンは、粘膜を強化してウイルスの侵入を防ぎ、免疫機能を活性化させ、がん予防にも効果が。ごまのセサミンの抗酸化力で、老化を防止。

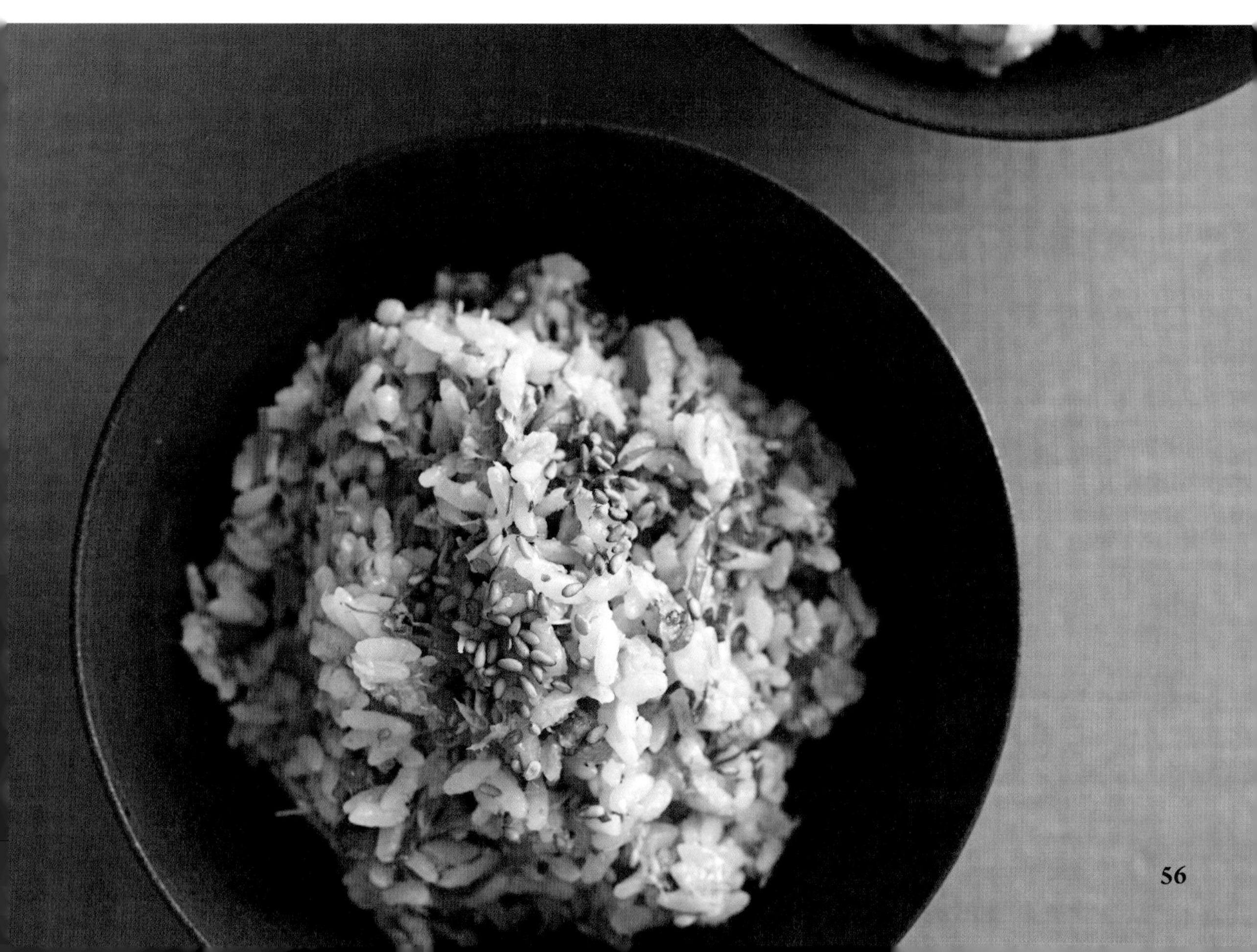

長ねぎ塩麹だれで

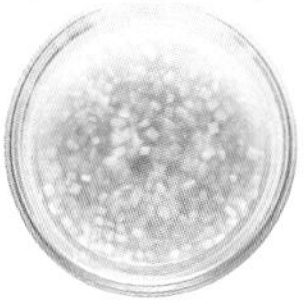

小松菜とじゃこのスープ

小松菜はじゃこと炒めてから煮て、風味よく。
うまみたっぷりのじゃこは、食感もアクセントに。
このスープ、ごはんを入れてもおいしいです。

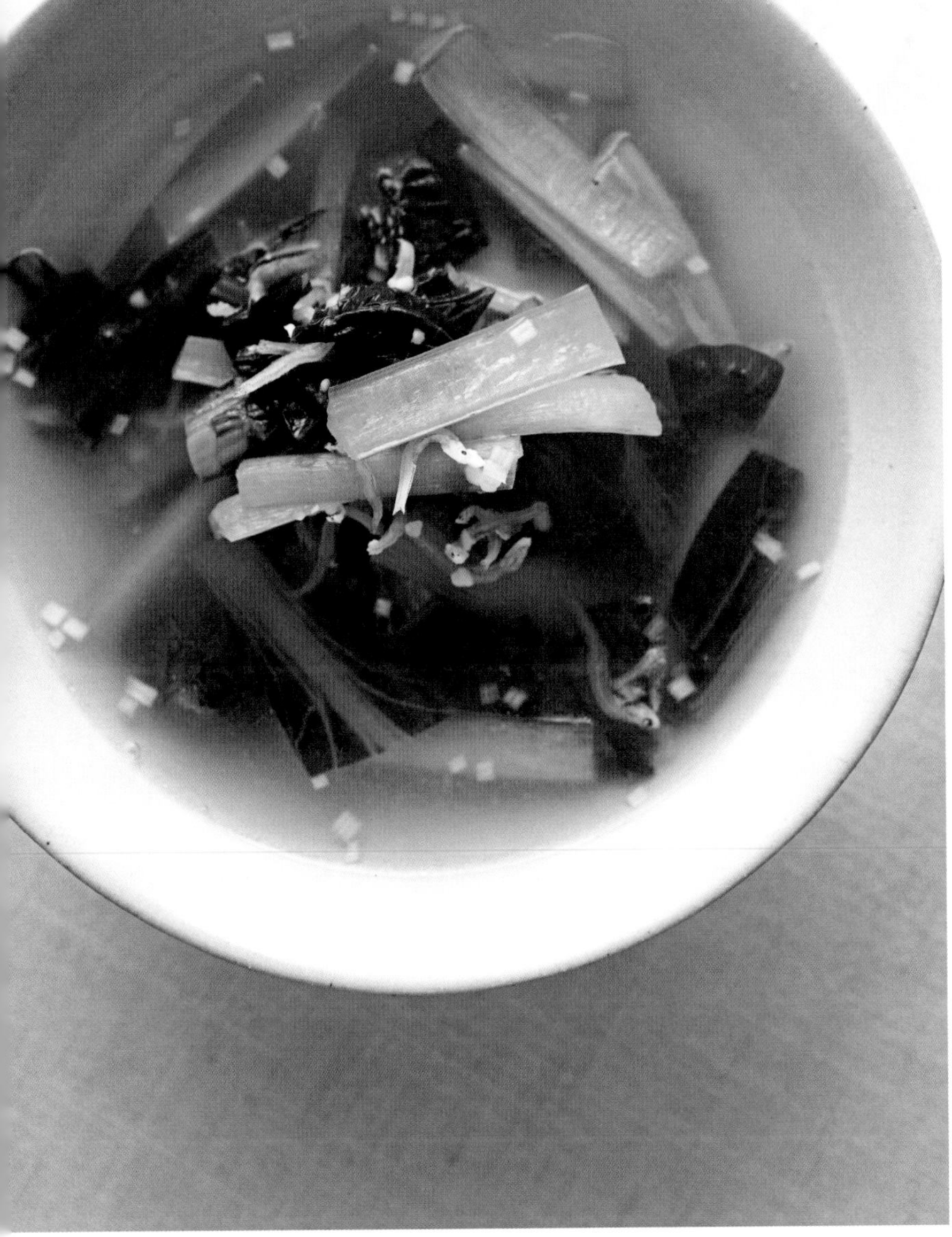

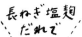

●材料（2人分）

小松菜（3cm長さに切る）… 小1束（200g）
ちりめんじゃこ … 大さじ4
長ねぎ塩麹だれ（p52）… 大さじ2
オリーブ油 … 大さじ½

●作り方

1. 鍋にオリーブ油を熱し、じゃこ、小松菜を強火で炒め、小松菜がしんなりしたら水2カップを加えて5〜6分煮、たれを加えてひと混ぜする。

★免疫力アップポイント★

β-カロテン豊富な小松菜は、油と炒めてその吸収率を上げ、抗発がん作用や免疫力を高める働きを強化。カルシウムはほうれんそうの3倍以上、鉄分やビタミンCも多い優秀食材です。カルシウムとビタミンDの宝庫・ちりめんじゃこは、骨や歯を丈夫にし、イライラの解消も。

⑦ にらしょうゆだれ

ごま入りでコク十分。免疫力アップにも効果があります

血行を促進してからだを温めるにらは、β-カロテンが豊富でビタミンC、Eも多く、免疫力をアップさせるスタミナ野菜。たっぷりのすりごま、酢を加えてたれにすれば、コクがありつつ、すっきりとした味わいになります。ギョウザのたれ、焼いた肉や魚、卵焼きにかけたり、チャーハンや焼きそばの味つけにもぜひ。

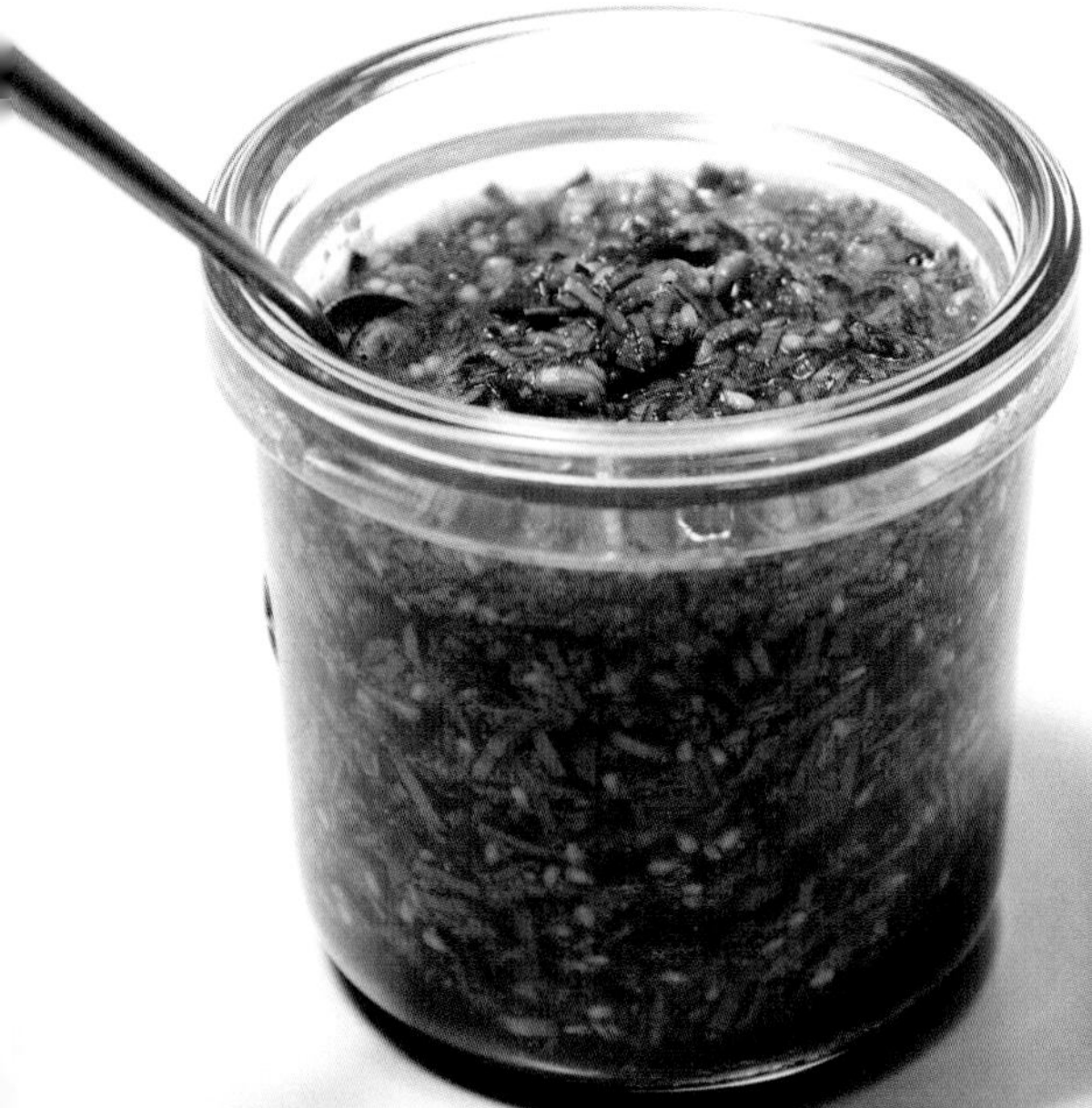

●材料（1½カップ分）

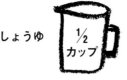

- にら（小口切り）1束（100g）
- しょうゆ　½カップ
- 酢、白すりごま　各大さじ3
- 砂糖、ごま油　各大さじ1
- にんにく（すりおろす）小さじ1

●作り方

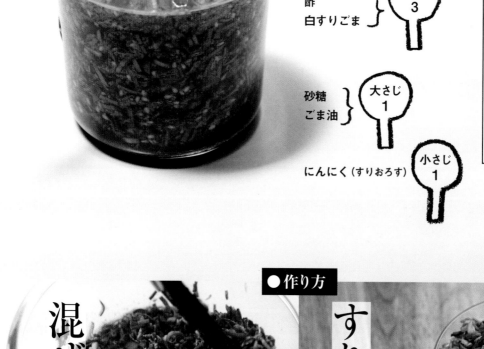

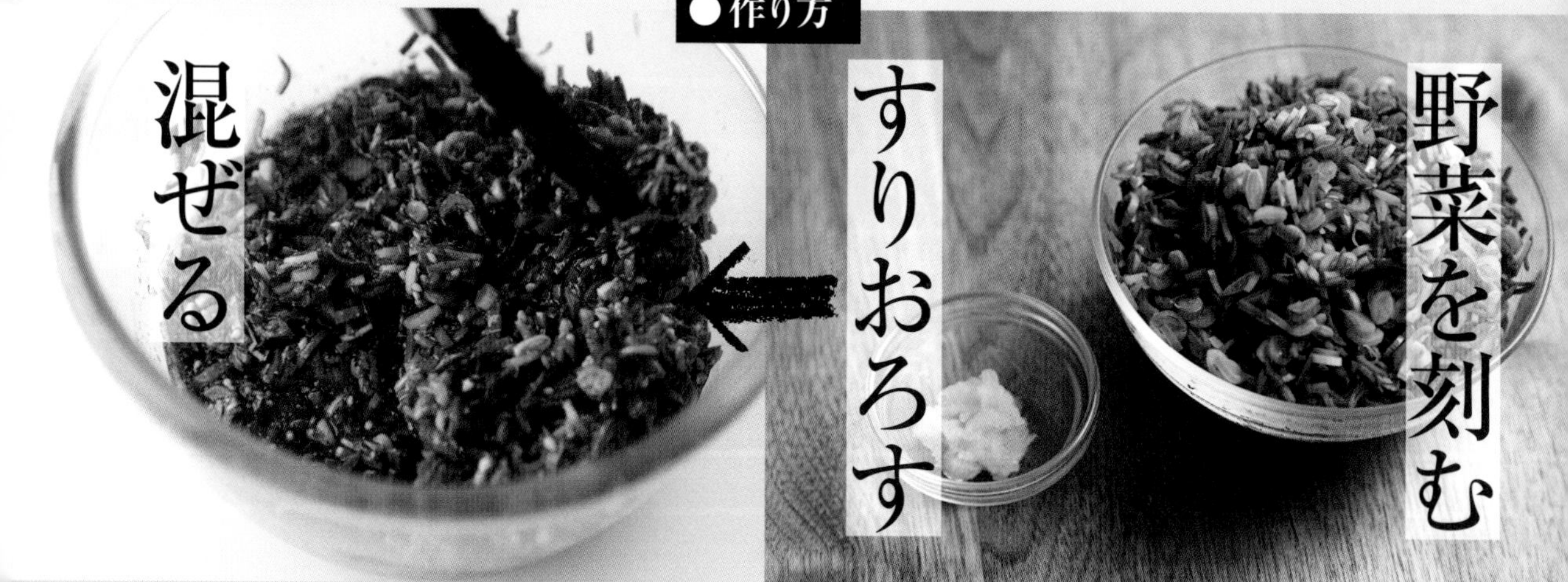

にらの苦みが出るので、ミキサーやフードプロセッサーにはかけないで。＊日持ちは冷蔵室で約2週間

まずは、こうして食べてみて！

◎雑穀ごはんにかける

【1人分】雑穀ごはん（米1と½合、雑穀ミックス½合に水2と¼カップを加えて炊いたもの／作りやすい分量）茶碗1杯分に、にらしょうゆだれ大さじ1をかける。

◎豆腐にかける

【1人分】豆腐（木綿、絹ごしどちらでも）½丁（150g）に、にらしょうゆだれ大さじ1をかける。

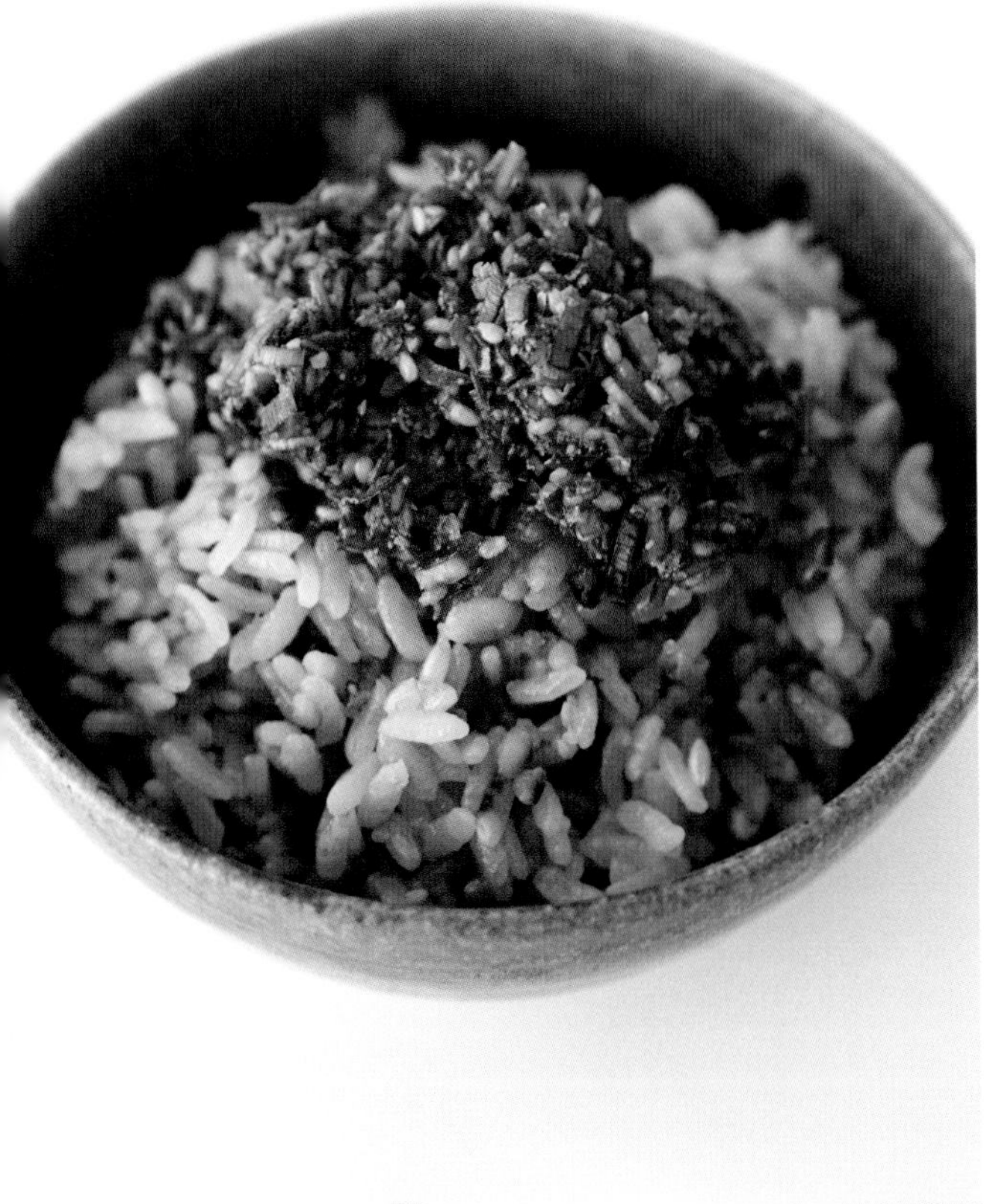

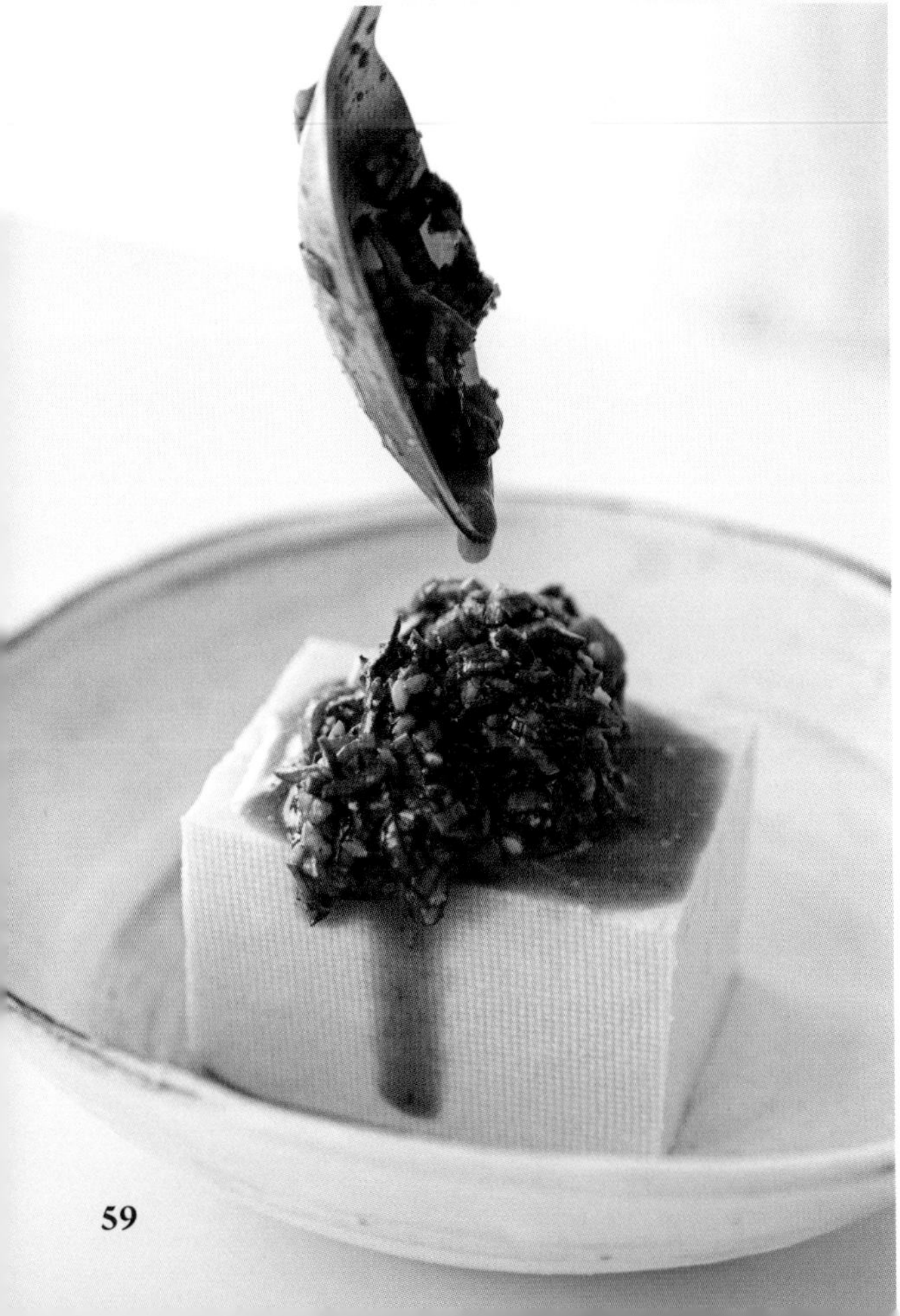

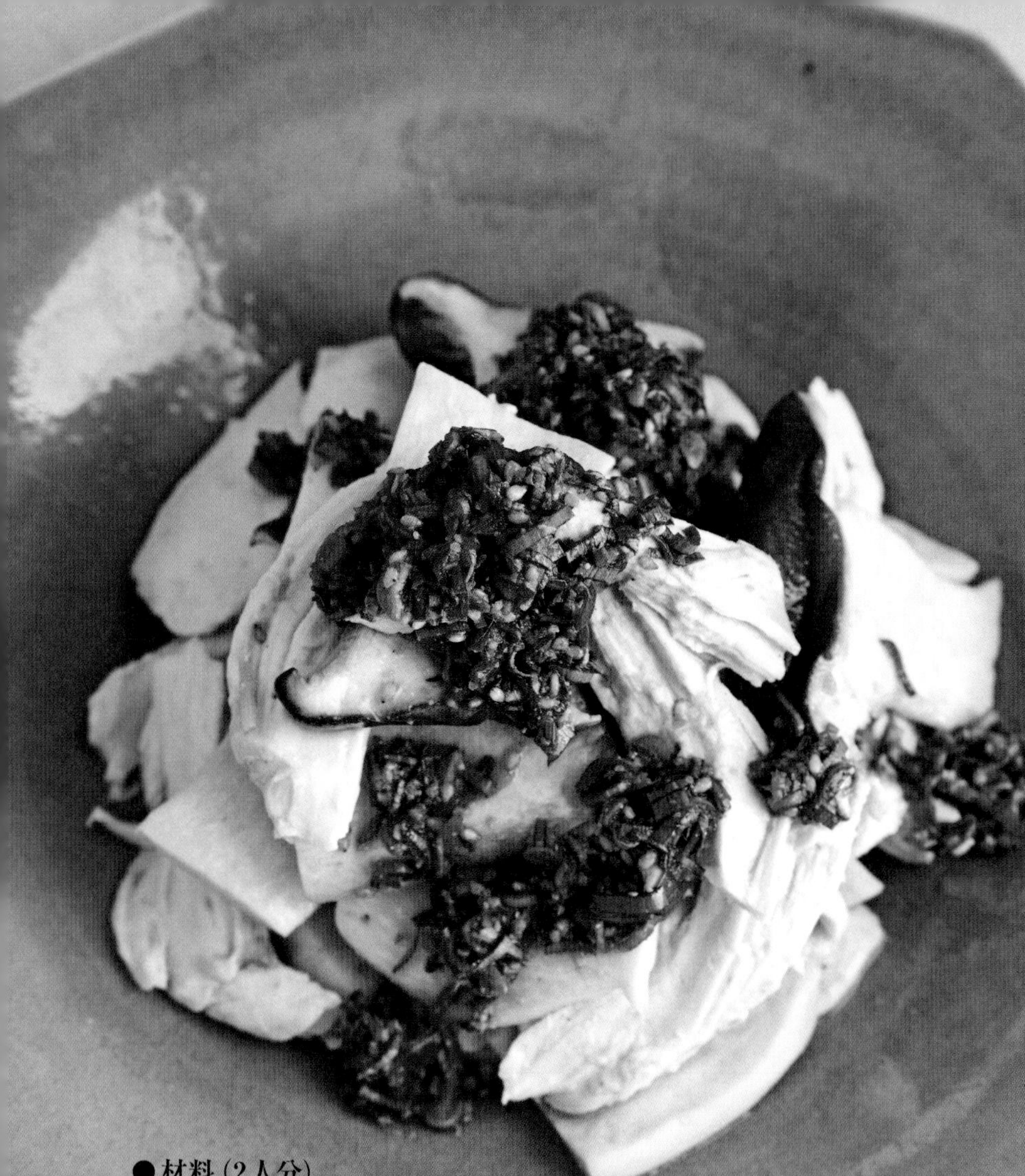

にらしょうゆ
だれで

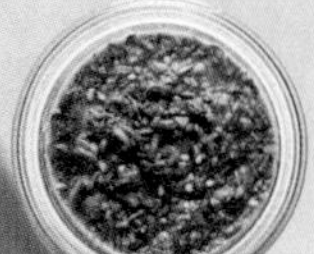

鶏むね肉とエリンギのレンジ蒸し

鶏むね肉は、レンチン後にしっかり蒸らすことでしっとりと。手で大きめにさいて、ボリューム感を出します。淡泊な食材も、にらだれのおかげでごはんがすすむおかずに。

●材料（2人分）

鶏むね肉（皮目をフォークで刺し、手でたたいて厚みを均一にする）
　…1枚（200g）
エリンギ（長さを半分に切り、縦7〜8mm幅に切る）…1パック（100g）
酒…大さじ1
にらしょうゆだれ（p58）…大さじ3

●作り方

1. 鶏肉は塩、黒こしょう各少々（分量外）をすり込み、耐熱皿に皮目を下にしてのせ、エリンギをのせて酒をふる。ラップをふんわりかけて電子レンジで4分加熱し、5分蒸らして鶏肉は大きめにさく。

2. 器に盛り、たれをかける。

★免疫力アップポイント★

高たんぱく・低脂肪の鶏むね肉は、内臓や血管、免疫細胞をつくり出す材料に。抗酸化物質・イミダペプチドが含まれ、疲労回復・脳の老化防止作用も。エリンギは不溶性食物繊維のβ-グルカンが免疫細胞を活性化、アレルギー症状の改善も期待できます。

にらしょうゆ
だれで

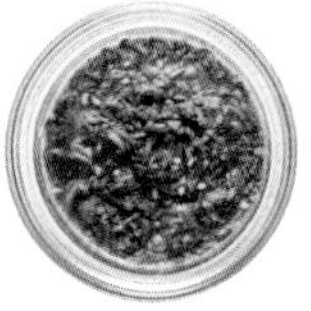

たらと長ねぎのレンジ蒸し

たらは長ねぎと一緒にレンチンすることで、特有のにおいをとり、うまみをねぎにうつします。にらだれをかけて、ぐっとコク深い味わいに。

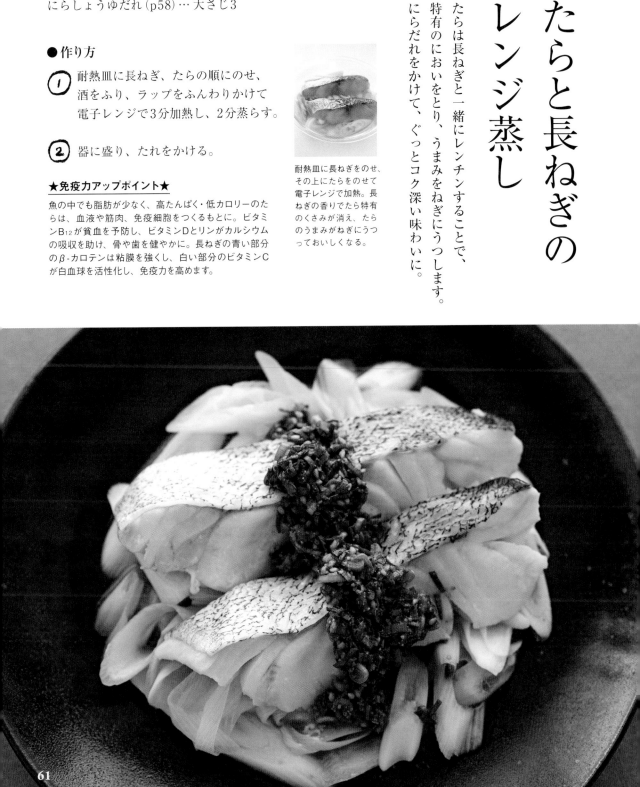

●材料（2人分）

生たらの切り身（塩小さじ⅓をふって
10分おき、水けをふく）… 2枚（200g）
長ねぎ（斜め薄切り）… 1本
酒 … 大さじ1
にらしょうゆだれ（p58）… 大さじ3

●作り方

1. 耐熱皿に長ねぎ、たらの順にのせ、酒をふり、ラップをふんわりかけて電子レンジで3分加熱し、2分蒸らす。
2. 器に盛り、たれをかける。

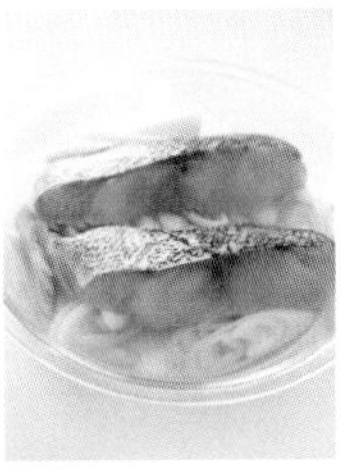

耐熱皿に長ねぎをのせ、その上にたらをのせて電子レンジで加熱。長ねぎの香りでたら特有のくさみが消え、たらのうまみがねぎにうつっておいしくなる。

★免疫力アップポイント★

魚の中でも脂肪が少なく、高たんぱく・低カロリーのたらは、血液や筋肉、免疫細胞をつくるもとに。ビタミンB_{12}が貧血を予防し、ビタミンDとリンがカルシウムの吸収を助け、骨や歯を健やかに。長ねぎの青い部分のβ-カロテンは粘膜を強くし、白い部分のビタミンCが白血球を活性化し、免疫力を高めます。

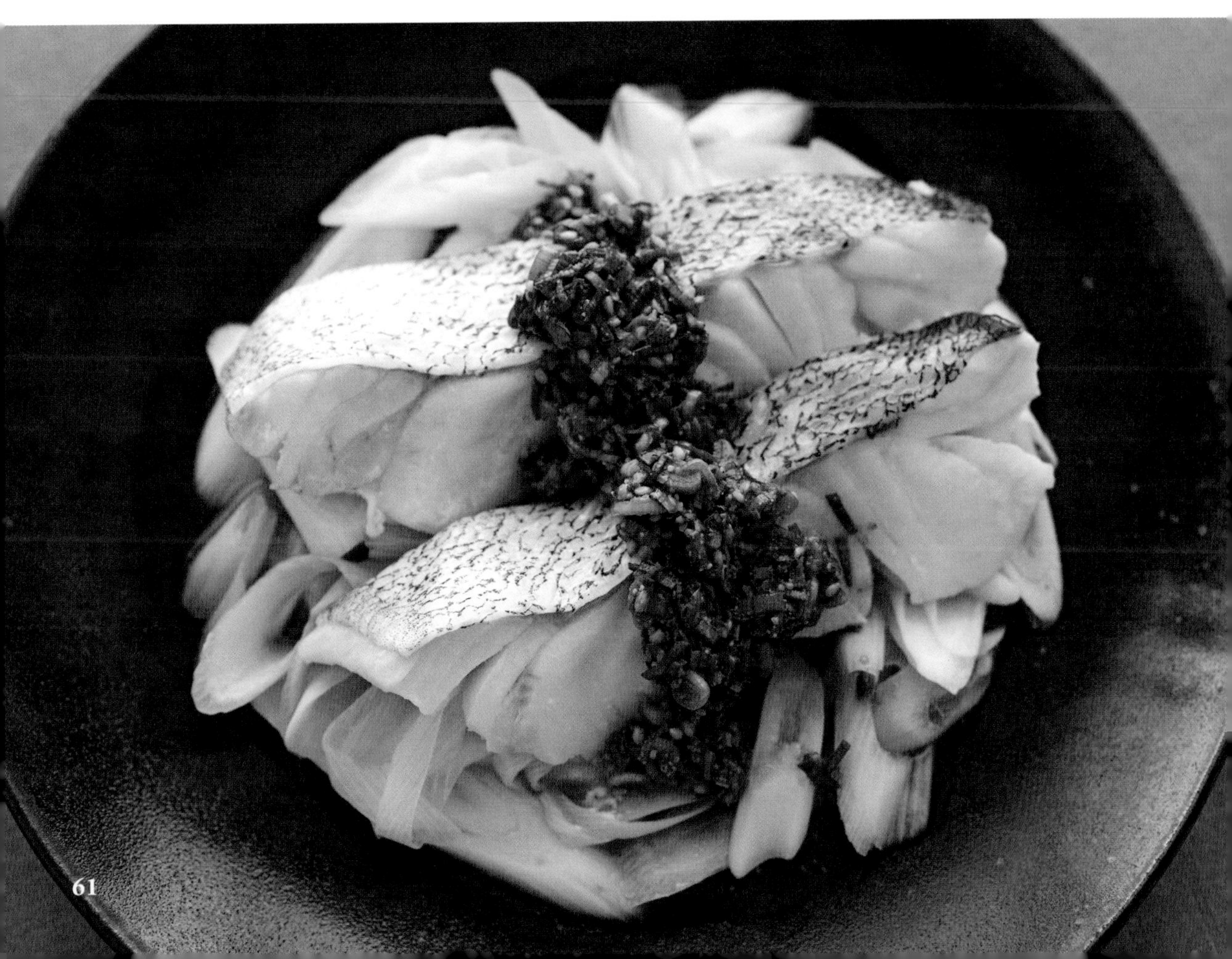

にらしょうゆ
だれで

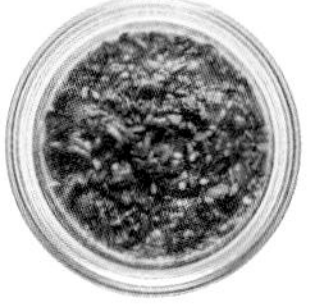

ゆで豚肉ときくらげ

豚肉のうまみとにらだれのコクで、ボリューム感のあるひと皿です。玉ねぎは、ごくさっとゆでるのがコツ。コリッとしたきくらげとともに、その食感を楽しみます。

●材料（2人分）

豚ロース薄切り肉 … 10枚（200g）
きくらげ（乾燥・水で戻し、もみ洗いする）… 10g＊
玉ねぎ（薄切り）… 1/2個
にらしょうゆだれ（p58）… 大さじ4
＊生きくらげなら100g

●作り方

1. 熱湯に塩少々（分量外）を入れ、玉ねぎ10秒、きくらげ1分の順にゆで、それぞれざるに上げる。
続けて豚肉を1枚ずつ入れて中火でゆで、色が変わったらざるに上げる。
2. 合わせて器に盛り、たれをかける。

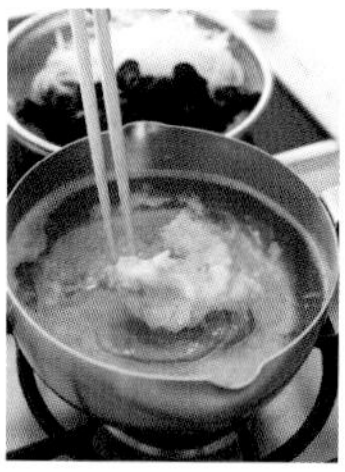

熱湯で玉ねぎ、きくらげをゆでたら、豚肉を1枚ずつ入れ、中火でゆでる。これで、玉ねぎのうまみが肉にうつっておいしくなる。

★免疫力アップポイント★

豚肉のビタミンB_1はにらのアリシンで吸収率を上げ、疲労を回復、ビタミンB_2が皮膚や粘膜を健康に保ちます。不溶性食物繊維が免疫力を向上させるきくらげは、ビタミンDやカルシウム、鉄分も豊富。にらのビタミンCと合わせるとカルシウムの吸収がアップ、骨や歯のほか免疫細胞も強くします。

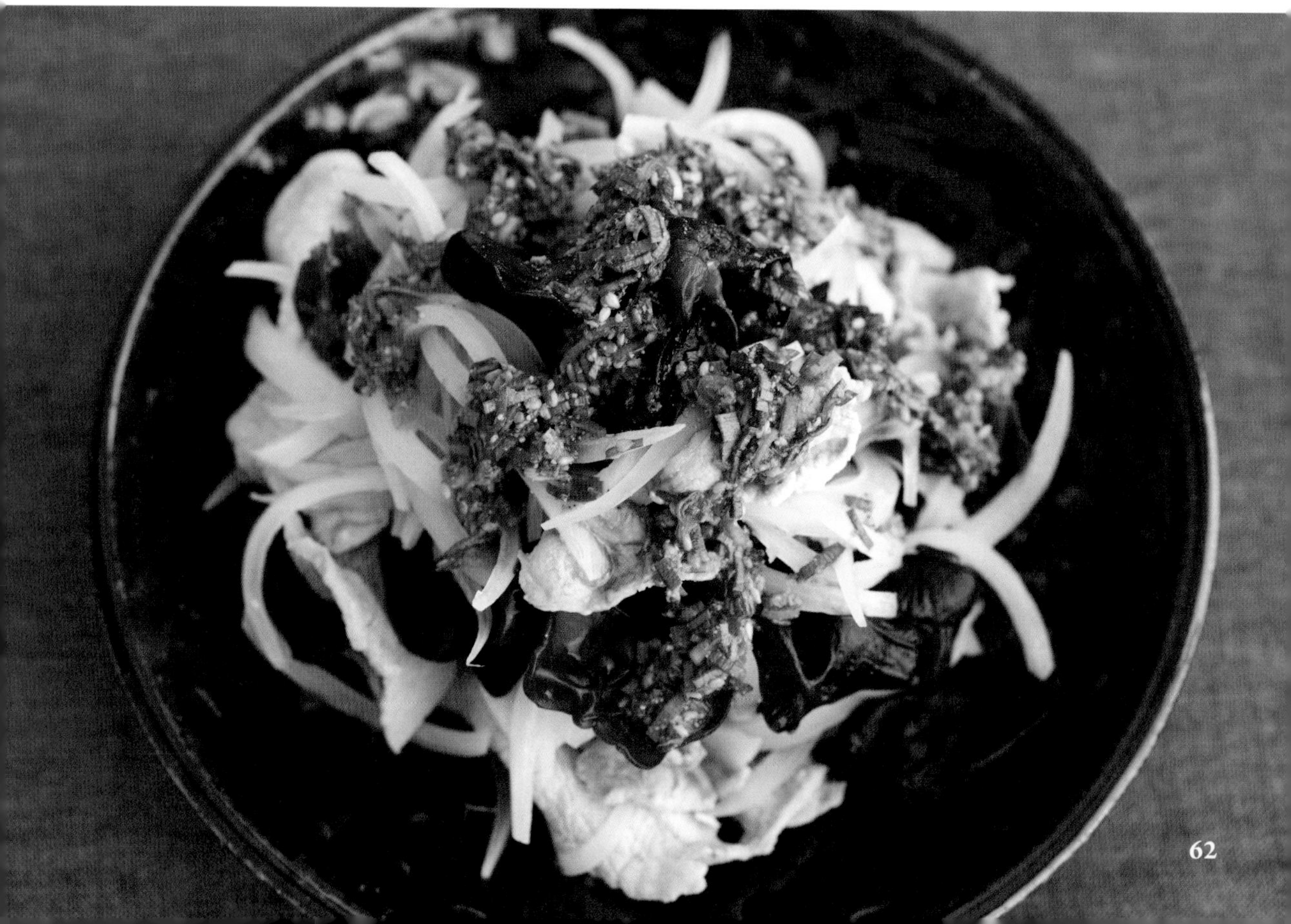

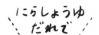

にらしょうゆ
だれで

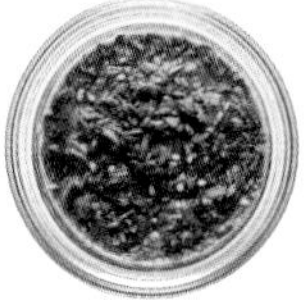

目玉焼きのせごはん

ごはんに目玉焼きをのせて、たれをかけるだけ。卵のうまみと、にらだれのコクが好相性です。わかめを添えて食べても、バランスがいいですよ。

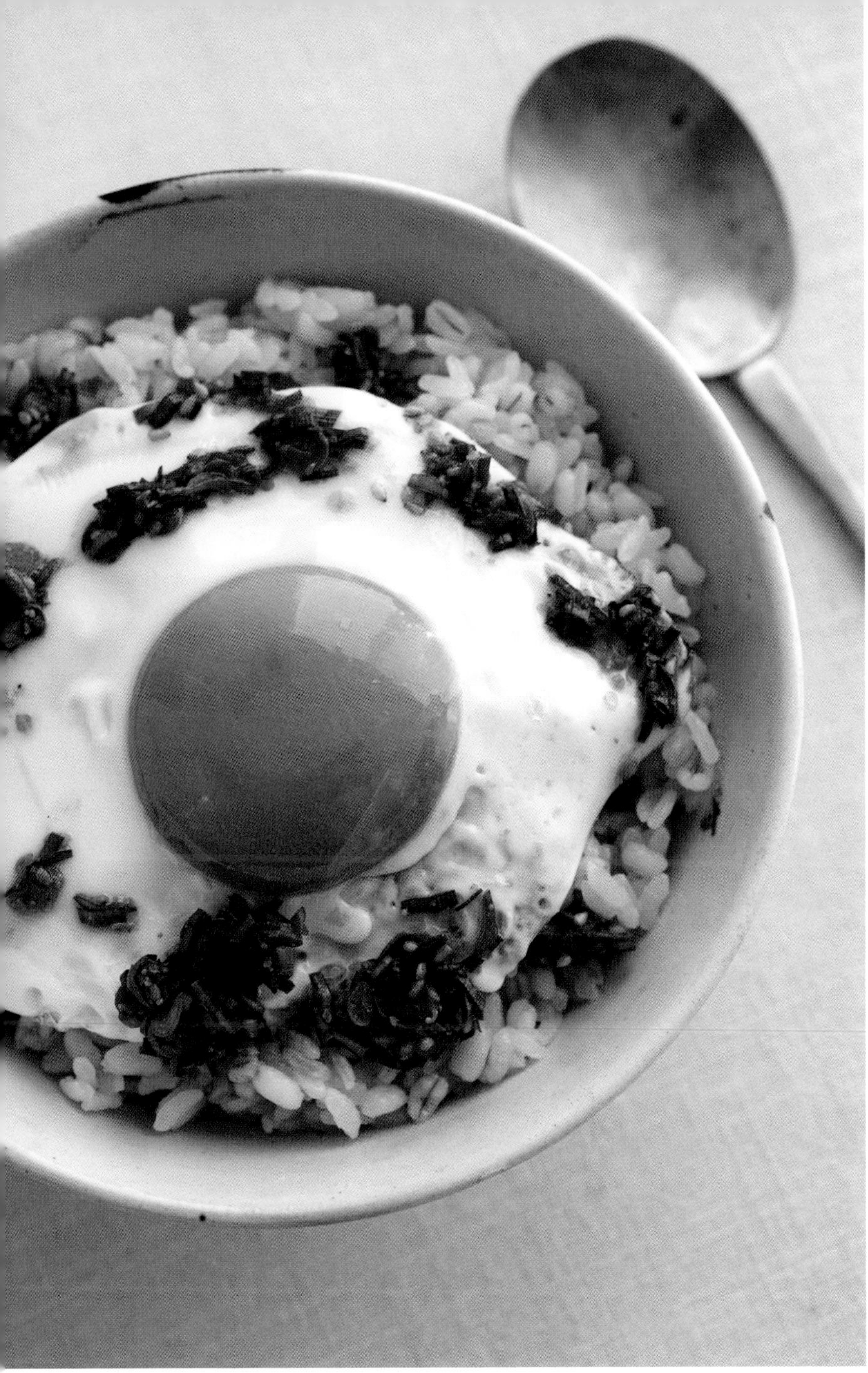

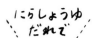

●材料（2人分）

卵 … 2個
もち麦入りごはん … 茶碗2杯分＊
にらしょうゆだれ（p58）… 大さじ2
サラダ油 … 小さじ1

＊米$1\frac{1}{2}$合、もち麦$\frac{1}{2}$合に水$2\frac{1}{4}$カップを加えて炊いたもの（作りやすい分量）

●作り方

1. フライパンにサラダ油を熱し、卵を割り入れ、中火で好みのかたさに焼く。
2. 器に盛ったごはんにのせ、たれをかける。

★免疫力アップポイント★

卵は良質なたんぱく質、ビタミンが豊富な完全栄養食品。卵黄に含まれるコリンが脳を活性化させ、認知症予防にも期待が。ビタミンDも豊富で、油と合わせてとることで吸収率が上がり、骨や歯を丈夫に、免疫細胞もパワーアップさせます。

にらしょうゆだれで

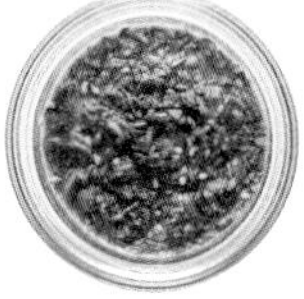

あさり缶と豆腐のチゲ風スープ

あさり缶は汁ごと使い、濃厚なだしのスープに。
豆腐は大きめにすくって、食べごたえを出します。
にらの香りが広がる、スタミナ満点スープです。

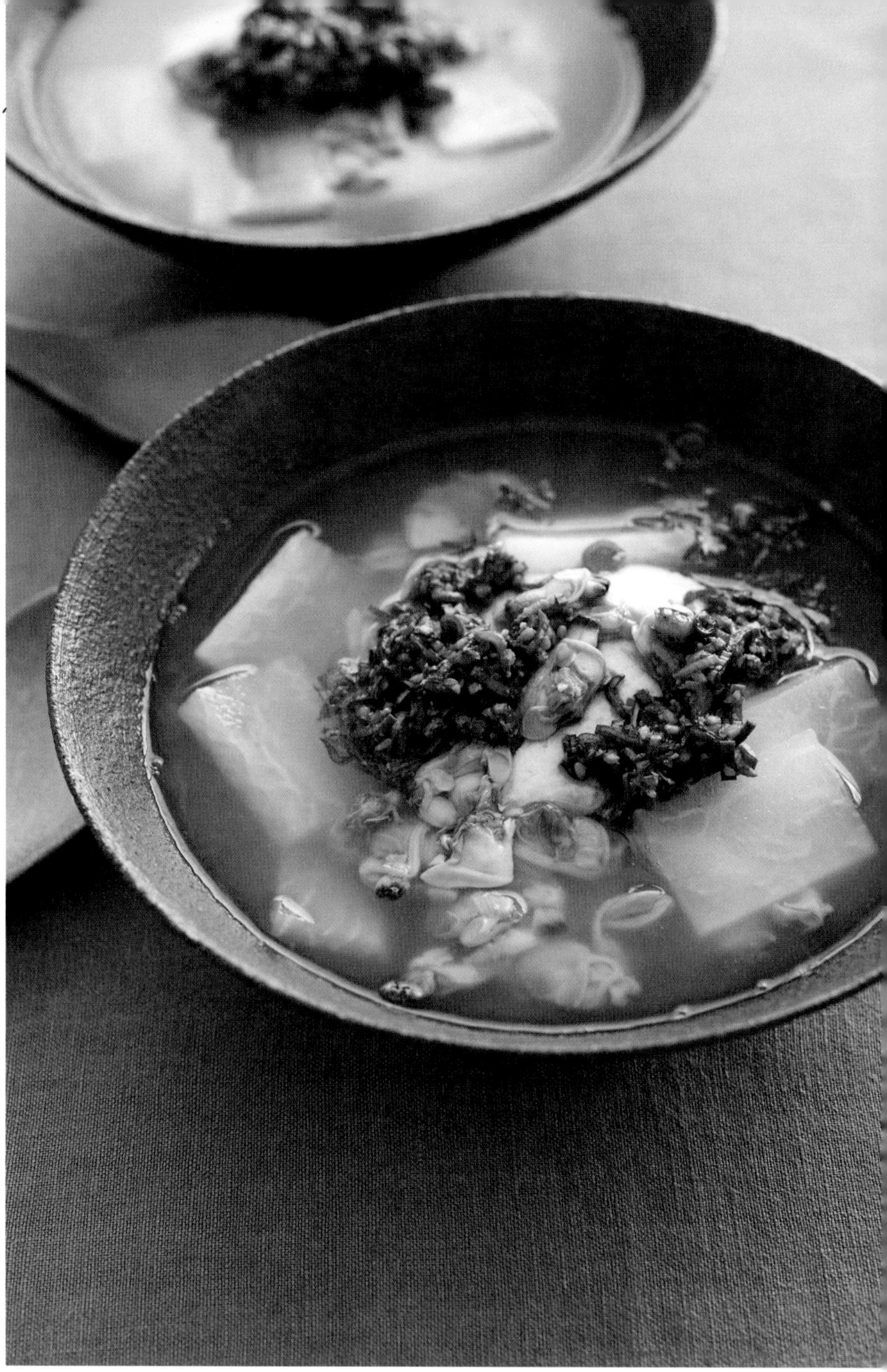

●材料（2人分）

A｜あさり水煮缶 … 1缶（130g）
　｜大根（3cm角の薄切り）… 3cm
　｜酒 … 大さじ1
　｜水 … 2カップ

絹ごし豆腐 … 1丁（300g）
にらしょうゆだれ（p58）… 大さじ2〜3

●作り方

1. 鍋にA（あさりは汁ごと）、豆腐をスプーンで大きめにすくって入れて火にかけ、煮立ったら中火で2〜3分煮る。
2. 器に盛り、たれをかける。

★免疫力アップポイント★

あさりは、赤血球の生成をサポートするビタミンB_{12}の含有量が貝類の中でNo.1。特に水煮缶は鉄分も豊富で、貧血予防効果は大。カルシウムが骨と歯を健康に、亜鉛が免疫細胞を活性化、うまみ成分のタウリンには、コレステロール値を下げる力も。豆腐の良質なたんぱく質、にらのβ-カロテンとビタミンCも、免疫力を上げる役割を。

にらしょうゆ
だれで

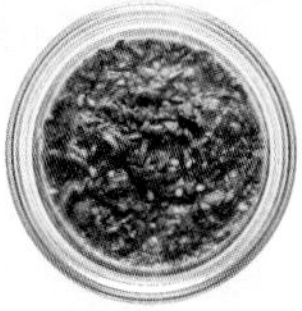

レンチンパプリカあえ

パプリカとピーマンは、電子レンジ加熱でぐっと食べやすく。野菜がもう一品ほしい時に、パッと作れるお手軽レシピです。

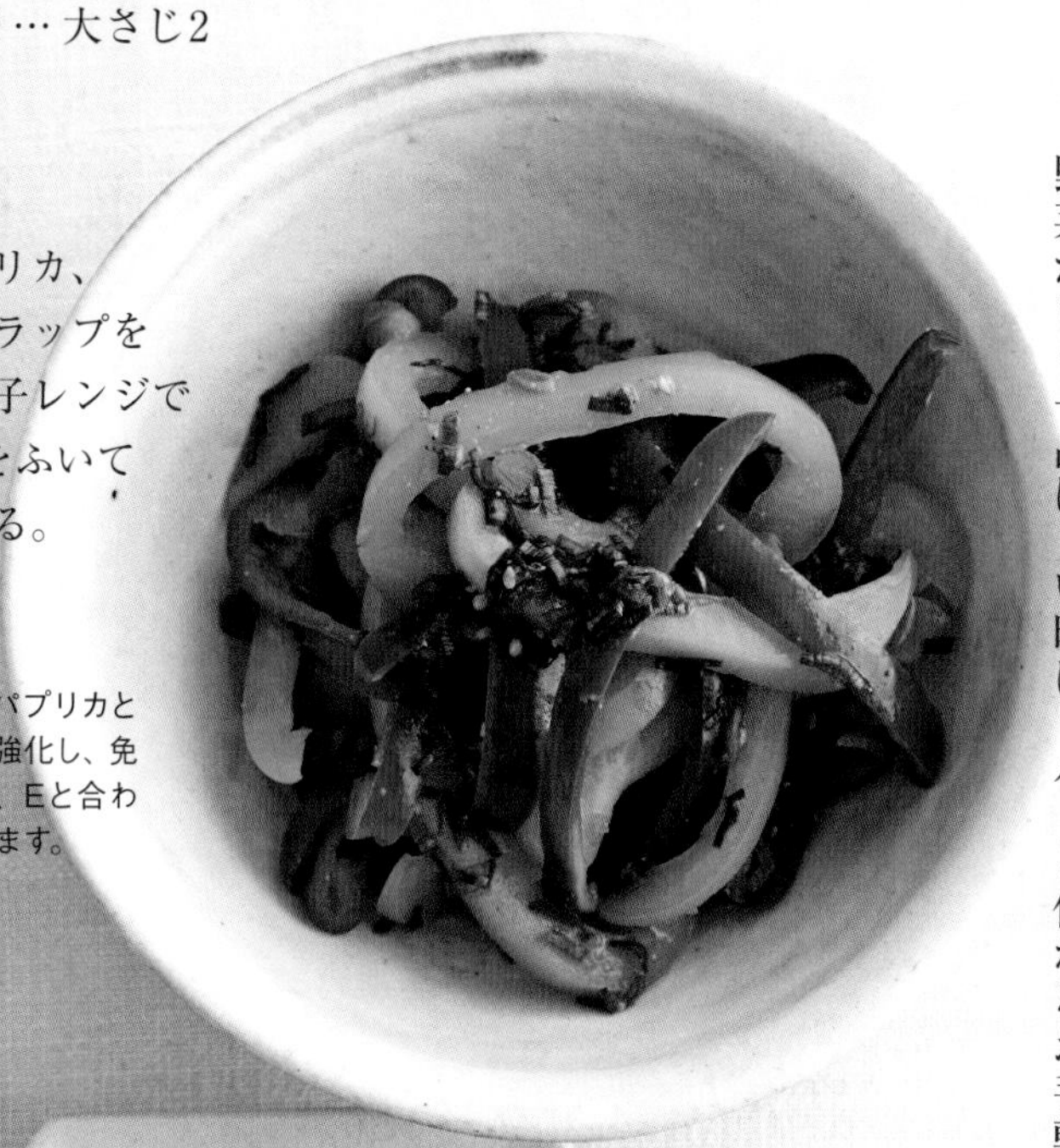

●材料（2人分）

パプリカ（黄・縦に細切り）…1個
ピーマン（縦に細切り）…2個
にらしょうゆだれ（p58）… 大さじ2

●作り方

1. 耐熱ボウルにパプリカ、ピーマンを入れ、ラップをふんわりかけて電子レンジで2分加熱し、水けをふいてたれを加えてあえる。

★免疫力アップポイント★

熱に強いビタミンCが豊富な黄パプリカとピーマン。β-カロテンが粘膜を強化し、免疫力を向上。たれのビタミンC、Eと合わせて、強い抗酸化作用を発揮します。

にらしょうゆ
だれで

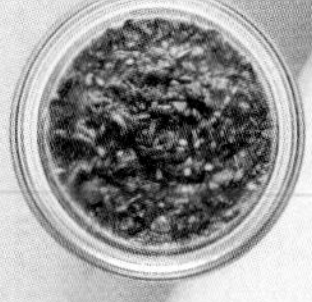

ゆでだことアボカド

クリーミーなアボカドと、たこの食感の違いが楽しい。にら風味の絶品だれが、おいしさをひとつにまとめます。

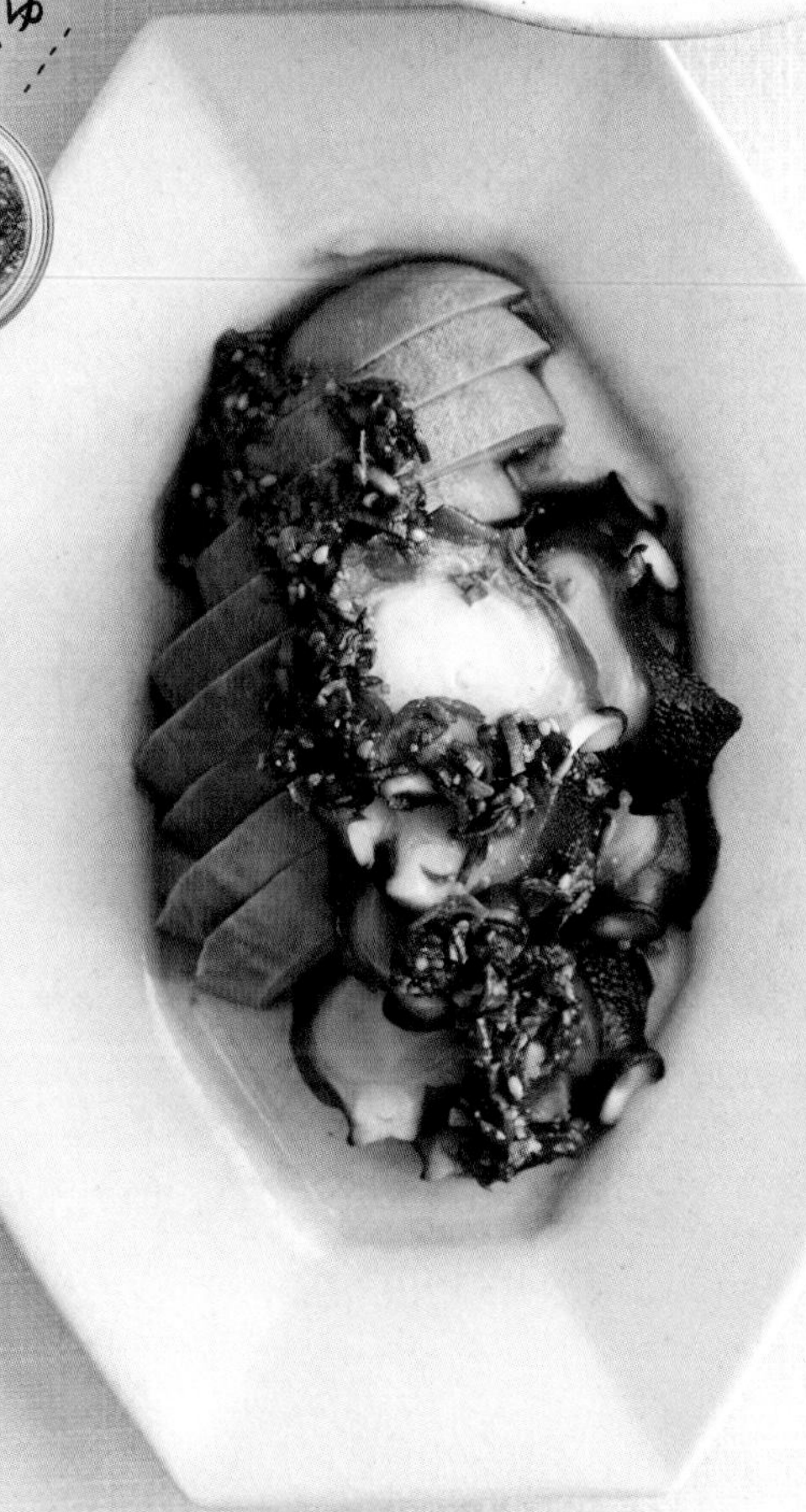

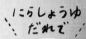

●材料（2人分）

ゆでだこの足（薄切り）…1本（150g）
アボカド（縦半分に切って種と皮を除き、1cm幅に切る）…1個
にらしょうゆだれ（p58）… 大さじ3

●作り方

1. 器にたこ、アボカドを盛り、たれをかける。

★免疫力アップポイント★

たこはたんぱく質のほか、タウリンが豊富で疲労回復効果大。ビタミンEで老化防止、ビタミンB_2が皮膚や粘膜を丈夫に、亜鉛が免疫機能をアップさせます。アボカドのビタミンEには強い抗酸化作用があり、細胞の老化を防止。

カプサイシンでからだポカポカ！のうま辛味

8 唐辛子コチュジャンだれ

唐辛子のカプサイシンが新陳代謝をよくし、からだを温めます。長ねぎ、にんにくも加え、からだポカポカ効果を最強にしました。唐辛子は、豊富なβ-カロテンが免疫力をアップ、ビタミンC、Eで抗酸化（老化防止）作用もあります。ごまの風味も香ばしくて、から揚げ、そうめんとあえたり、たこやいかを炒めても美味です。

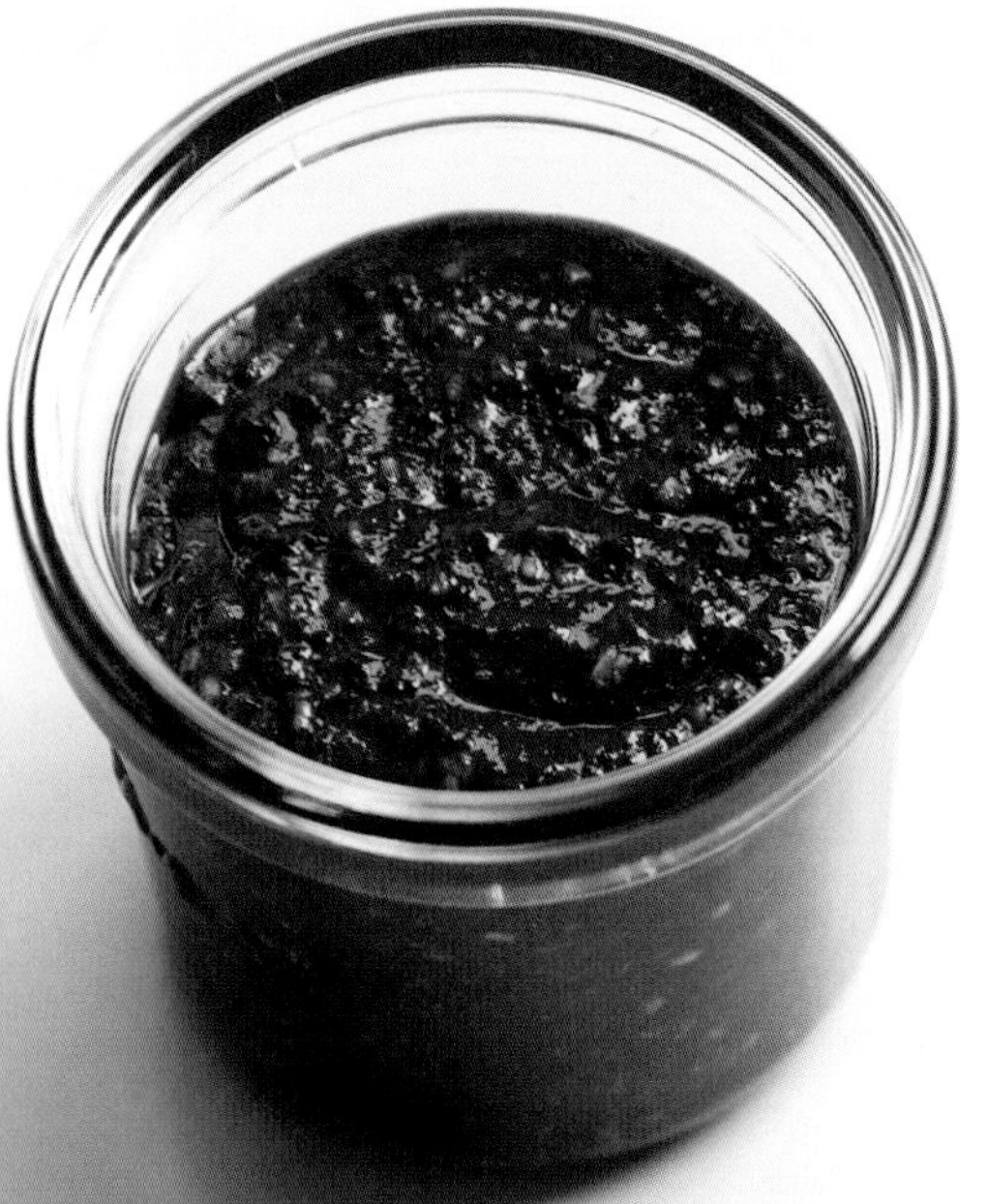

●材料（1カップ分）

コチュジャン しょうゆ 酢 粗びき粉唐辛子＊	大さじ3
長ねぎ（みじん切り） 白すりごま	大さじ2
みそ 砂糖	大さじ1
にんにく（すりおろす）	小さじ1

＊韓国産のもの。好みで大さじ2にしても。赤唐辛子（みじん切り）1本、一味唐辛子少々でもいい

●作り方

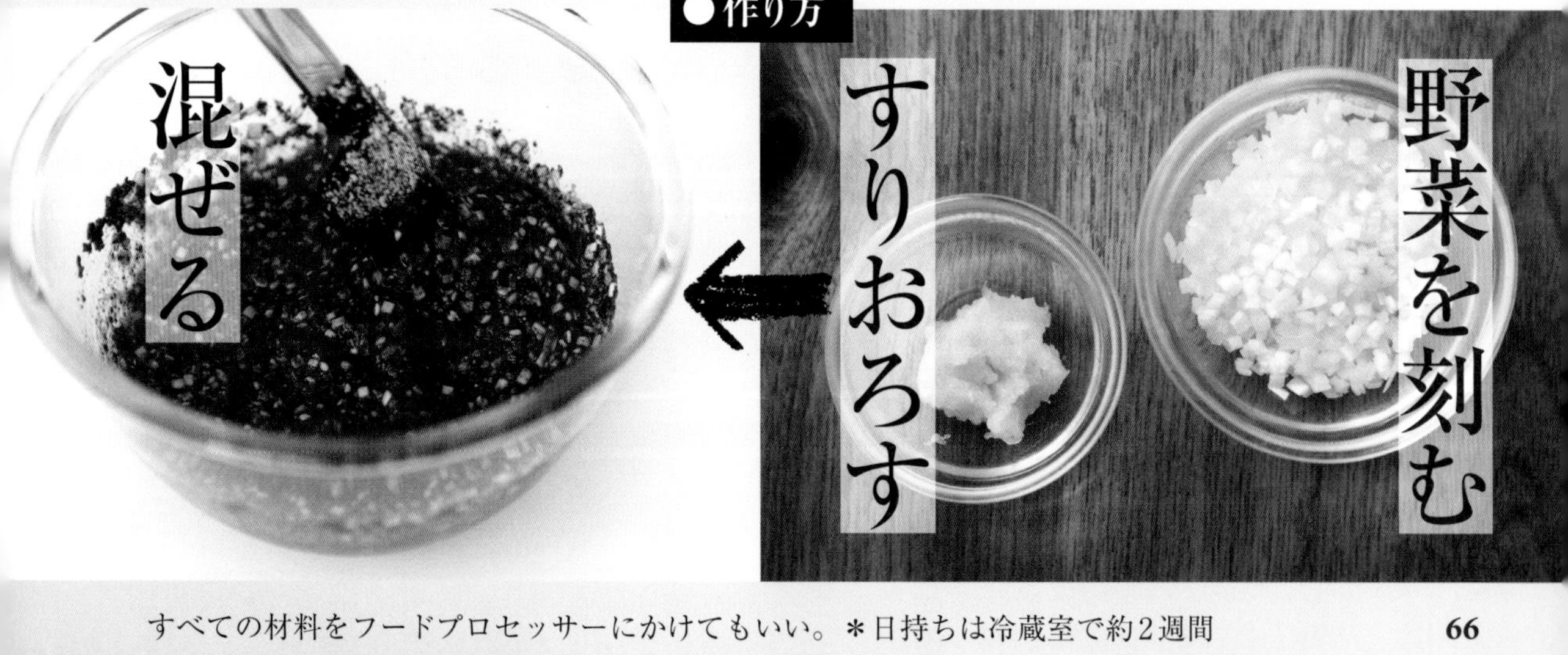

すべての材料をフードプロセッサーにかけてもいい。＊日持ちは冷蔵室で約2週間

まずは、こうして食べてみて！

レンチンキャベツにかける

【2人分】キャベツ6枚は4cm角に切って耐熱皿にのせ、ラップをふんわりかけて電子レンジで3分加熱し、唐辛子コチュジャンだれ大さじ2をかける。

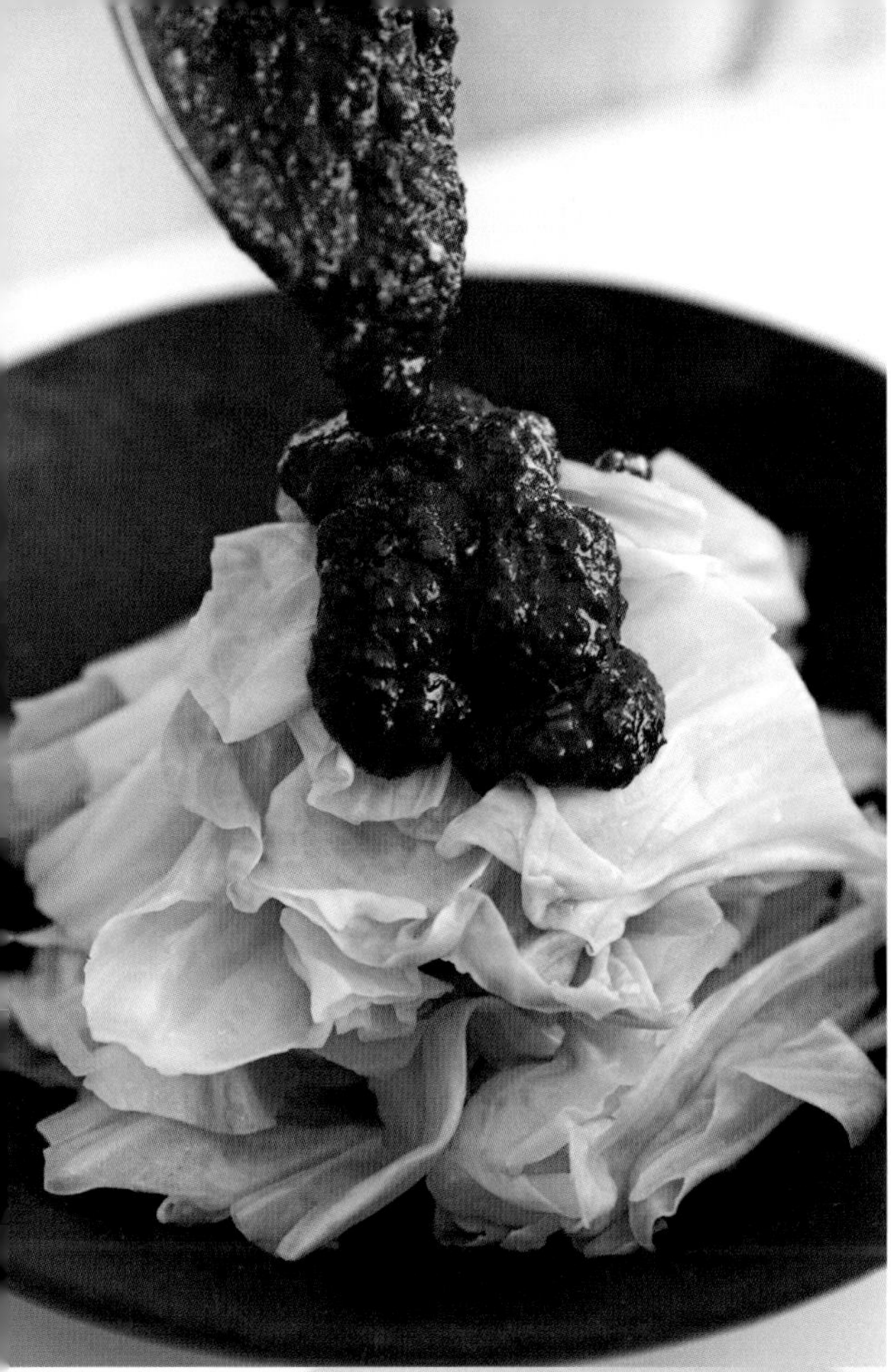

レンチンなすにかける

【2人分】なす3本はヘタを除き、サラダ油小さじ1をからめて耐熱皿にのせ、ラップをふんわりかけて電子レンジで6分加熱し、すぐにラップをとる（色止めのため）。粗熱がとれたら手でさき、水けをふき、唐辛子コチュジャンだれ大さじ3をかける。

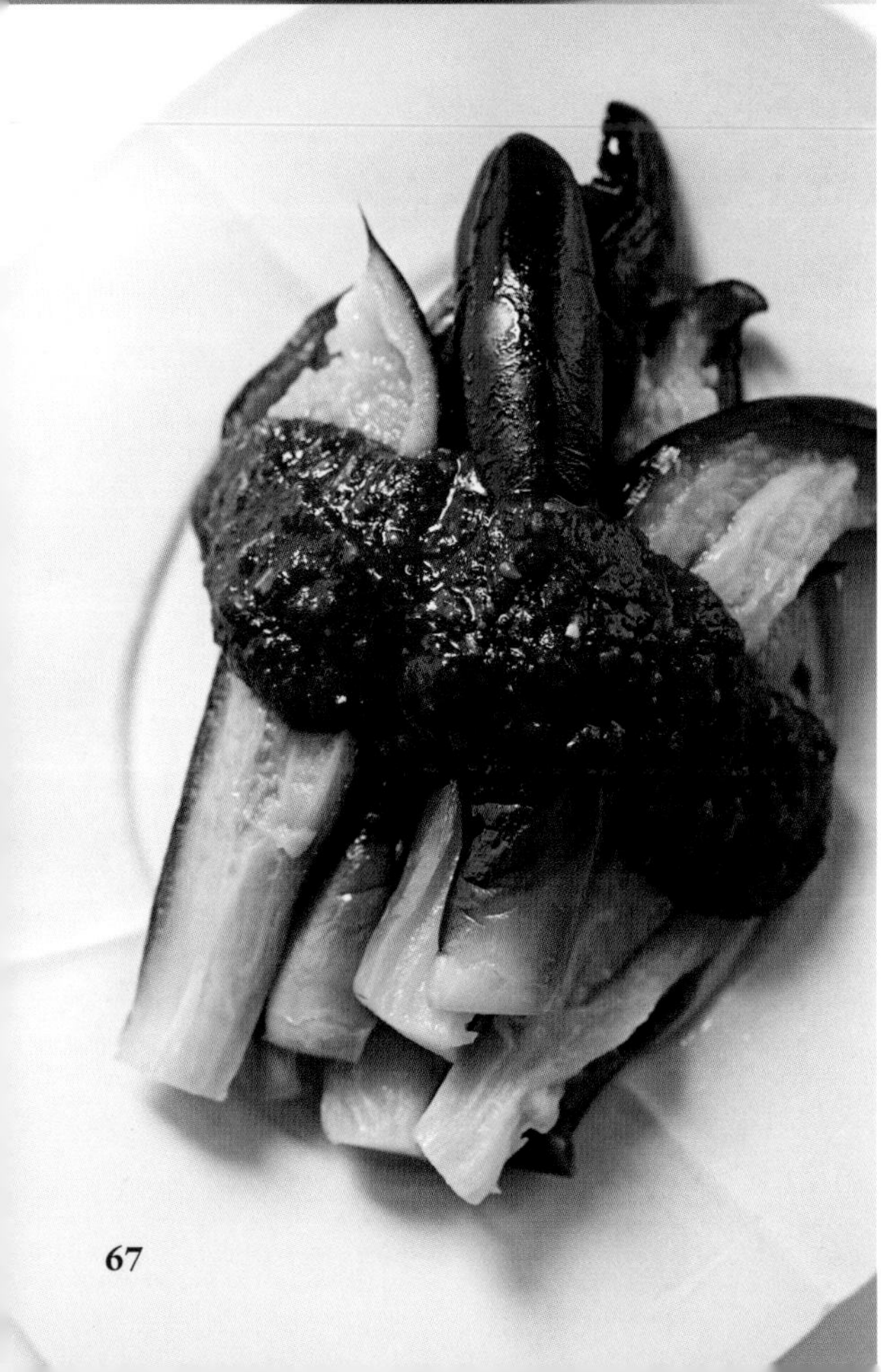

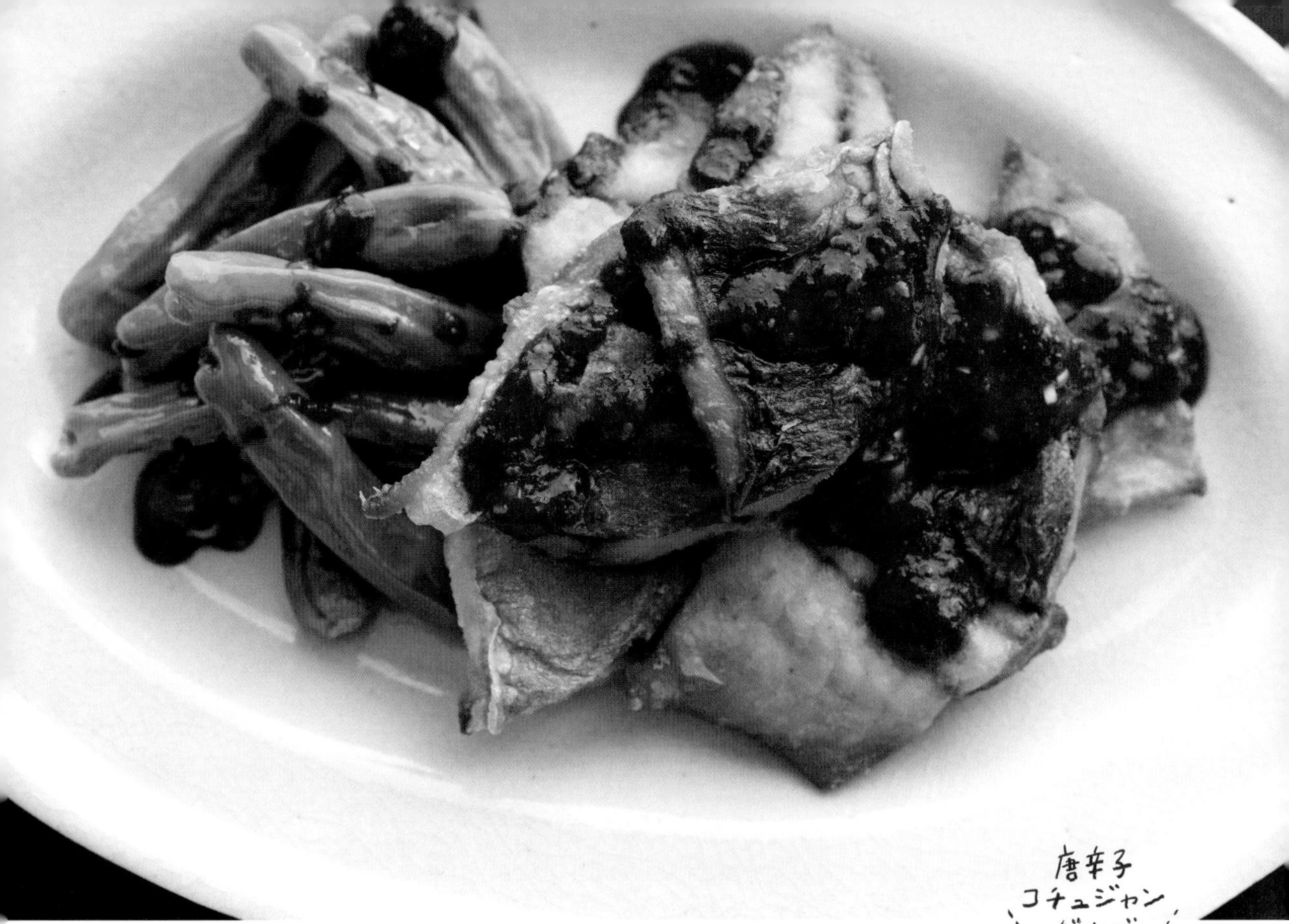

揚げ焼きあじとししとう

あじは塩をふって水けをふき、うまみを凝縮させ、ししとうは必ず切り込みを入れて、破裂防止を。ピリッと辛いたれのおかげで、箸が止まりません。

唐辛子コチュジャンだれで

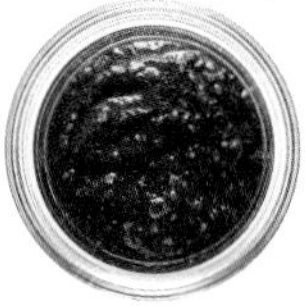

●材料（2人分）

あじ（三枚おろし・長さを半分に切り、塩少々をふって10分おき、水けをふく）… 2尾分（150g）
ししとう（ヘタを除き、縦に1本切り込みを入れる）… 10本
A | 唐辛子コチュジャンだれ（p66）… 大さじ1½
　| 水 … 大さじ½
小麦粉、サラダ油 … 各適量

●作り方

1. フライパンにサラダ油を5mm入れ、中温（180℃）に熱し、ししとうをさっと揚げて取り出す。
2. 続けてあじに小麦粉をまぶして入れ、強めの中火で両面を2分ずつこんがり揚げ焼きにする。❶とともに器に盛り、混ぜたAをかける。

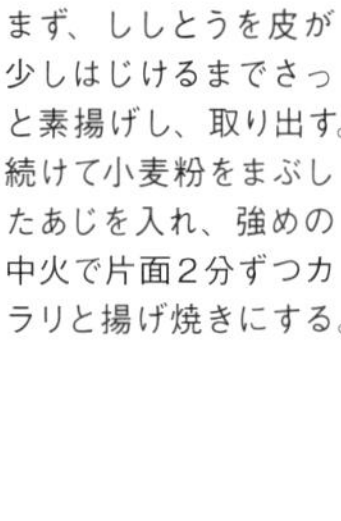

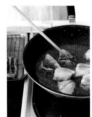

まず、ししとうを皮が少しはじけるまでさっと素揚げし、取り出す。続けて小麦粉をまぶしたあじを入れ、強めの中火で片面2分ずつカラリと揚げ焼きにする。

★免疫力アップポイント★

あじは脳の働きを高めるDHA、コレステロールを減らして血液をサラサラにするEPAが豊富。ししとうはβ-カロテンとビタミンCを多く含み、粘膜を強化して免疫力を向上、美肌効果も。また、ビタミンEの強い抗酸化作用で老化防止、生活習慣病も予防。

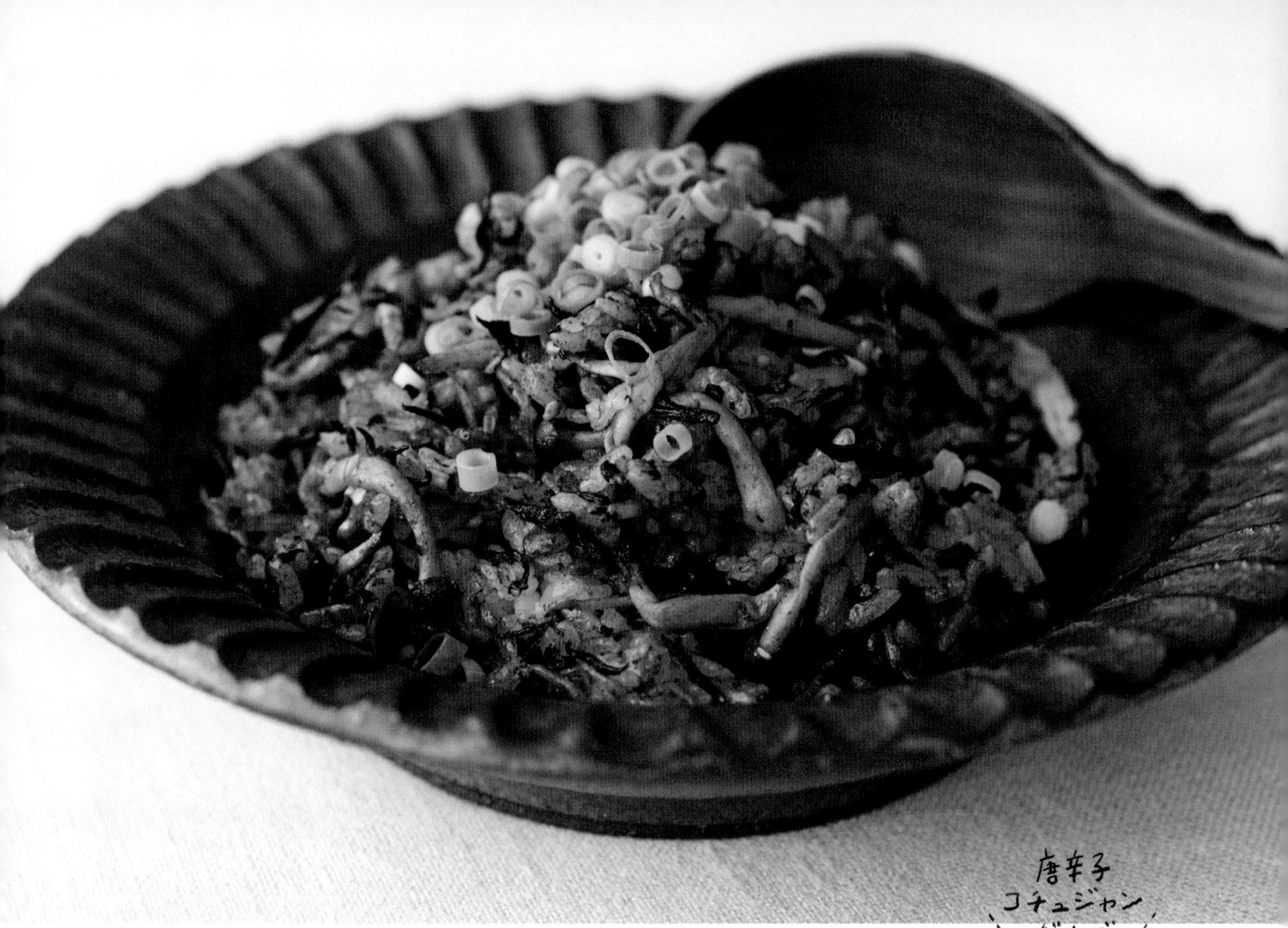

唐辛子コチュジャンだれで

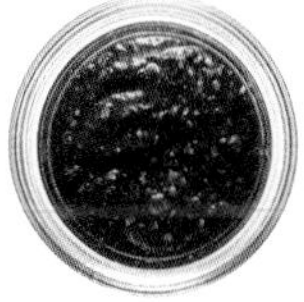

しめじとひじきのチャーハン

唐辛子だれで炒めたチャーハンは、くせになる辛さ。汗をかきつつ、どんどん食べすすめてしまうおいしさです。しめじとひじき、じゃこで、栄養バランスも◎です。

●材料（2人分）

しめじ（ほぐす）… 1パック（100g）
芽ひじき（乾燥・たっぷりの水につけて戻し、水けをきる）… 大さじ2（6g）
ちりめんじゃこ … 大さじ2
ごはん … 茶碗2杯分
唐辛子コチュジャンだれ（p66）… 大さじ3
サラダ油 … 大さじ2
万能ねぎ（小口切り）… 適量

●作り方

1. フライパンにサラダ油を熱し、しめじ、ひじき、じゃこを中火でしめじがしんなりするまで炒める。
2. ごはんを加えて炒め、パラリとしたらたれを加え、香りが立つまで炒める。器に盛り、万能ねぎをのせる。

★免疫力アップポイント★

不溶性食物繊維のβ-グルカン、ビタミンDが豊富なしめじが免疫力をアップ。カルシウムと食物繊維たっぷりのひじき、カルシウムとビタミンDを多く含むじゃこと合わせることで、骨を強化しつつ、腸内環境を整え、免疫細胞を活性化させます。

ビタミンも豊富なさっぱりレモン風味

9 青唐辛子しょうゆだれ

青唐辛子は、唐辛子が熟して赤くなる前に収穫されたもので、やさしい辛みが特徴。抗酸化（からだのサビ防止）力の高いビタミンC、Eを含み、カプサイシンが血行をよくして、からだを温めます。レモンの酸味がさわやかなたれは、日がたつと辛みがマイルドに。から揚げやフライにかけたり、サラダのドレッシングにしても。

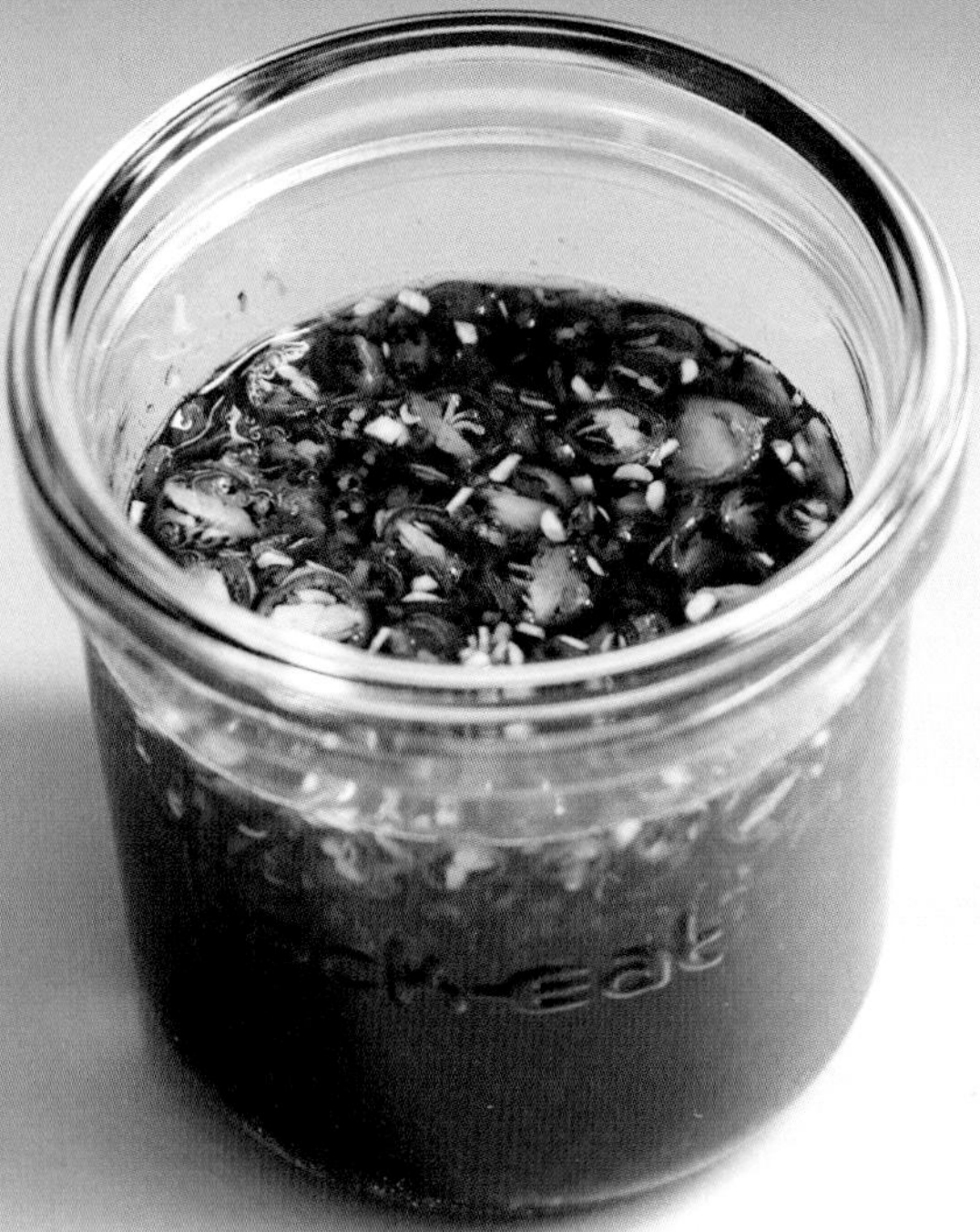

●材料（1カップ分）

- 青唐辛子（薄い小口切り）　5本＊
- しょうゆ　3/4カップ
- レモン汁（または酢）　1/4カップ
- 砂糖　大さじ2
- にんにく（すりおろす）　大さじ1/2

＊好みで倍量にしたり、
ししとう5本にかえてもいい

●作り方

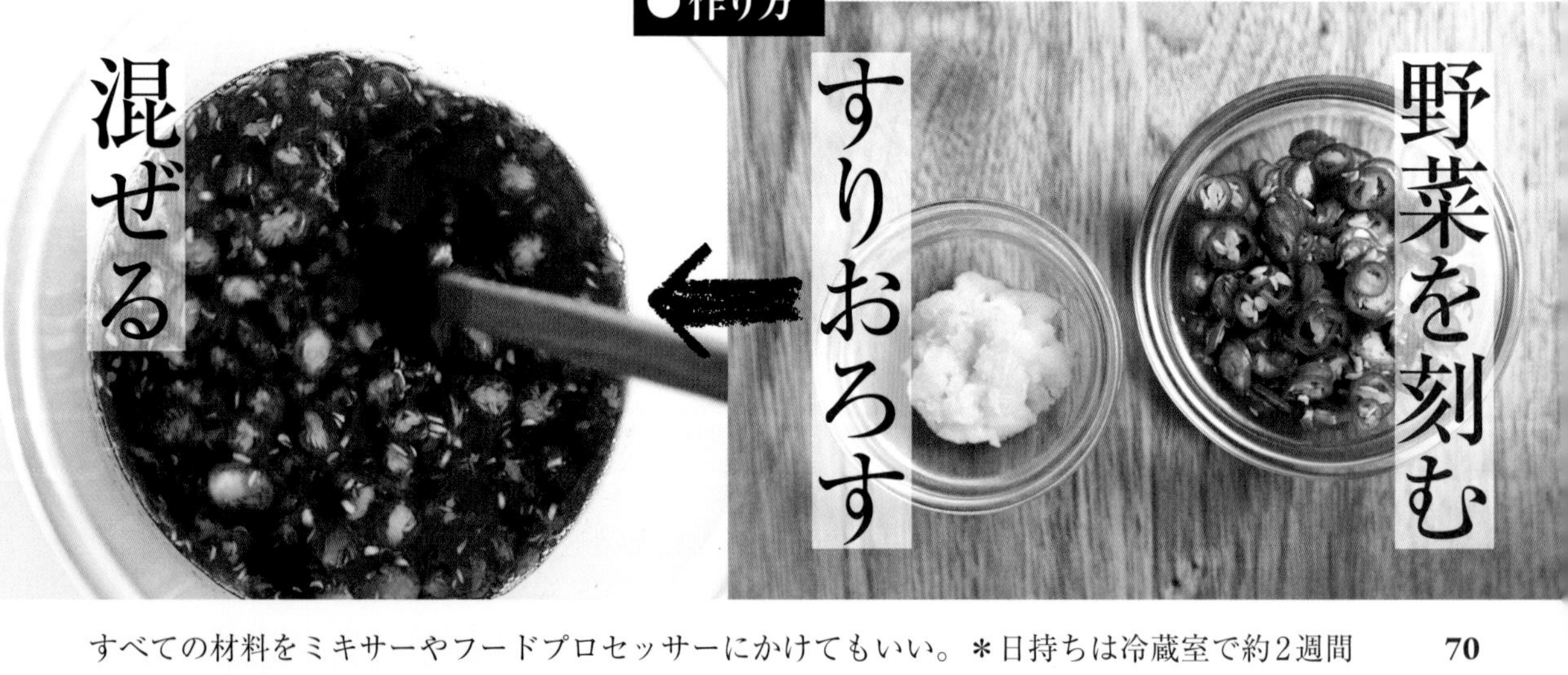

すべての材料をミキサーやフードプロセッサーにかけてもいい。＊日持ちは冷蔵室で約2週間

まずは、こうして食べてみて！

◎豆腐とアボカドにかける

【2人分】木綿豆腐1丁（300g）は2cm角に切り、アボカドは縦半分に切って種と皮を除き、2cm角に切る。青唐辛子しょうゆだれ大さじ2をかける。

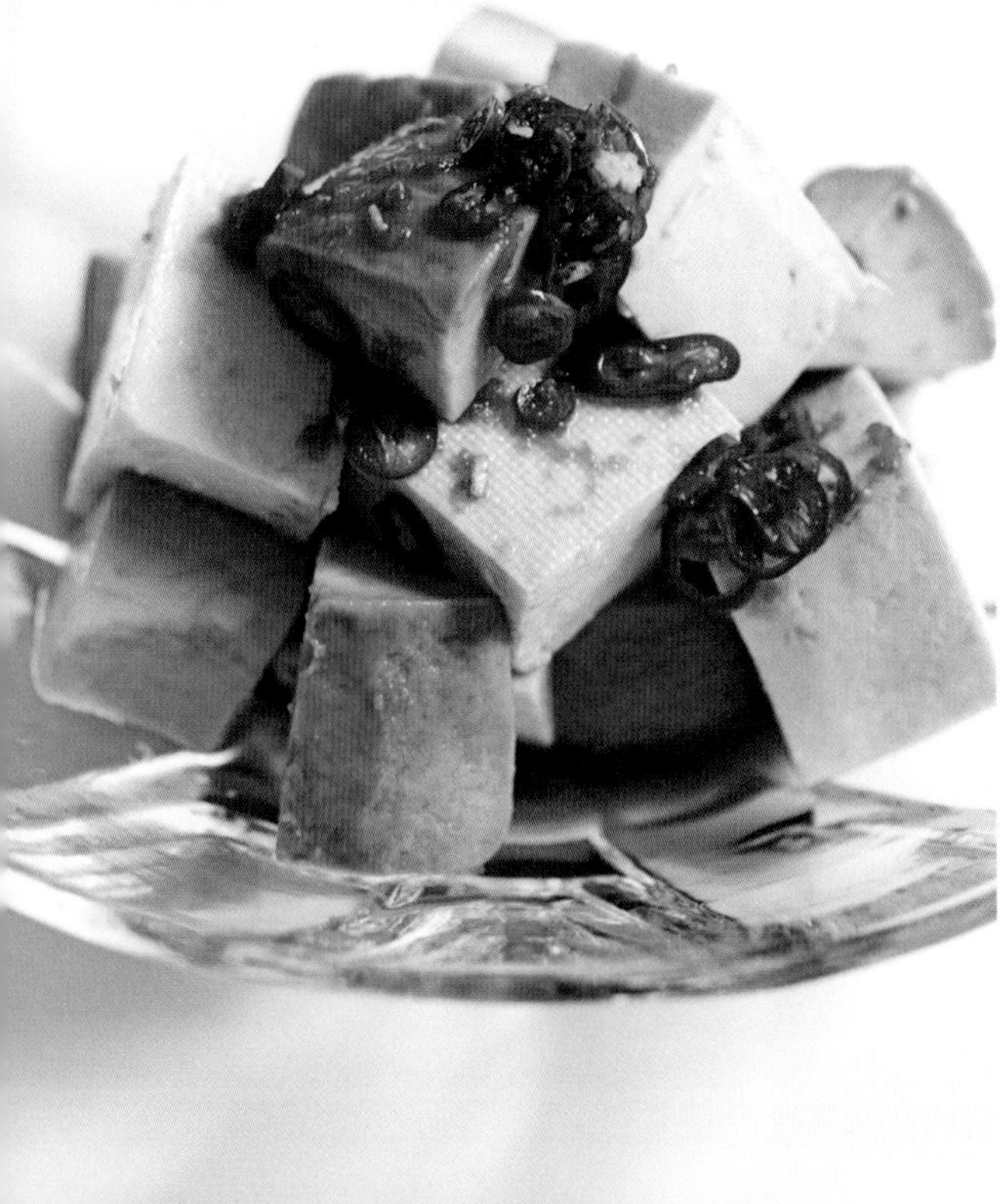

◎そばにかける

【1人分】そば（乾めん）100gは熱湯でゆでて流水で洗い、水けをきる。削り節½パック（1g）を散らし、青唐辛子しょうゆだれ、水各大さじ2を混ぜてかける。

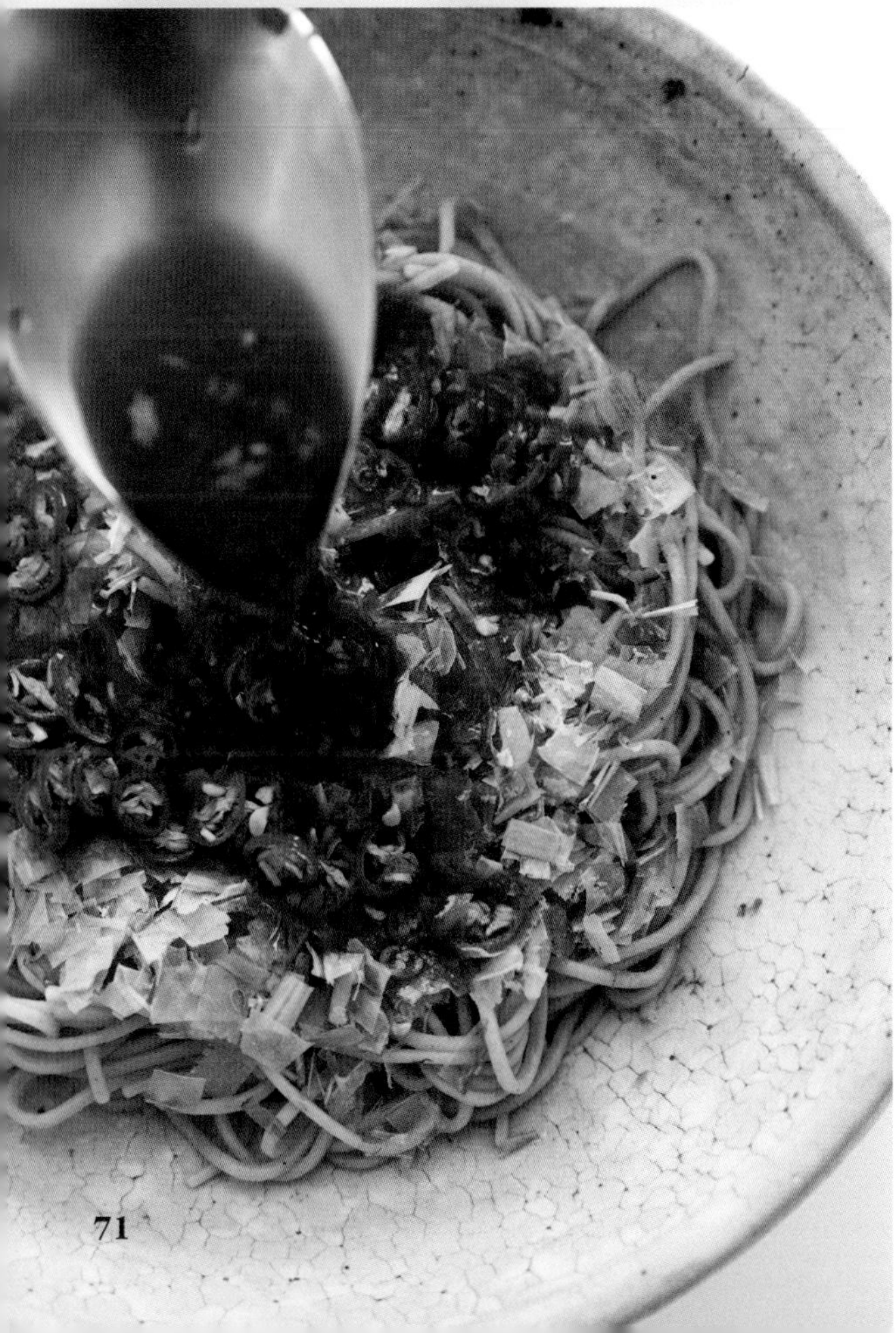

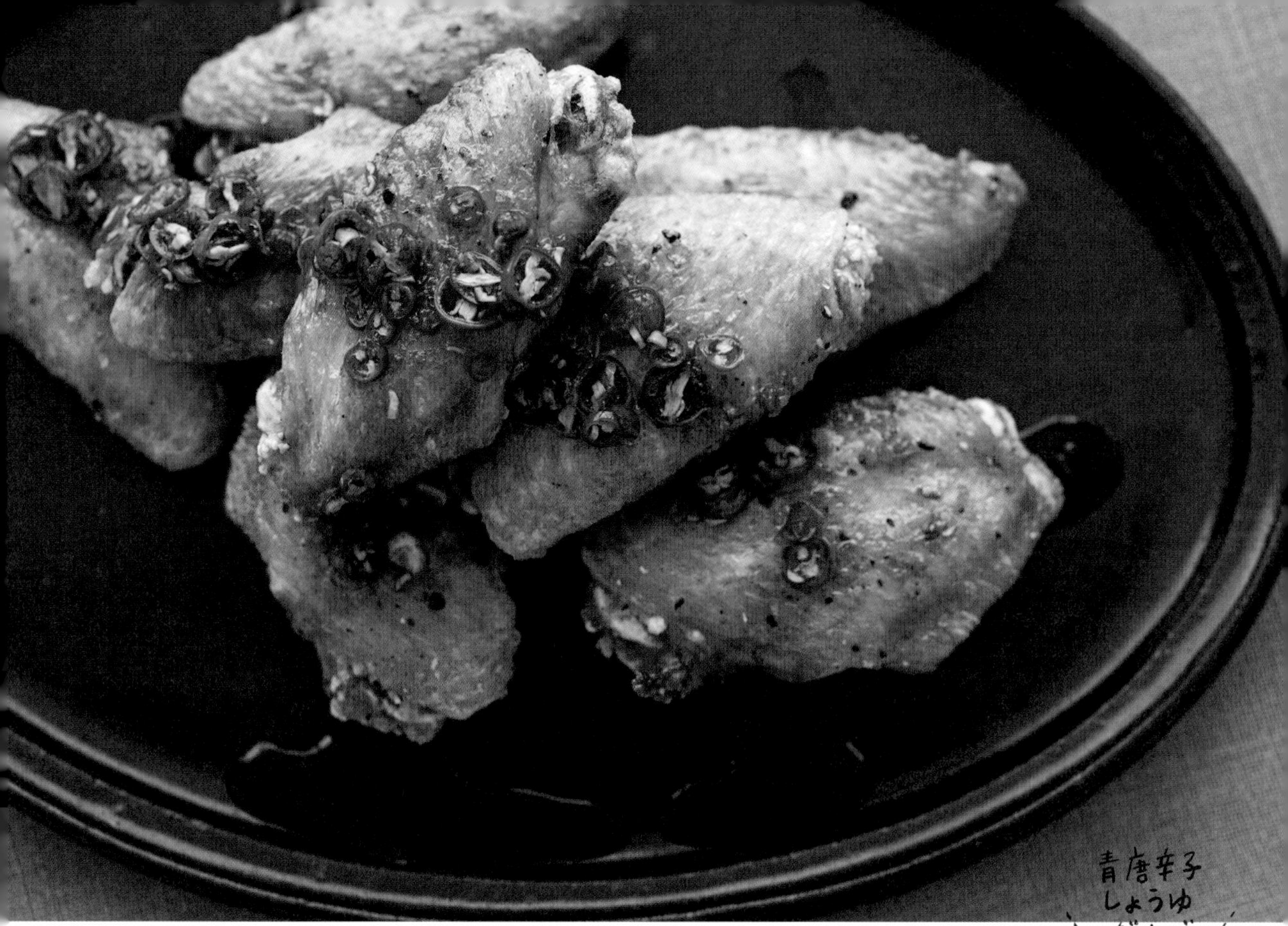

青唐辛子
しょうゆ
だれで

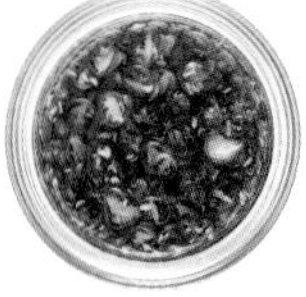

手羽先の揚げ焼き

手羽先は香ばしく揚げ焼きにして、熱々のうちにたれをかけるのがコツ。ピリ辛&レモンの酸味で、あっさりしつつ、ジューシーな味わいです。

●材料（2人分）

鶏手羽先 … 8本（400g）
青唐辛子しょうゆだれ（p70）… 大さじ3
サラダ油 … 適量

●作り方

1. 手羽先は先を切り離し、裏側に骨に沿って1本切り込みを入れ、塩、黒こしょう各少々（分量外）をすり込む。

2. フライパンにサラダ油を2〜3mm入れ、中温（170℃）に熱し、❶の水けをキッチンペーパーでしっかりふいて皮目から入れ、中火で時々返しながらこんがり7〜8分揚げ焼きにする。器に盛り、たれをかける。

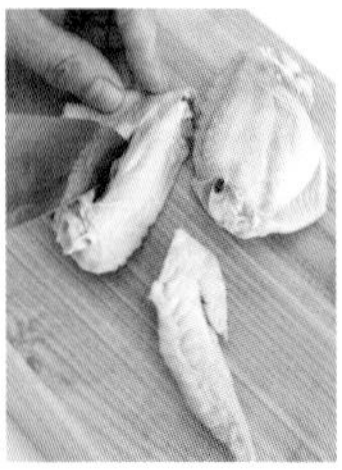

手羽先は先の部分を切り離し、裏側に骨に沿って1本切り込みを入れる。これで中までしっかり火が通り、身が食べやすくなる。

＊途中で油がはねるようなら、ふたをして（やけどに注意）
＊切り離した手羽先の先の部分は、しょうが、長ねぎの青い部分、水とともに15分煮、こしてスープにしても

★免疫力アップポイント★

鶏手羽先に含まれる良質のたんぱく質は、免疫力を高める働きが強く、血管や粘膜を強化。コラーゲンはたれのビタミンCと合わせることで吸収率がアップ、血管を強くし、美肌効果も。血流をよくする鶏肉のナイアシンが、粘膜の健康を保持し、冷え性や肩こりの解消にも作用。

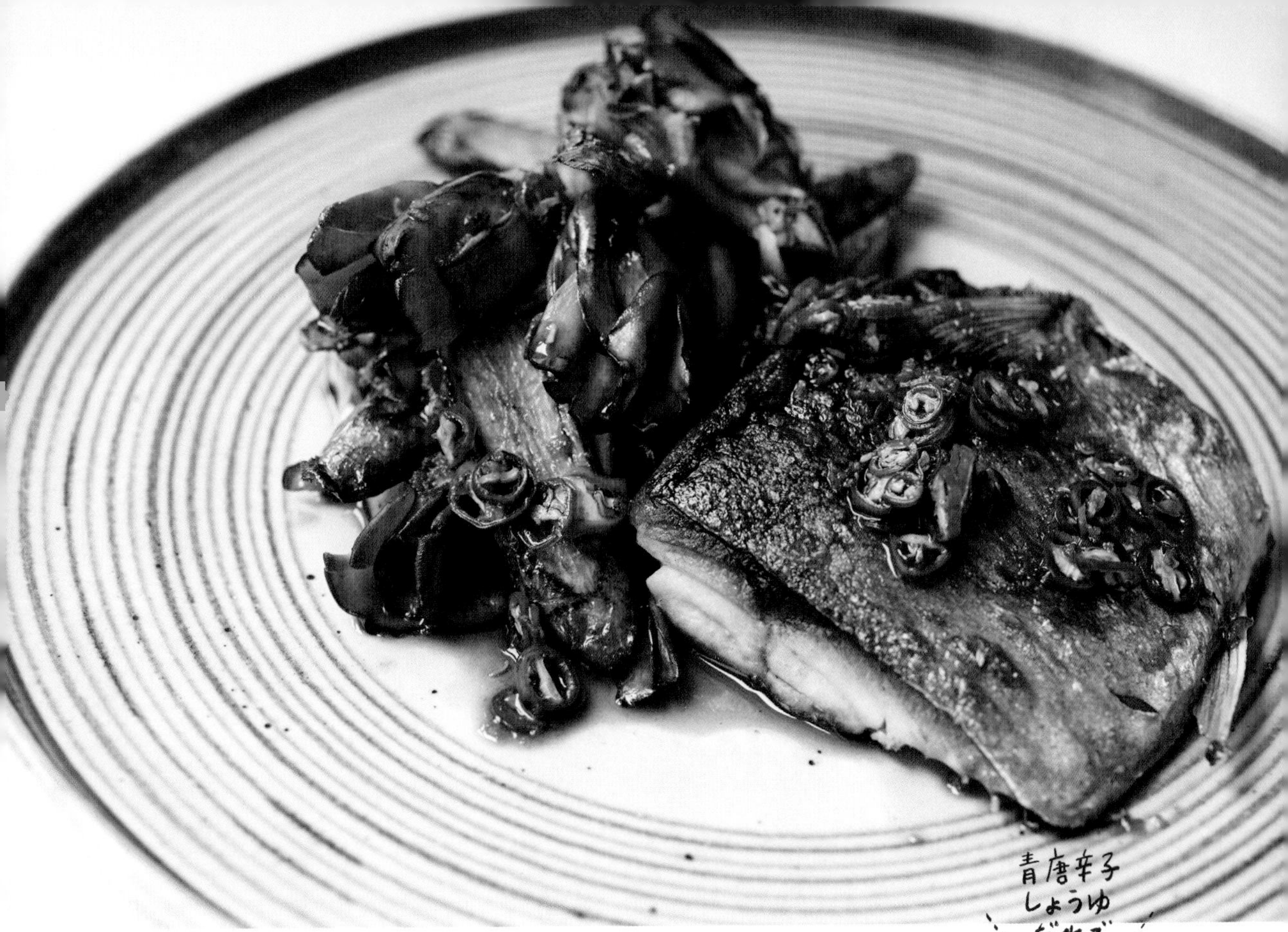

青唐辛子
しょうゆ
だれで

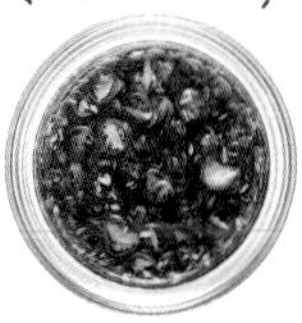

さばとまいたけのソテー

うまみたっぷりのさばは、まいたけ、ごぼうとともに
皮目からこんがり焼くことで、香ばしく仕上げます。
さばのくせをたれの酸味がやわらげて、ぐっと食べやすく。

●材料（2人分）

さば（三枚おろし）… 2枚（200g）
まいたけ（ほぐす）… 1パック（100g）
ごぼう（よく洗い、皮ごと斜め薄切り）… ⅓本
青唐辛子しょうゆだれ（p70）… 大さじ3
サラダ油 … 大さじ½

●作り方

1. さばは塩小さじ⅓（分量外）をふって10分おき、水けをふき、サラダ油を熱したフライパンに皮目からごぼうとともに入れ、中火でこんがり5〜6分焼く。

2. さばを裏返してまいたけを加え、さらに5〜6分焼く。器に盛り、たれをかける。

★免疫力アップポイント★

さばは青魚の中でもダントツのDHA、EPA含有量を誇り、脳の機能を活性化、血管年齢を若くしてくれます。ビタミンDがカルシウムの吸収を促して骨を強化、白血球にも働きかけて免疫細胞を活発に。ごぼうの豊富な食物繊維、まいたけのβ-グルカンが腸内環境を整えて免疫作用を高め、がん抑制効果も期待できます。

しょうがとごまが香る、最強のごはんの友！

納豆キムチだれ

納豆のうまみにキムチのピリ辛を合わせた、コクのある味。たっぷりのすりごまで、香ばしい風味をプラスしました。しょうがのすりおろしをきかせて、あと味さわやかに。

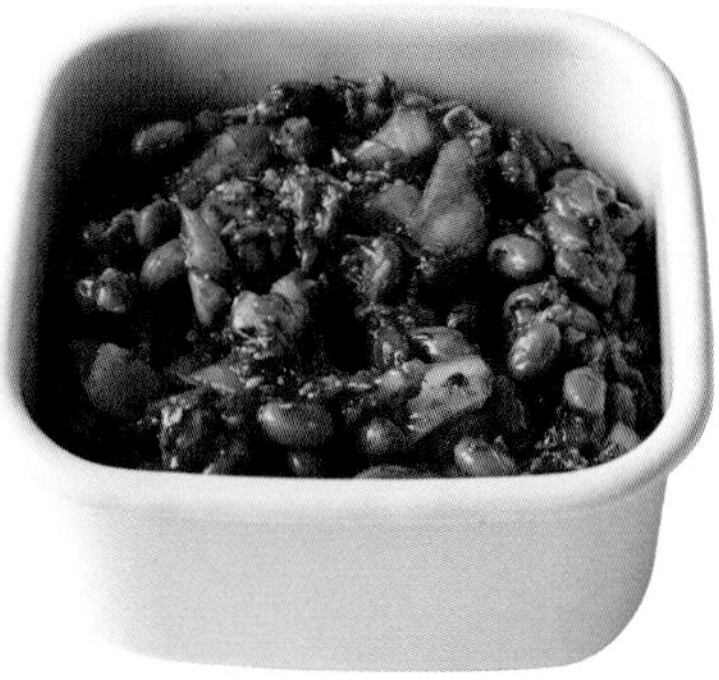

●材料（1カップ分）

- 納豆　2パック（80g）
- 白菜キムチ（粗みじん切り）　$\frac{1}{2}$カップ（100g）
- しょうが（皮ごとすりおろす）　大さじ1
- 白すりごま　大さじ1

★免疫力アップポイント★

納豆の納豆菌、キムチの乳酸菌が腸の善玉菌を増やし、腸を整えて免疫力を強化。しょうがの殺菌力、ごまのセサミンで抗酸化作用も。

●食べ方

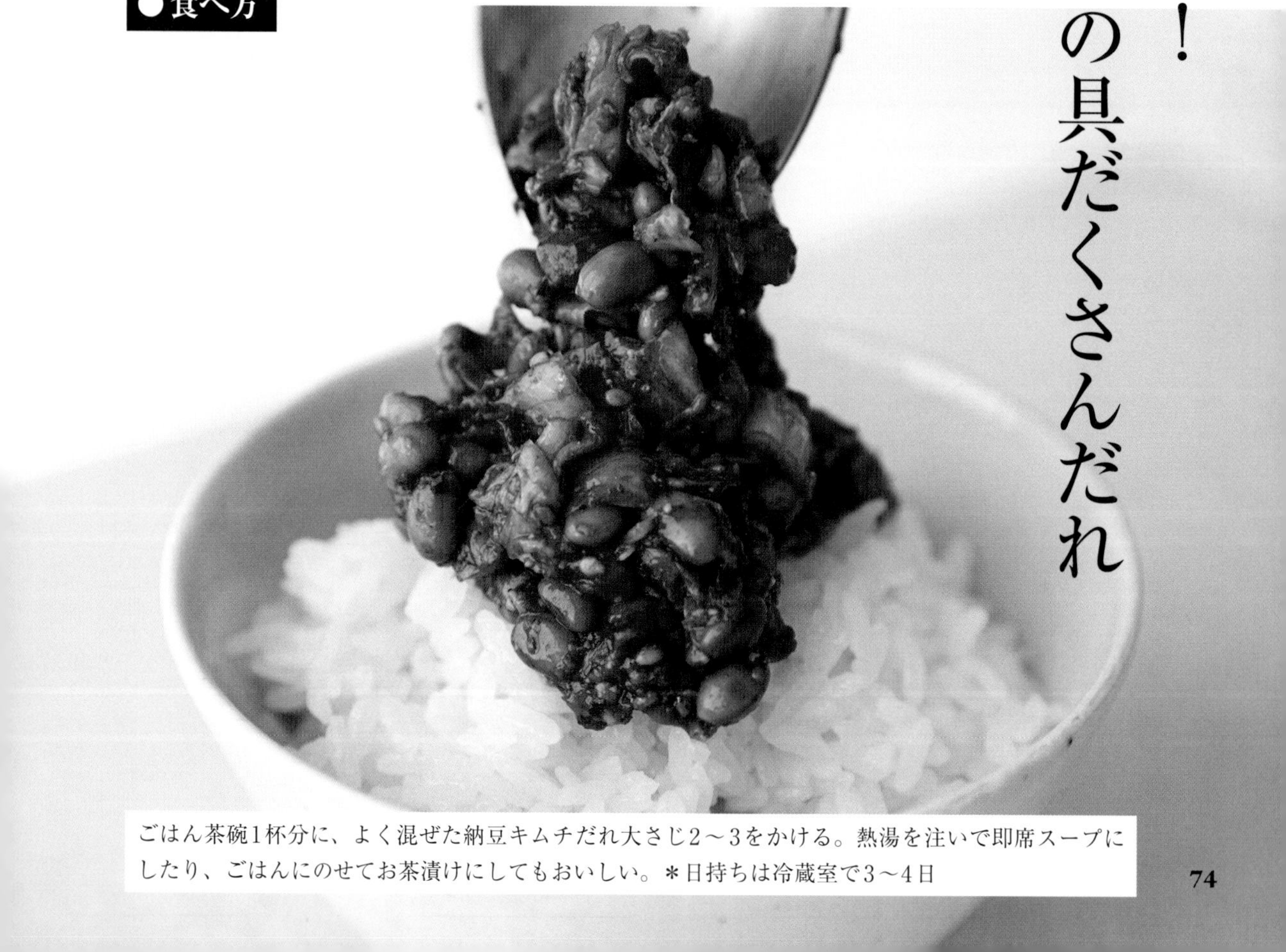

ごはん茶碗1杯分に、よく混ぜた納豆キムチだれ大さじ2〜3をかける。熱湯を注いで即席スープにしたり、ごはんにのせてお茶漬けにしてもおいしい。＊日持ちは冷蔵室で3〜4日

納豆みそだれ

納豆とみそのうまみに、ねぎとおかかで風味をプラス

納豆とみそのダブルの発酵食品で、うまみたっぷりのたれです。長ねぎの香りが広がって、あとからおかかの風味もふわりと。熱湯で溶くだけで、即席の納豆汁にもなります。

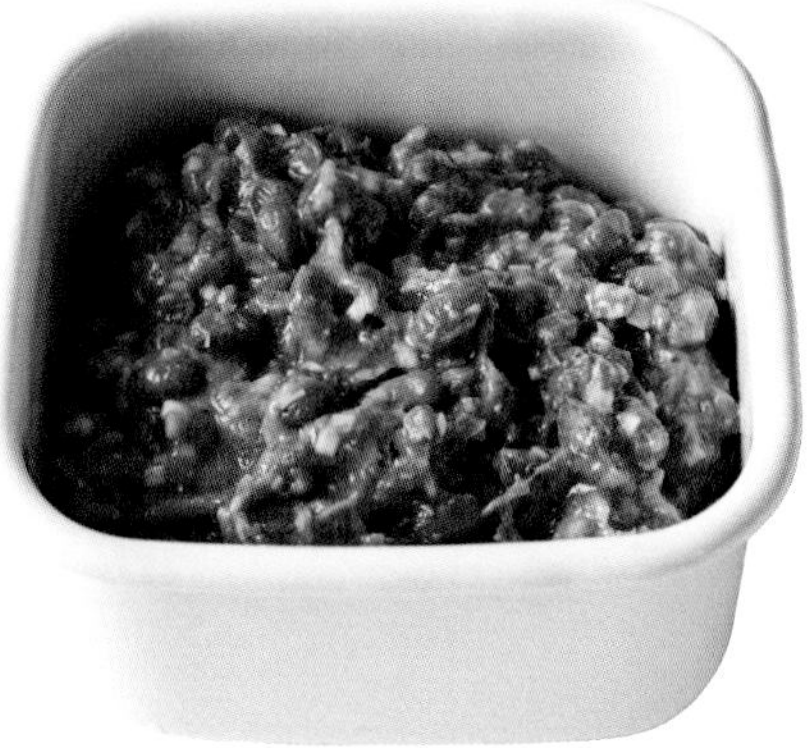

●材料（1カップ分）

納豆　3パック（120g）

みそ
長ねぎ（みじん切り）
} 大さじ2

削り節　2パック（4g）

★免疫力アップポイント★

納豆の納豆菌、みその乳酸菌が腸の善玉菌を活性化させ、腸内環境を改善して免疫力をアップ。豊富なたんぱく質が細胞を強化。

●食べ方

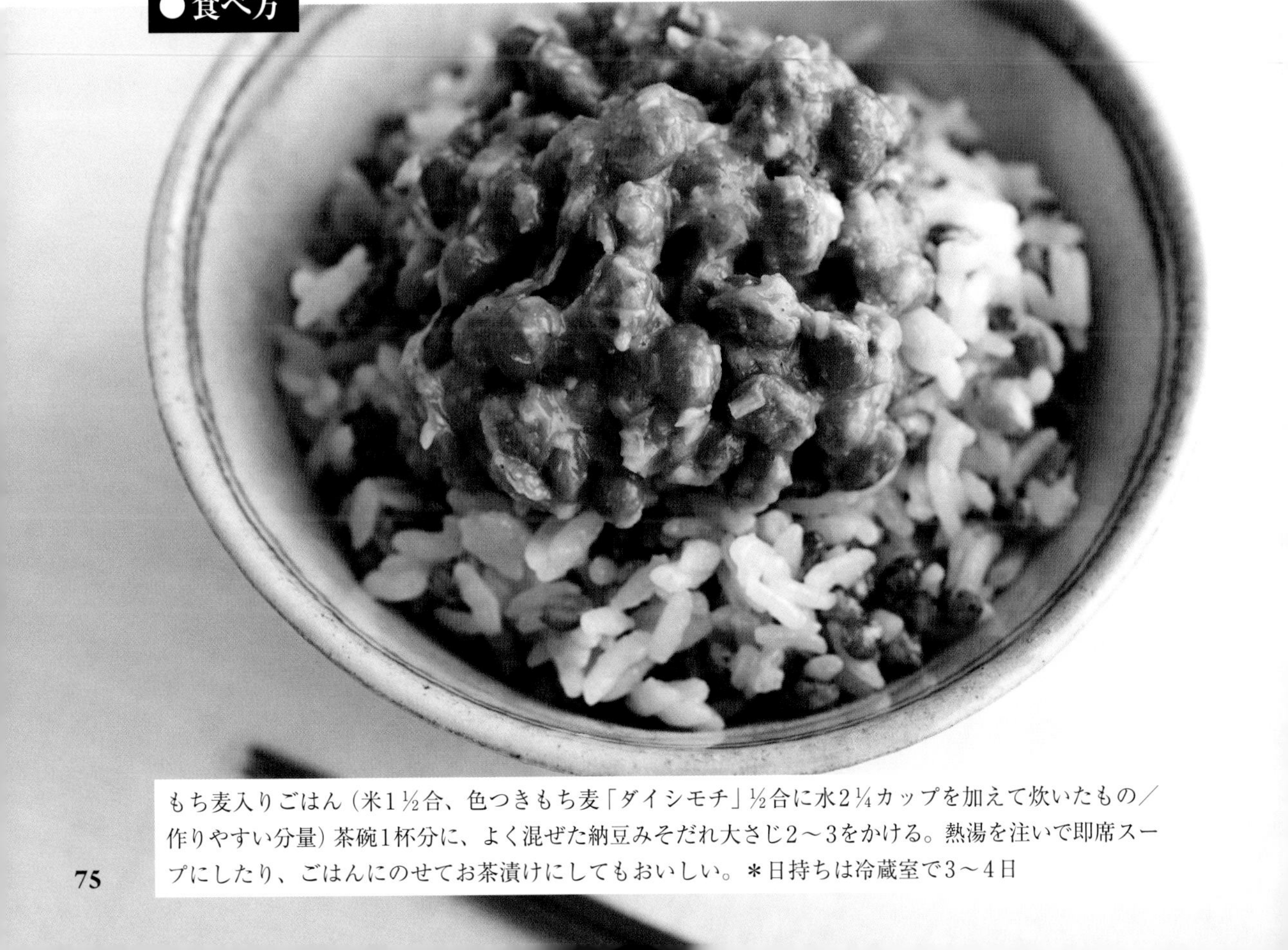

もち麦入りごはん（米1½合、色つきもち麦「ダイシモチ」½合に水2¼カップを加えて炊いたもの／作りやすい分量）茶碗1杯分に、よく混ぜた納豆みそだれ大さじ2〜3をかける。熱湯を注いで即席スープにしたり、ごはんにのせてお茶漬けにしてもおいしい。＊日持ちは冷蔵室で3〜4日

キムチのピリ辛＋にらで、元気がわいてくる味

キムチにらだれ

キムチのピリッとした辛みと酸味に、ごま油のコクを合わせました。
たっぷり加えたにらの風味と食感、長ねぎの香りがアクセント。
白いごはんがもりもり食べられますよ。

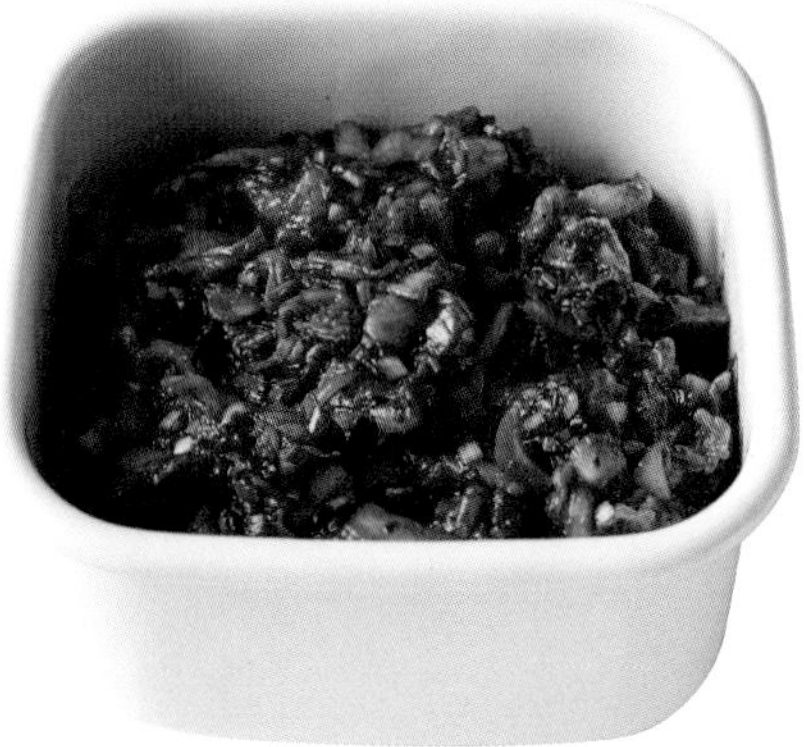

●材料（1カップ分）

白菜キムチ（粗みじん切り）　3/4カップ（150g）

にら（小口切り）　1/2束（50g）

長ねぎ（みじん切り）
ごま油　} 大さじ1

★免疫力アップポイント★

キムチは豊富なビタミンA、B_2が粘膜を強くし、カプサイシンがからだ温めも。にらのアリシンの殺菌・抗発がん作用も見逃せません。

●食べ方

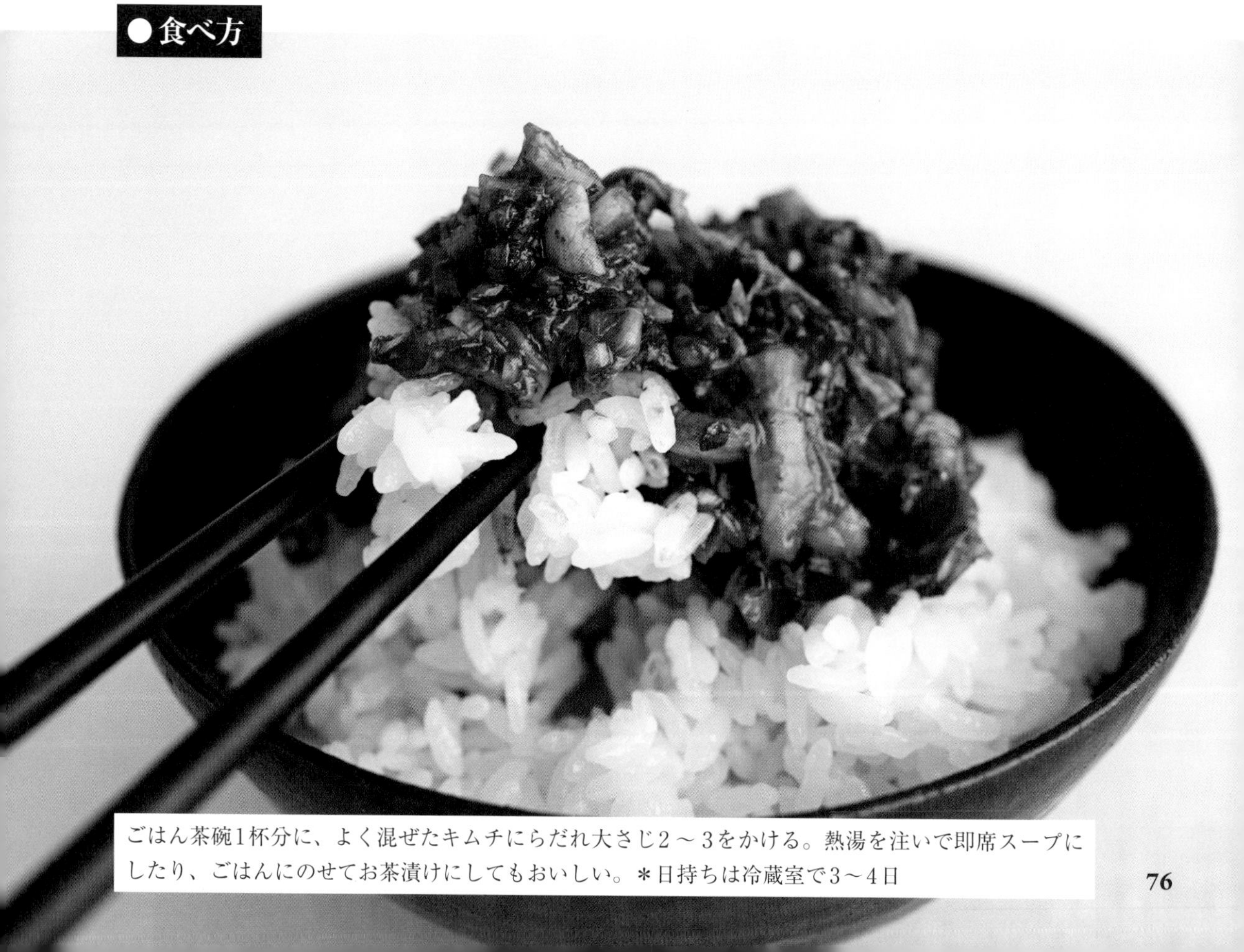

ごはん茶碗1杯分に、よく混ぜたキムチにらだれ大さじ2～3をかける。熱湯を注いで即席スープにしたり、ごはんにのせてお茶漬けにしてもおいしい。＊日持ちは冷蔵室で3～4日

なめこめかぶだれ

ラー油がピリリ。ダブルのとろみが絶品！

なめこを電子レンジ加熱する時は、ぬめりで吹きこぼれそうになるので、大きめのボウルを使うのがコツ。ラー油の辛みがピリッときいたしょうゆ味に、ダブルのとろみが食欲をそそります。

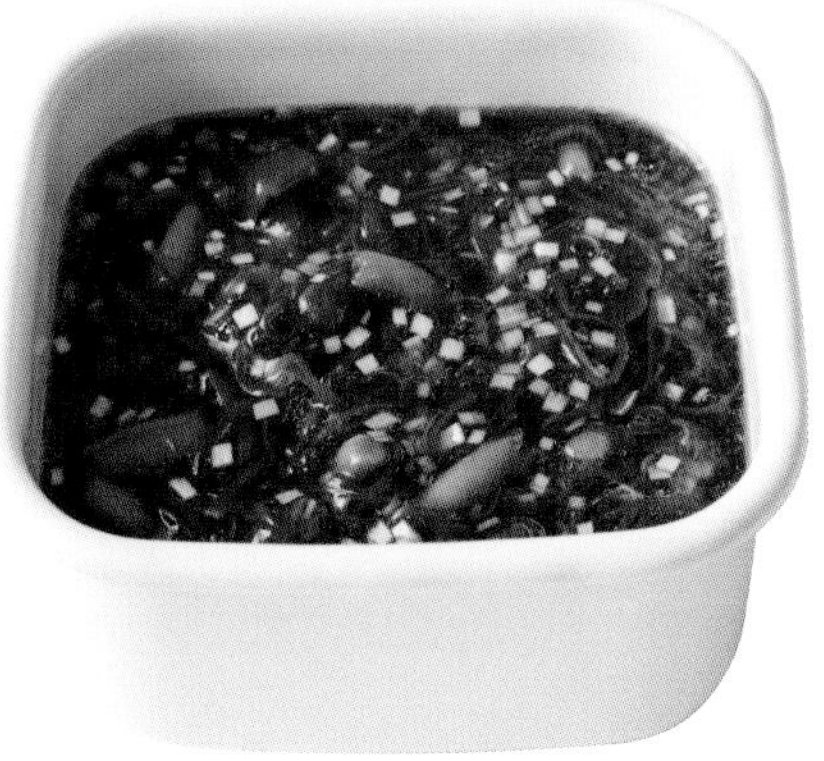

●材料（1カップ分）

なめこ　1袋（100g）

めかぶ（味つけなしのもの）　2パック（80g）

長ねぎ（みじん切り）　大さじ2

しょうゆ
みりん　}　大さじ1

ラー油
ごま油　}　小さじ1

★免疫力アップポイント★

なめこのぬめり成分・ムチンが粘膜を強化し、ウイルスから保護。めかぶのアルギン酸は腸を整え、フコイダンは免疫細胞を活性化。

●食べ方

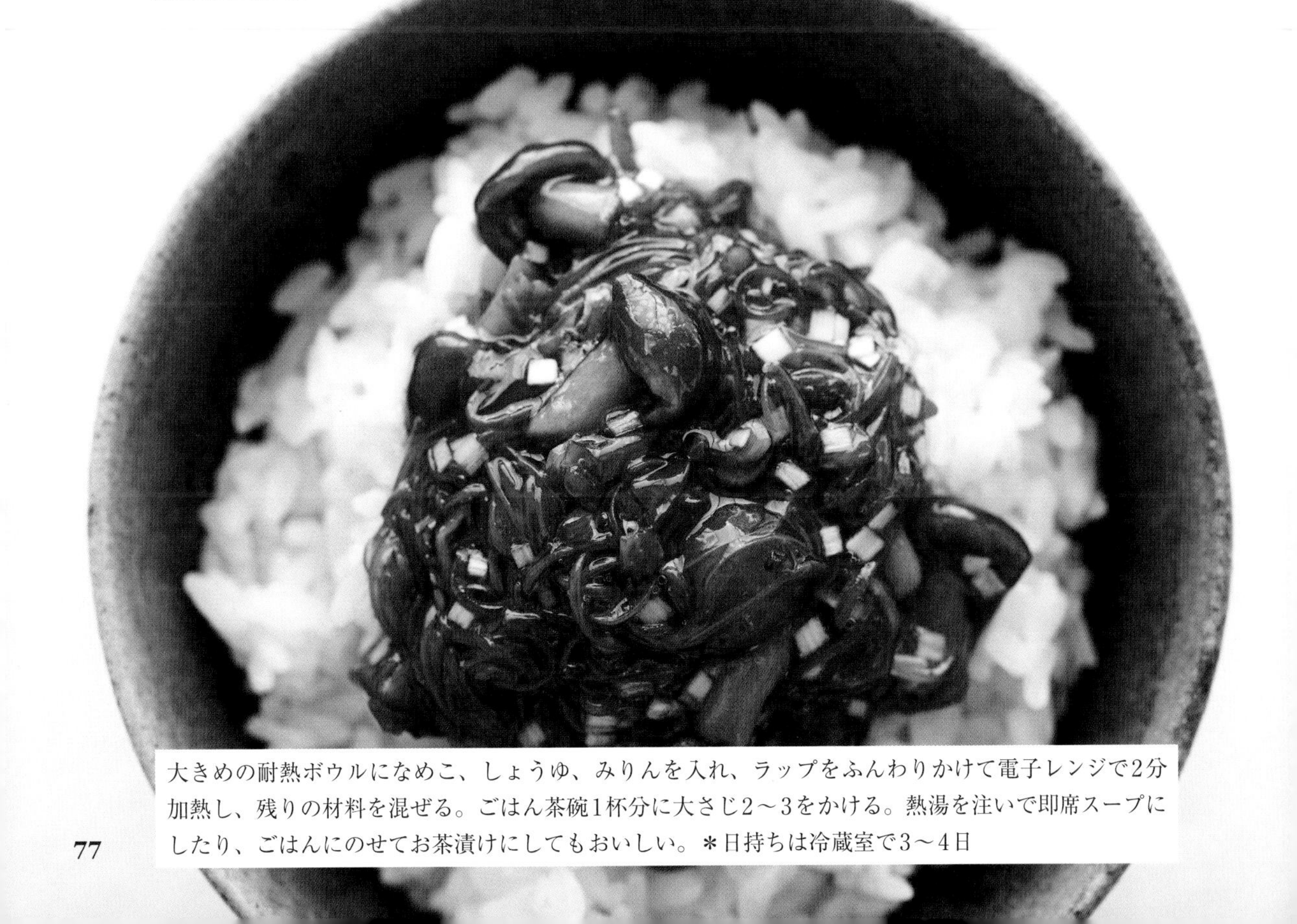

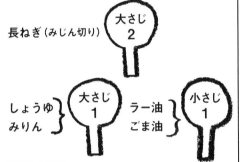

大きめの耐熱ボウルになめこ、しょうゆ、みりんを入れ、ラップをふんわりかけて電子レンジで2分加熱し、残りの材料を混ぜる。ごはん茶碗1杯分に大さじ2～3をかける。熱湯を注いで即席スープにしたり、ごはんにのせてお茶漬けにしてもおいしい。＊日持ちは冷蔵室で3～4日

わかめ塩麹だれ

しょうが、にんにくの風味が広がるあっさり味

どっさりのわかめが、塩麹のうまみで奥深い味わいに変身。
しょうがとにんにくで、パンチと香りもプラスしました。
あっさりとヘルシーな味わいで、いくらでも食べられます。

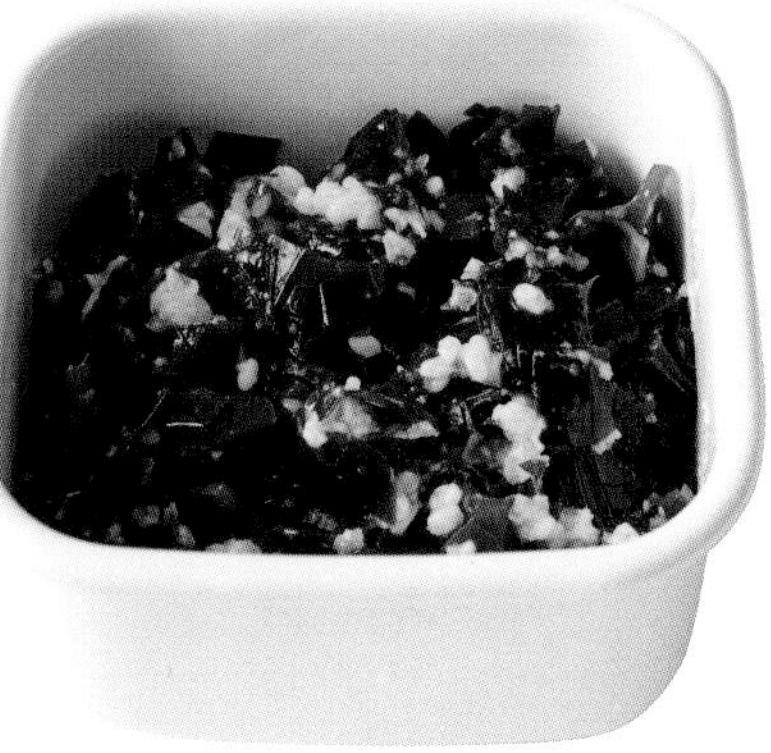

●材料（1カップ分）

塩蔵わかめ（水に5分つけて戻し、粗みじん切り）　50g

塩麹　大さじ2

しょうが（皮ごとすりおろす）　大さじ1

にんにく（すりおろす）　小さじ1

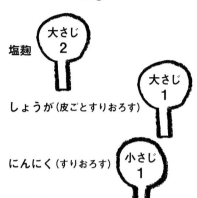

★免疫力アップポイント★

わかめのぬめり成分・アルギン酸とフコイダンが便秘を解消、免疫力を高め、がん細胞の増殖抑制にも効果があるとされています。

●食べ方

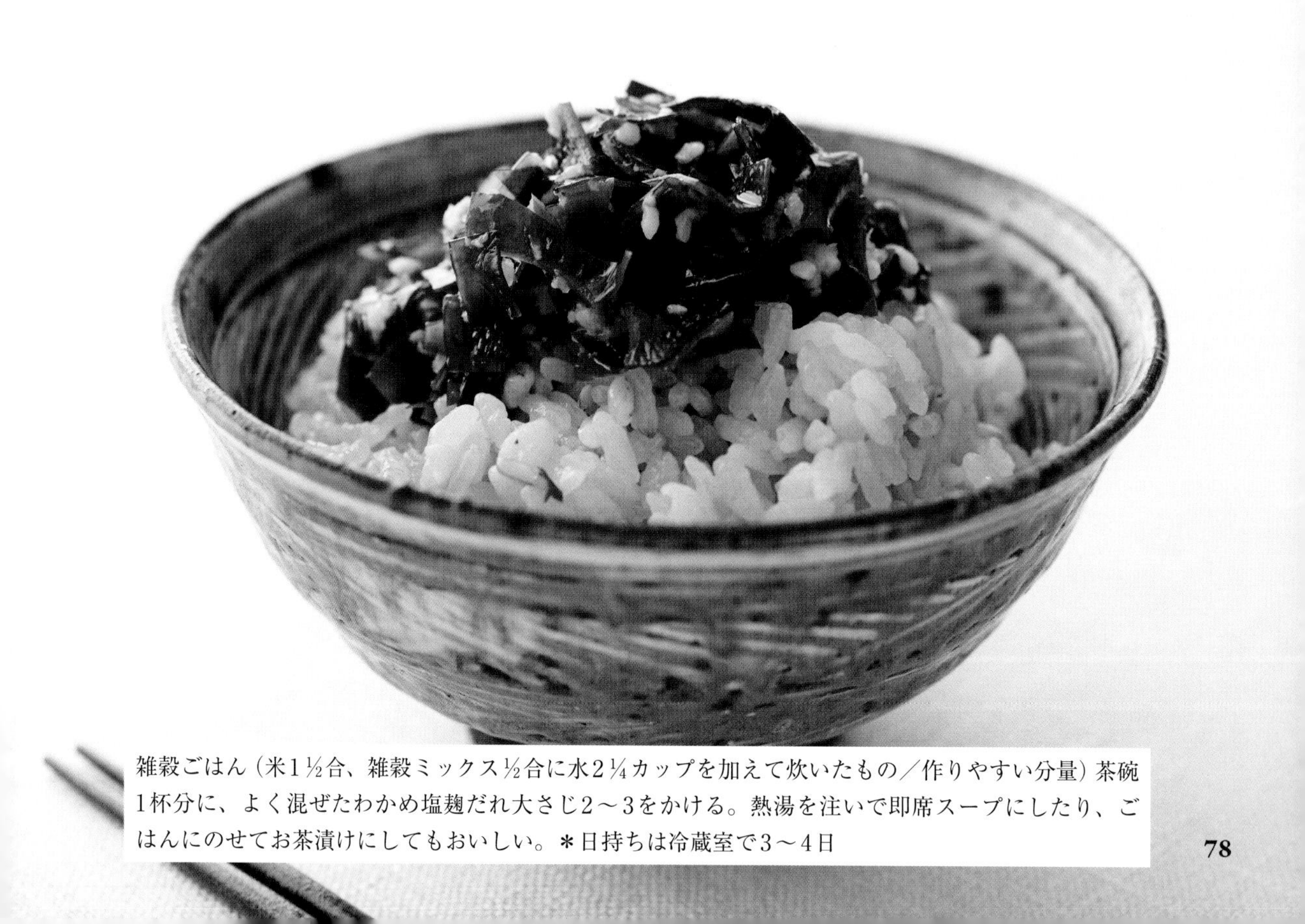

雑穀ごはん（米1½合、雑穀ミックス½合に水2¼カップを加えて炊いたもの／作りやすい分量）茶碗1杯分に、よく混ぜたわかめ塩麹だれ大さじ2～3をかける。熱湯を注いで即席スープにしたり、ごはんにのせてお茶漬けにしてもおいしい。＊日持ちは冷蔵室で3～4日

コクのある洋風味。不思議とごはんとベストマッチ

チーズアンチョビだれ

チーズの濃厚なコクに、アンチョビの塩けをきかせました。
玉ねぎとにんにくを加えることで、味にぐっと深みが出ます。
イタリアン風味ですが、ごはんとも相性抜群です。

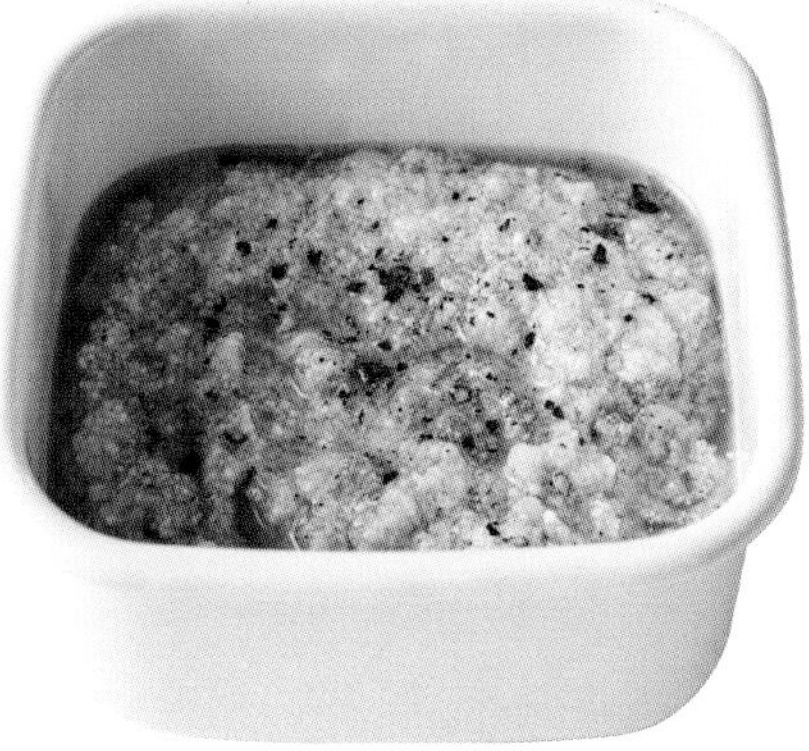

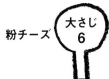

●材料（1カップ分）

- 粉チーズ　大さじ6
- アンチョビ（フィレ・みじん切り）　10枚（40g）
- 玉ねぎ（みじん切り）、オリーブ油　各大さじ3
- 白ワインビネガー（または酢）　大さじ1
- にんにく（すりおろす）　小さじ1
- 黒こしょう　少々

★免疫力アップポイント★

チーズの乳酸菌は、善玉菌の代表格。悪玉菌の増殖を抑え、腸内環境を整えて免疫細胞を強化。アンチョビ=いわしはDHA、EPAが脳を活性化し、血液をサラサラに。

●食べ方

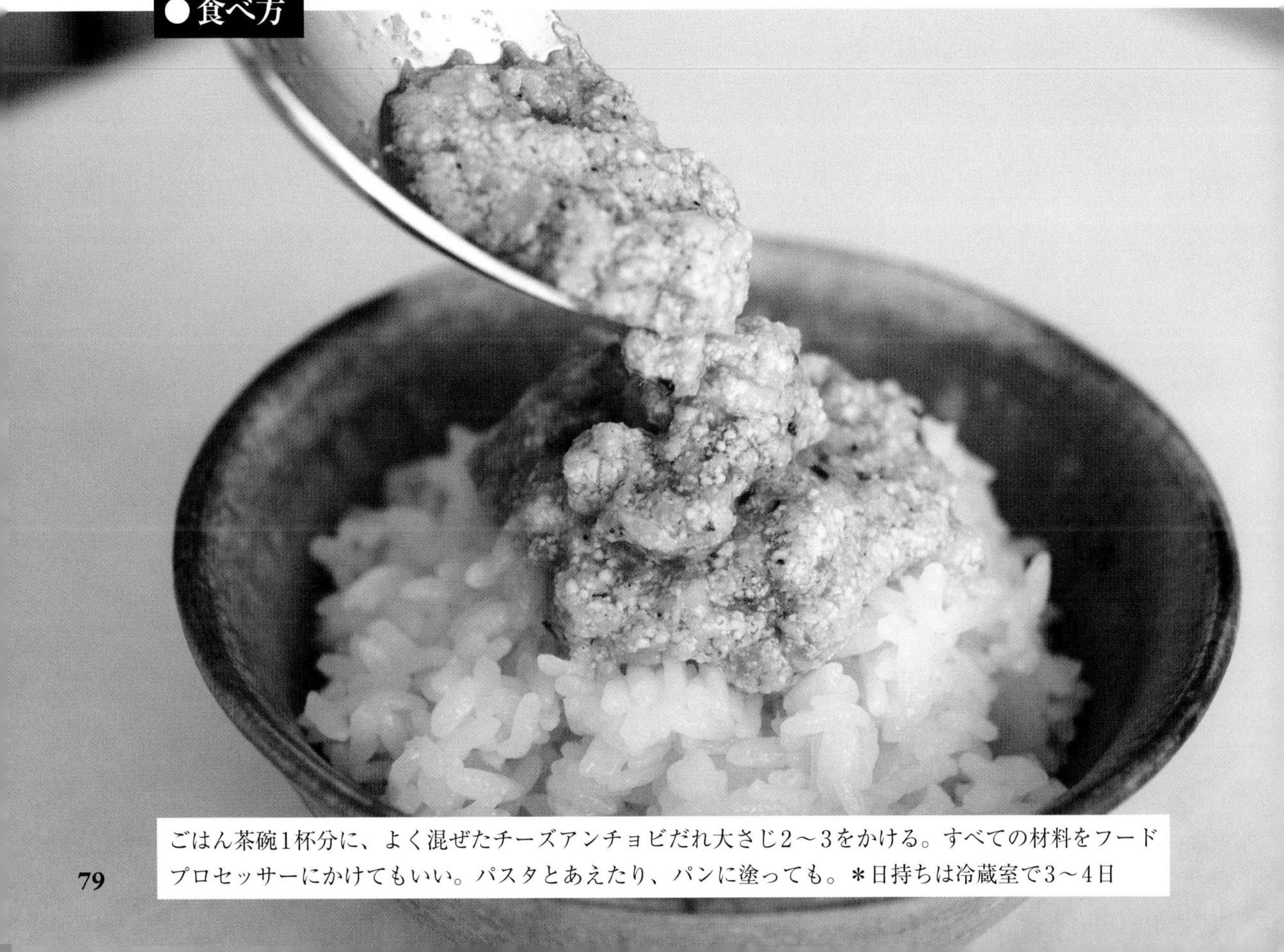

ごはん茶碗1杯分に、よく混ぜたチーズアンチョビだれ大さじ2〜3をかける。すべての材料をフードプロセッサーにかけてもいい。パスタとあえたり、パンに塗っても。＊日持ちは冷蔵室で3〜4日

みそヨーグルトだれ

ヨーグルトで軽さをプラス。肉もやわらかく！

肉なら漬けたまま冷凍すれば、やわらかく、おいしくなります。炒めものの味つけ、から揚げの下味つけにはもちろんのこと、鮭、ぶり、さば、かじきのほか、豆腐を漬けても美味です。

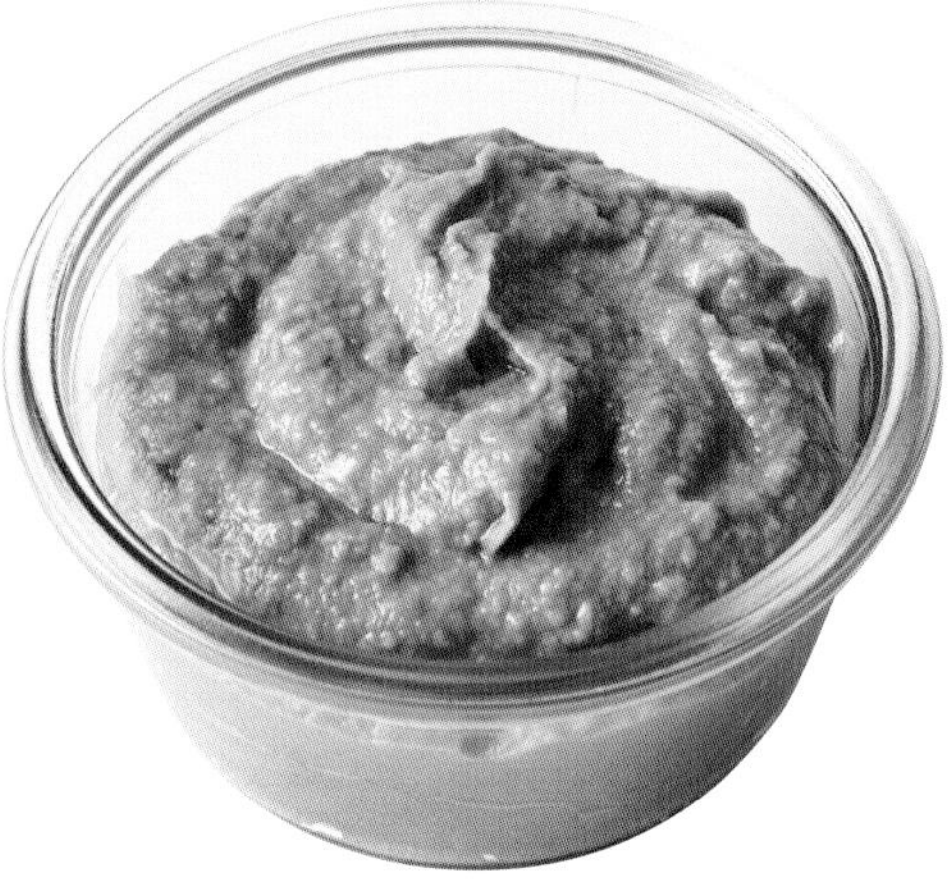

●材料（$1\frac{1}{2}$カップ分）

みそ
プレーンヨーグルト
} $\frac{3}{4}$カップ

しょうが（皮ごとすりおろす） 大さじ2

★免疫力アップポイント★

みそとヨーグルトのダブルの乳酸菌が、腸内の善玉菌を増やし、免疫細胞を活発に、アレルギーや肌荒れの改善にも役立ちます。ヨーグルトの豊富なカルシウムで、骨粗しょう症予防も。

●使い方

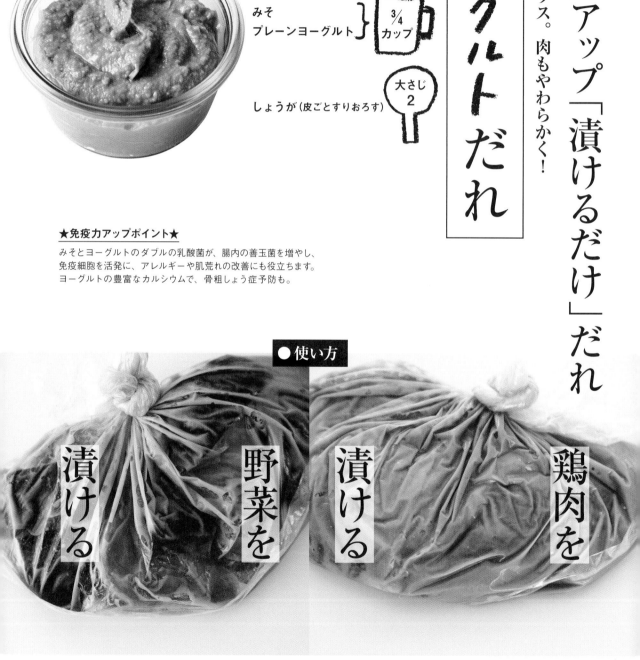

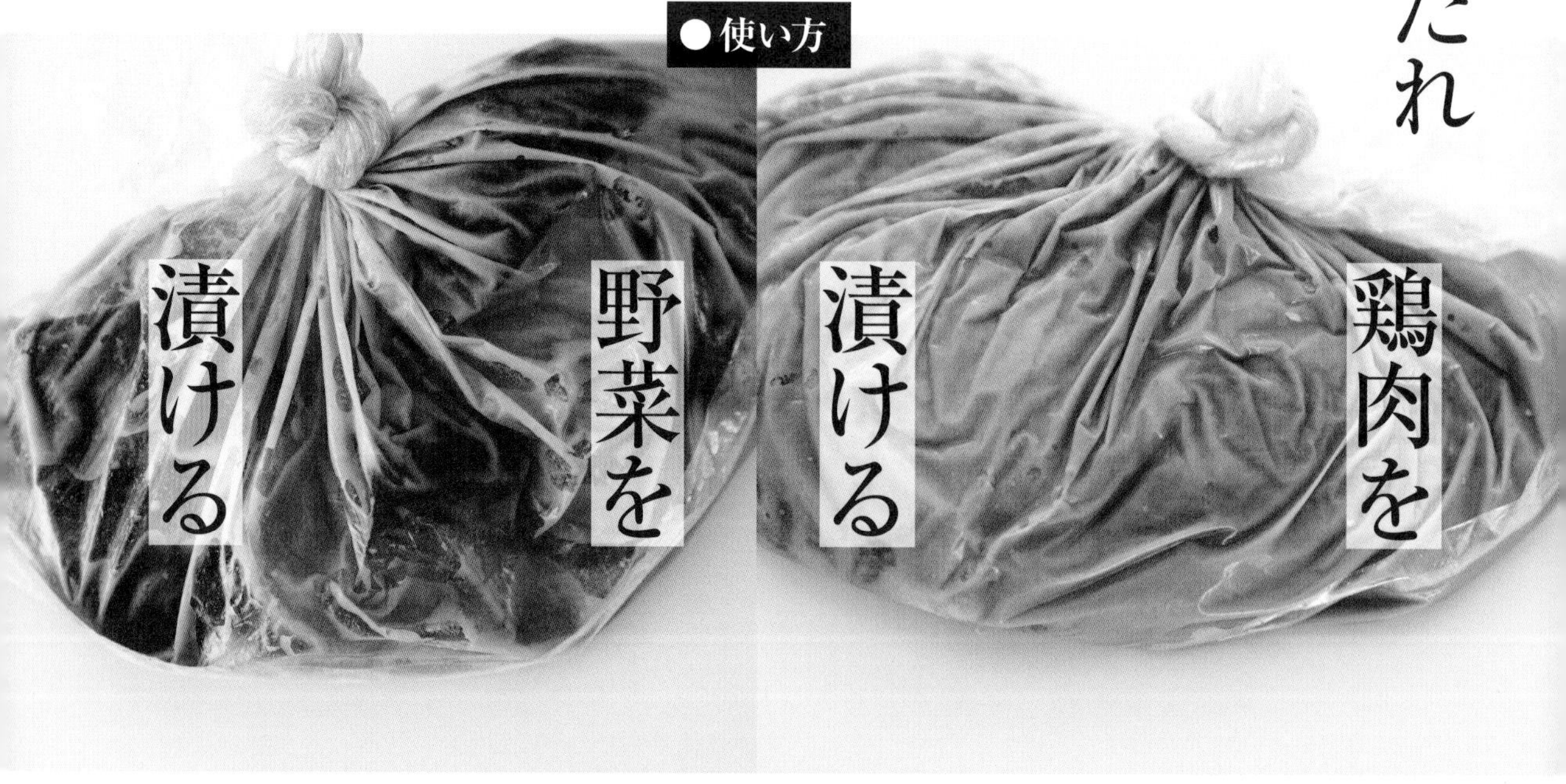

ポリ袋に肉または野菜、混ぜたたれを入れてからめ、空気を抜いて口を閉じ、冷蔵室でひと晩（野菜は3時間）以上おく。＊たれの日持ちは冷蔵室で約2週間

鶏むね肉のみそ漬け焼き

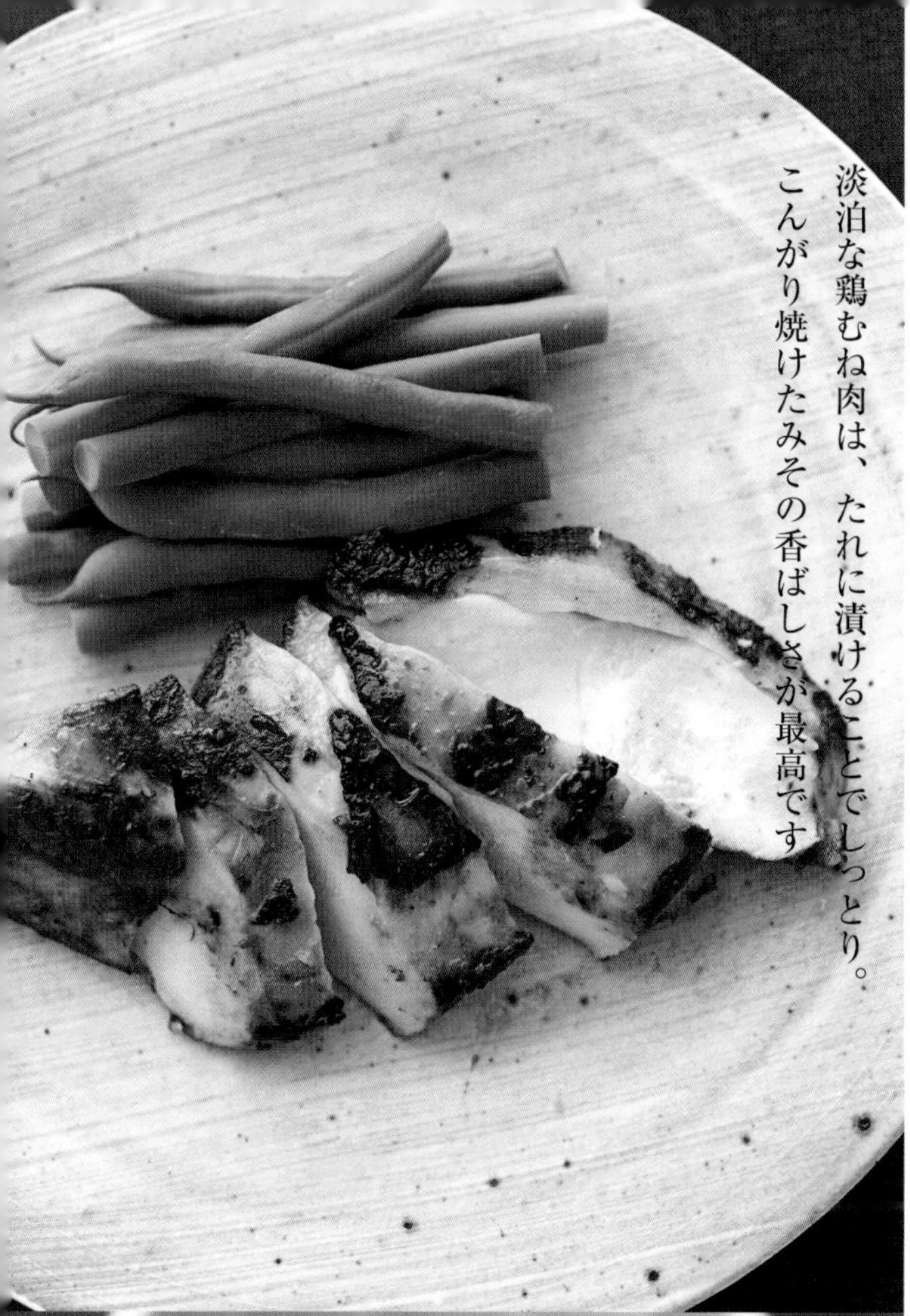

淡泊な鶏むね肉は、たれに漬けることでしっとり。
こんがり焼けたみその香ばしさが最高です。

●材料（2人分）

鶏むね肉（皮目をフォークで刺し、
手でたたいて厚みを均一にする）
…1枚（200g）
みそヨーグルトだれ…大さじ4
サラダ油…大さじ½
いんげん（熱湯でゆで、
長さを半分に切る）…10本

●作り方

① ポリ袋に鶏肉、
たれを入れてからめ、
空気を抜いて口を閉じ、
冷蔵室でひと晩（～3日）おく。

② フライパンにサラダ油を熱し、
❶のみそをぬぐって入れ、
中火で両面を4分ずつ焼く。
食べやすく切り、
いんげんを添える。

にんじんとパプリカのみそ漬け

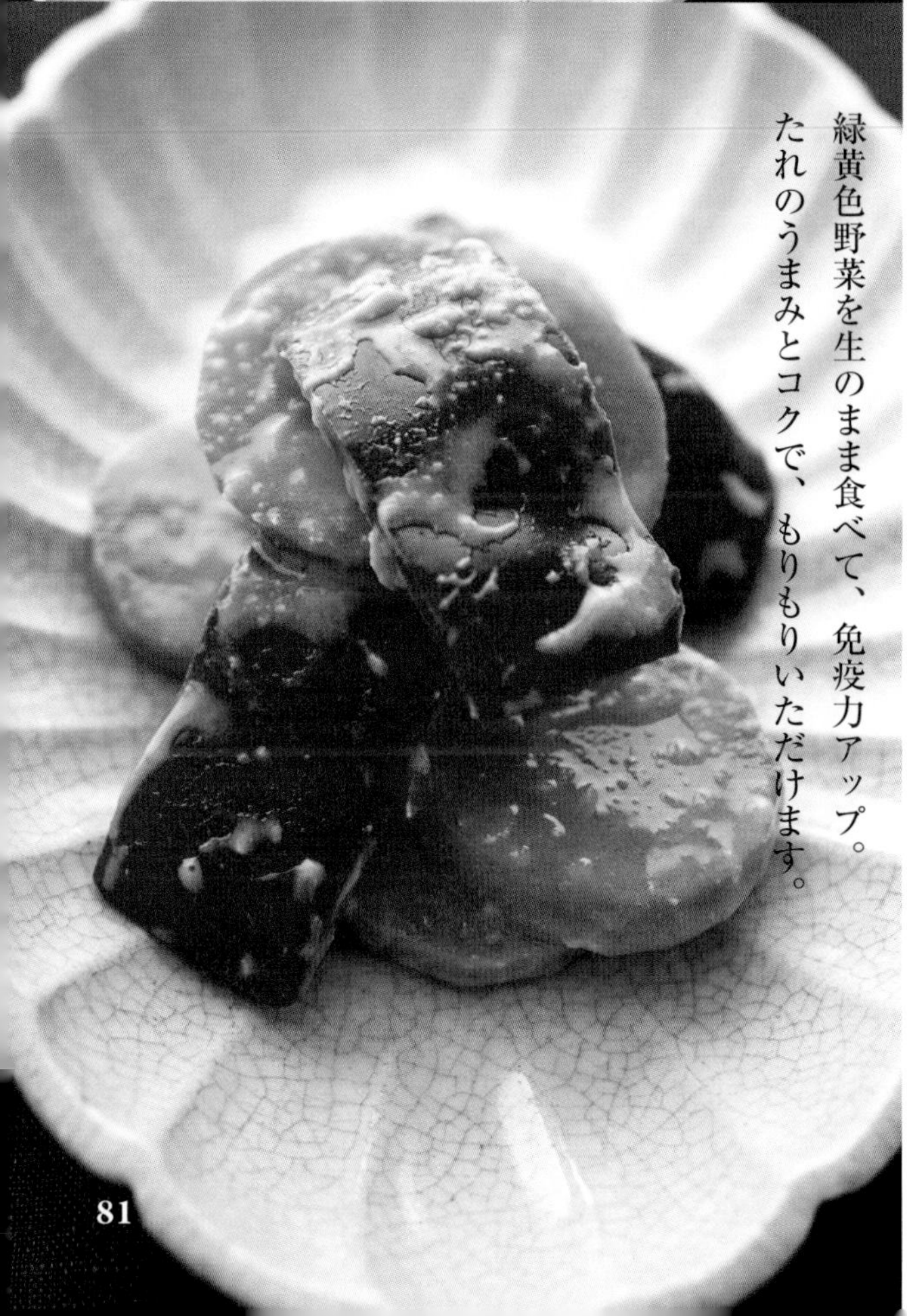

緑黄色野菜を生のまま食べて、免疫力アップ。
たれのうまみとコクで、もりもりいただけます。

●材料（2人分）

にんじん（7～8mm幅の輪切り）
…½本
パプリカ（赤・食べやすく切る）
…½個
みそヨーグルトだれ…大さじ2

●作り方

① ポリ袋に材料を
すべて入れてからめ、
空気を抜いて口を閉じ、
冷蔵室で3時間（～3日）おく。

甘酒しょうがだれ

ほのかな甘みに、しょうがの香りが抜群によく合う

米に米麹を加えて発酵させた甘酒は、自然な甘みが大きな魅力。
しょうがの香りが広がる、ほんのりとした甘さのたれは、
鶏肉や魚を漬けたり、あえもののあえごろもにしても。

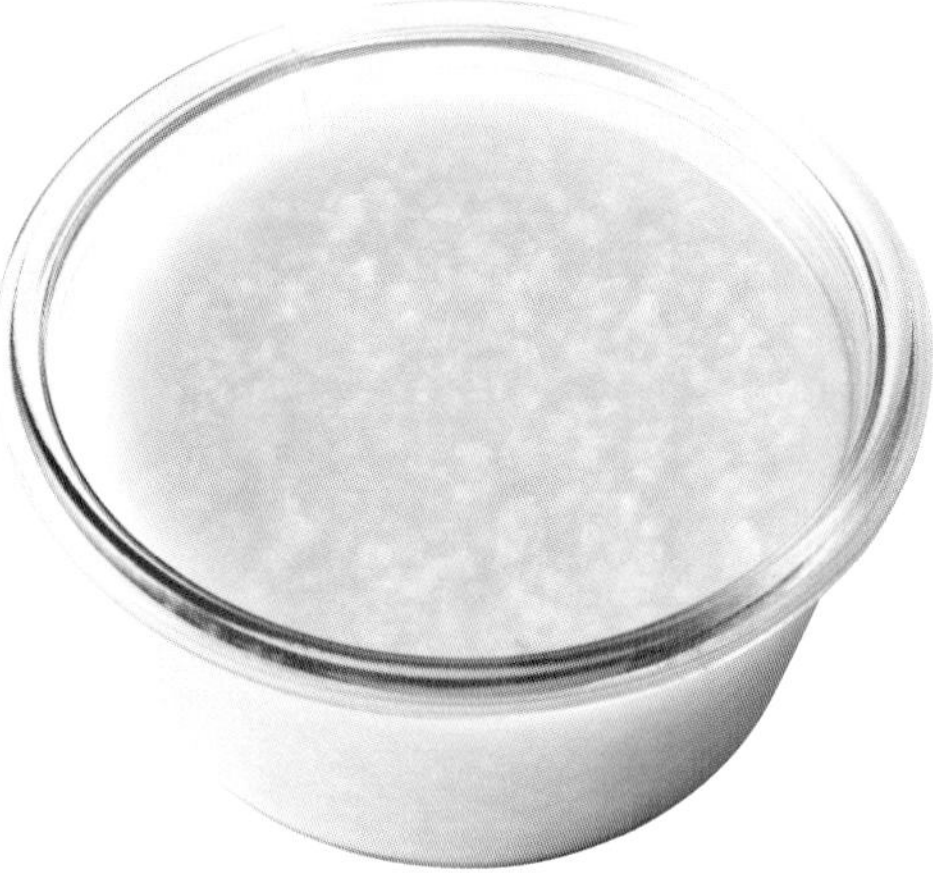

●材料（1½カップ分）

甘酒
（米麹タイプ・ストレート）

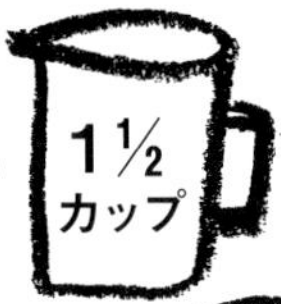

しょうが（皮ごとすりおろす）
塩

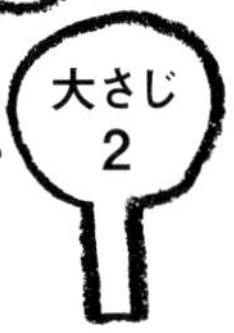

★免疫力アップポイント★

甘酒の食物繊維とオリゴ糖が、腸の善玉菌を活性化、麹菌が腸内環境を整え、免疫機能を向上させます。しょうがで抗酸化（＝老化防止）・殺菌・からだ温め作用、食欲増進効果もあります。

●使い方

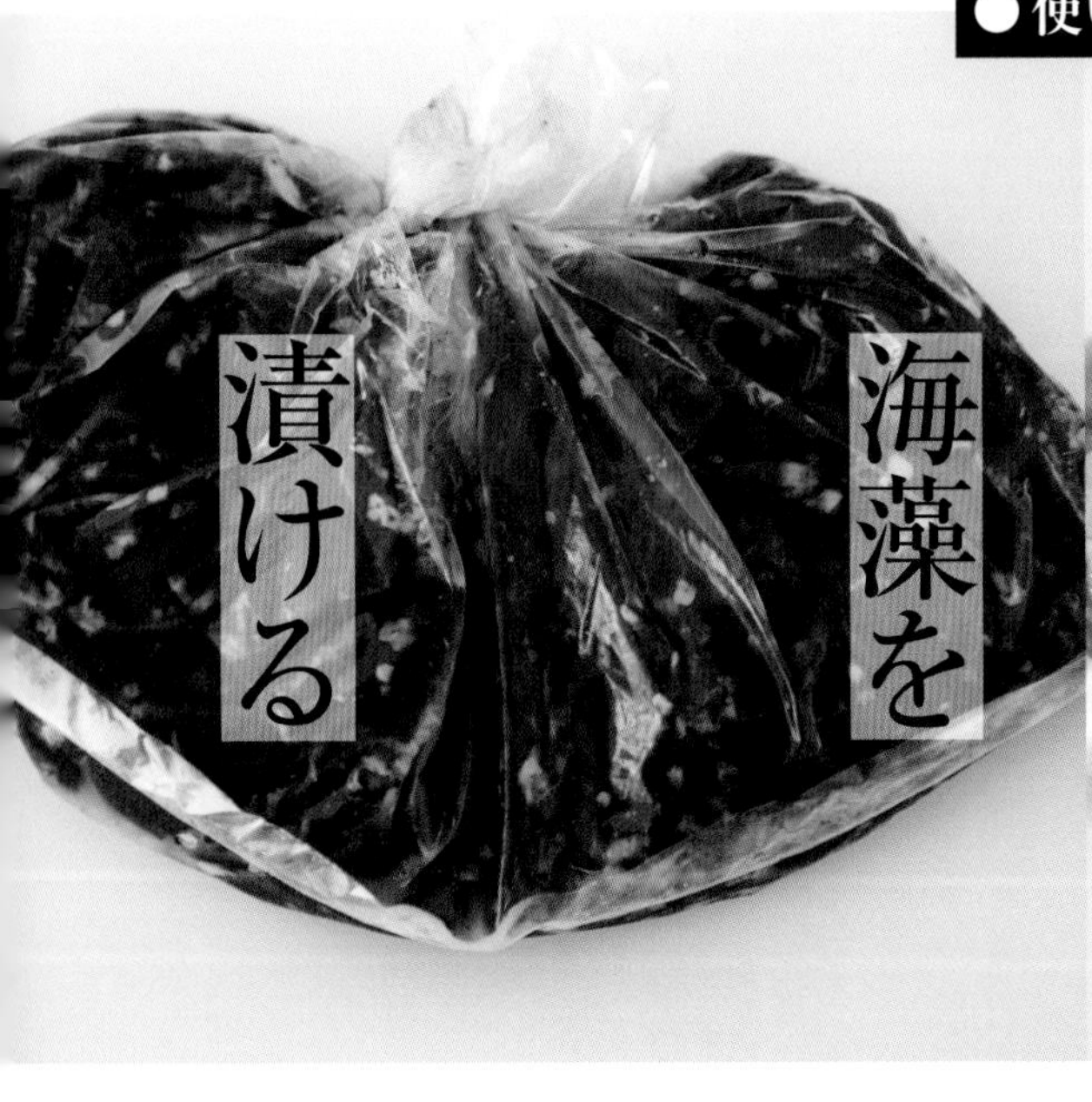

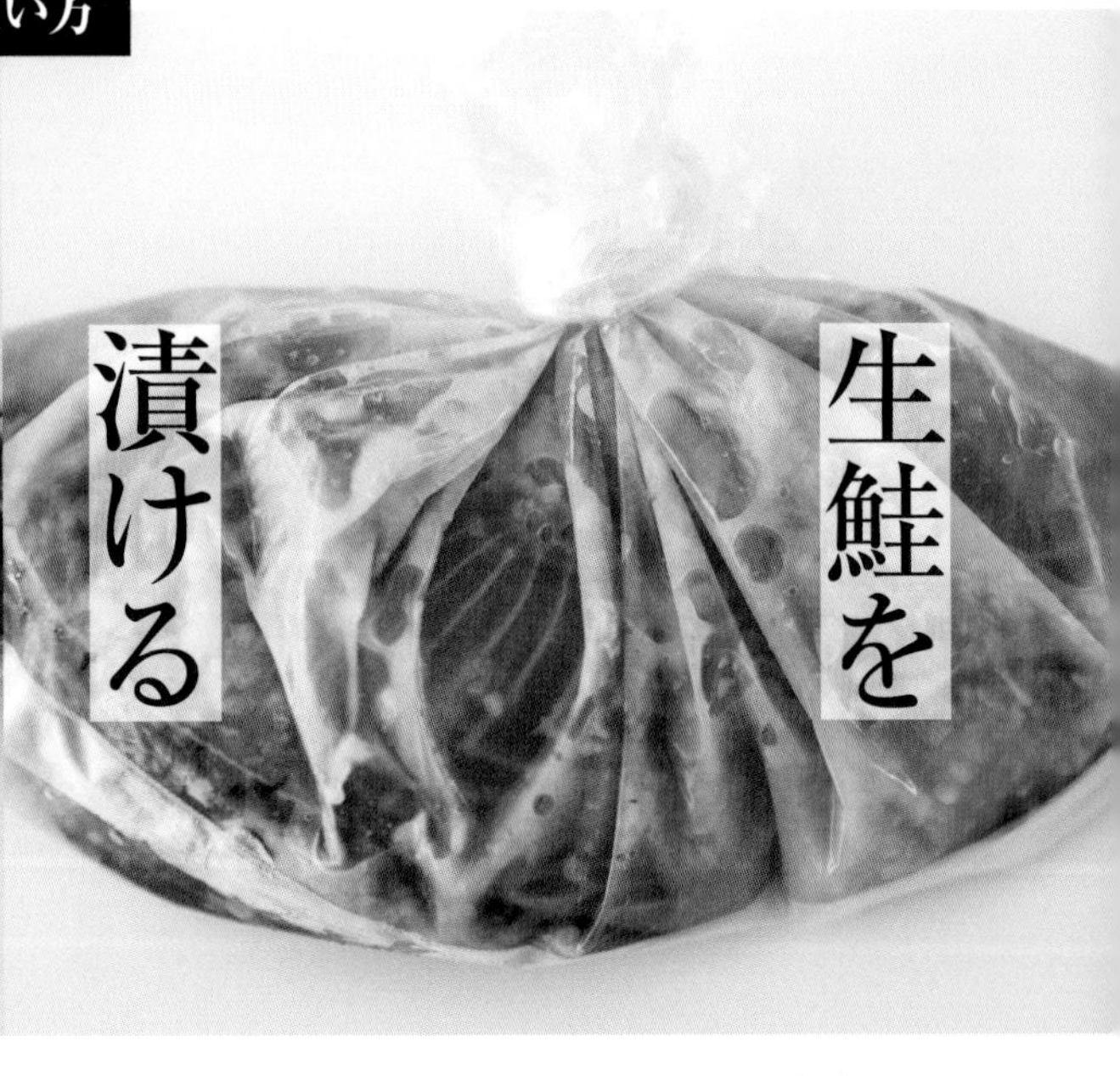

ポリ袋に魚または海藻、混ぜたたれを入れてからめ、空気を抜いて口を閉じ、冷蔵室でひと晩（海藻は3時間）以上おく。＊たれの日持ちは冷蔵室で約2週間

鮭の甘酒漬け焼き

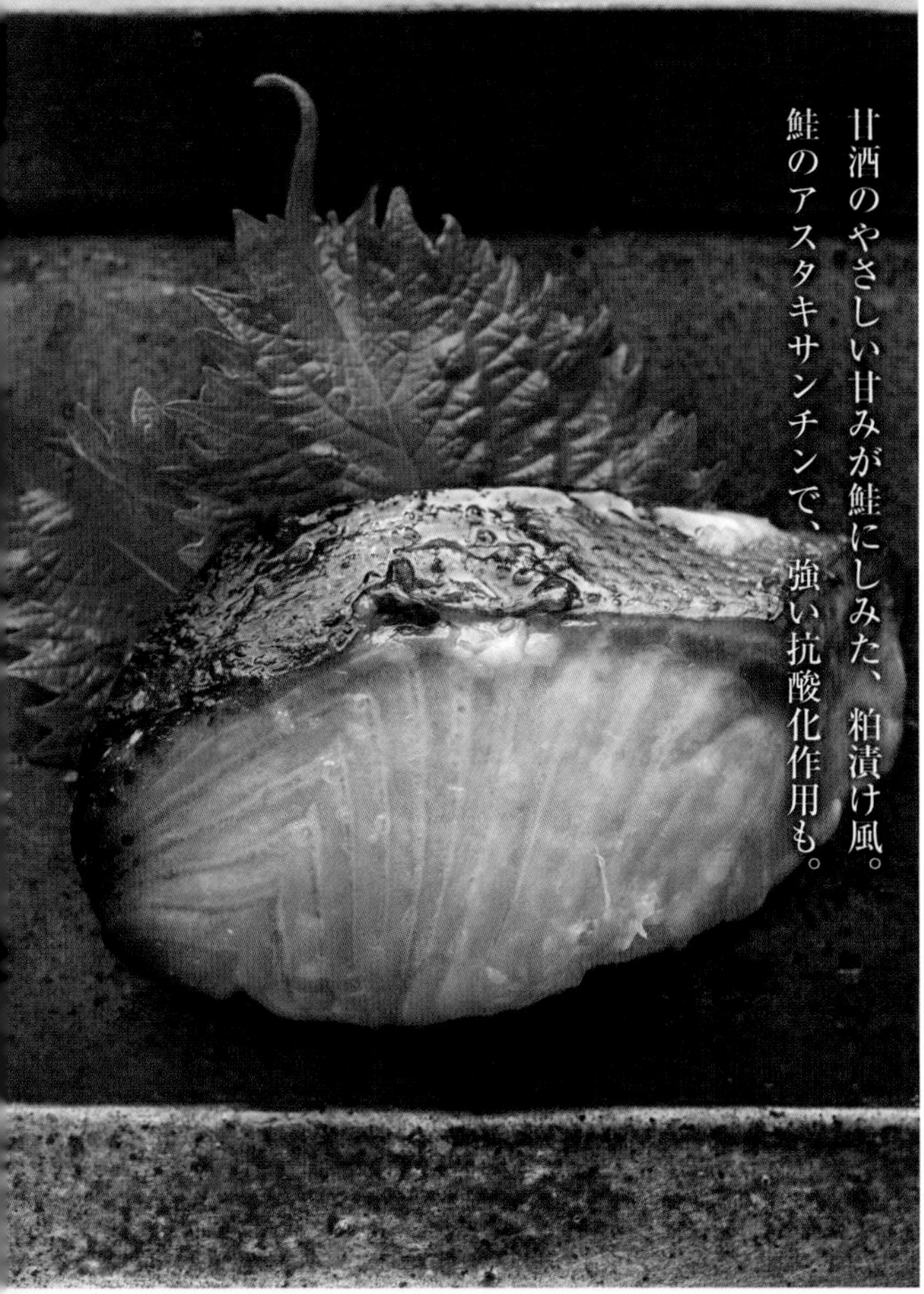

甘酒のやさしい甘みが鮭にしみた、粕漬け風。
鮭のアスタキサンチンで、強い抗酸化作用も。

●材料（2人分）

生鮭の切り身 … 2枚（200g）
甘酒しょうがだれ … 大さじ3
青じそ … 4枚

●作り方

1. ポリ袋に鮭、たれを入れてからめ、空気を抜いて口を閉じ、冷蔵室でひと晩（〜3日）おく。
2. 魚焼きグリルの弱めの中火で6〜7分焼き、青じそを添える。

わかめとひじきの甘酒漬け

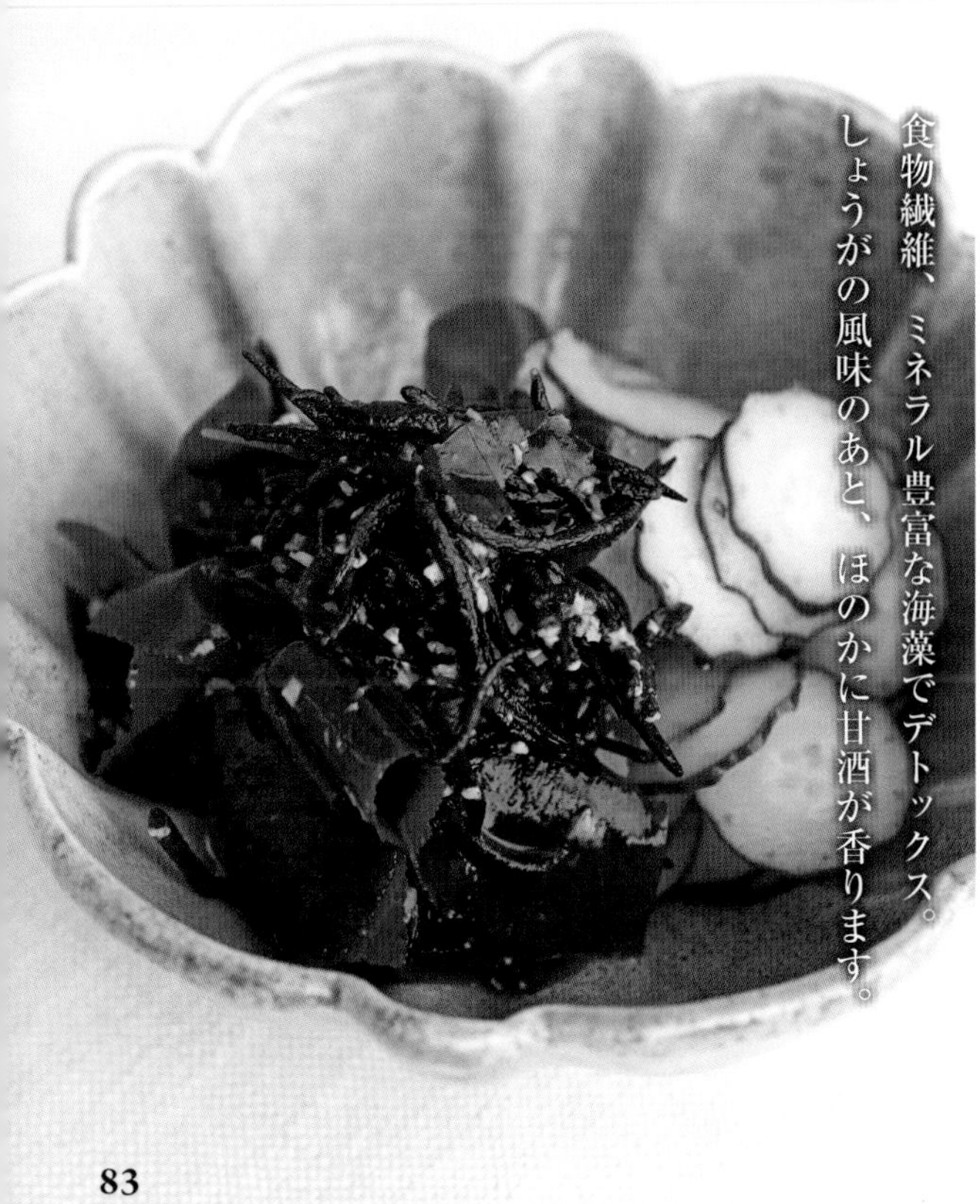

食物繊維、ミネラル豊富な海藻でデトックス。
しょうがの風味のあと、ほのかに甘酒が香ります。

●材料（2人分）

塩蔵わかめ（水に5分つけて戻し、ひと口大に切る）… 30g
芽ひじき（乾燥・たっぷりの水につけて戻し、熱湯で3分ゆでて湯をきる）… 大さじ2（6g）
甘酒しょうがだれ … 大さじ2
きゅうり（小口切り）… ½本

●作り方

1. ポリ袋にきゅうり以外を入れてからめ、空気を抜いて口を閉じ、冷蔵室で3時間（〜3日）おく。
2. 器に盛り、きゅうりを添える。

コクのある酸味に、玉ねぎとにんにくでパンチをプラス

黒酢玉ねぎだれ

黒酢ならではのまろやかな酸味、甘みが口いっぱいに広がって、
玉ねぎの香りがアクセントに。手羽先や手羽元を煮たり、
炒めものの味つけ、から揚げの下味に使うのもおすすめです。

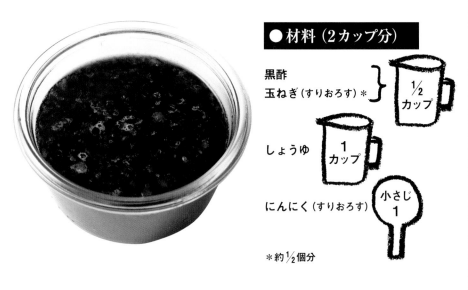

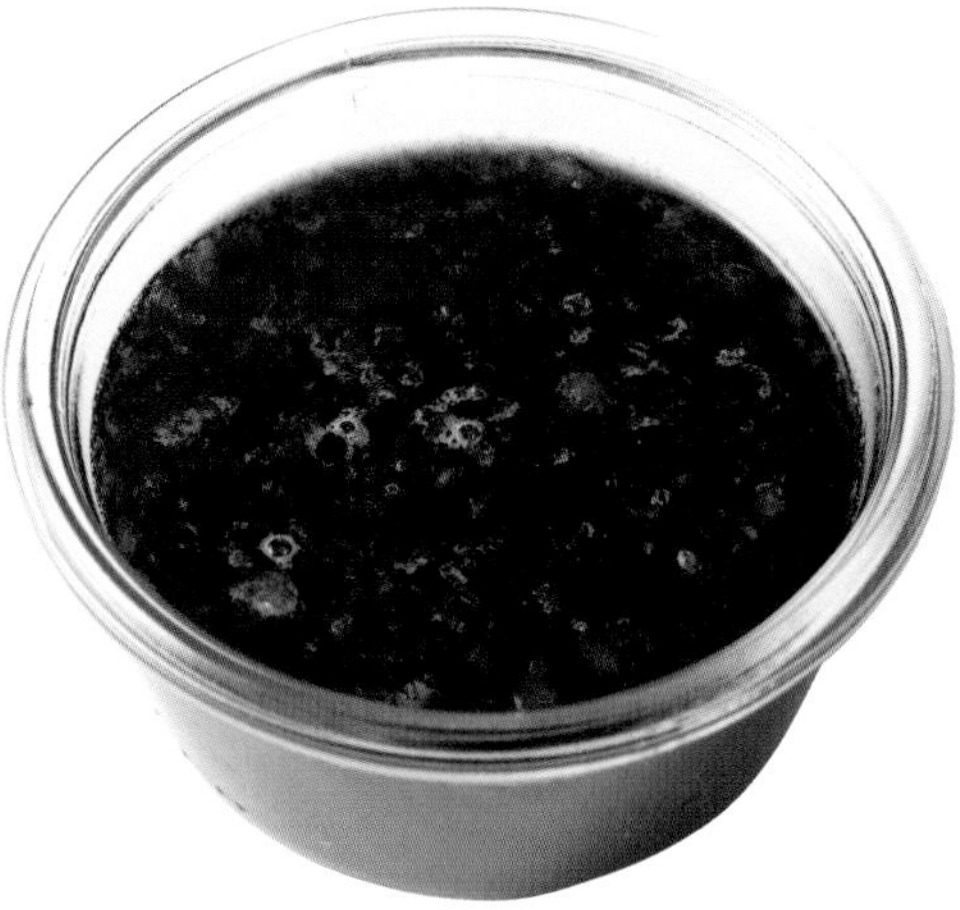

●材料（2カップ分）

- 黒酢
- 玉ねぎ（すりおろす）＊
  }1/2カップ
- しょうゆ　1カップ
- にんにく（すりおろす）　小さじ1

＊約1/2個分

★免疫力アップポイント★

腸を元気にして免疫力を上げる発酵食品であり、クエン酸、酢酸、アミノ酸が、疲労回復や病気予防にも役立つ酢。中でも黒酢はもっとも多いアミノ酸を含み、ビタミンB群やミネラル豊富な最強食材。

●使い方

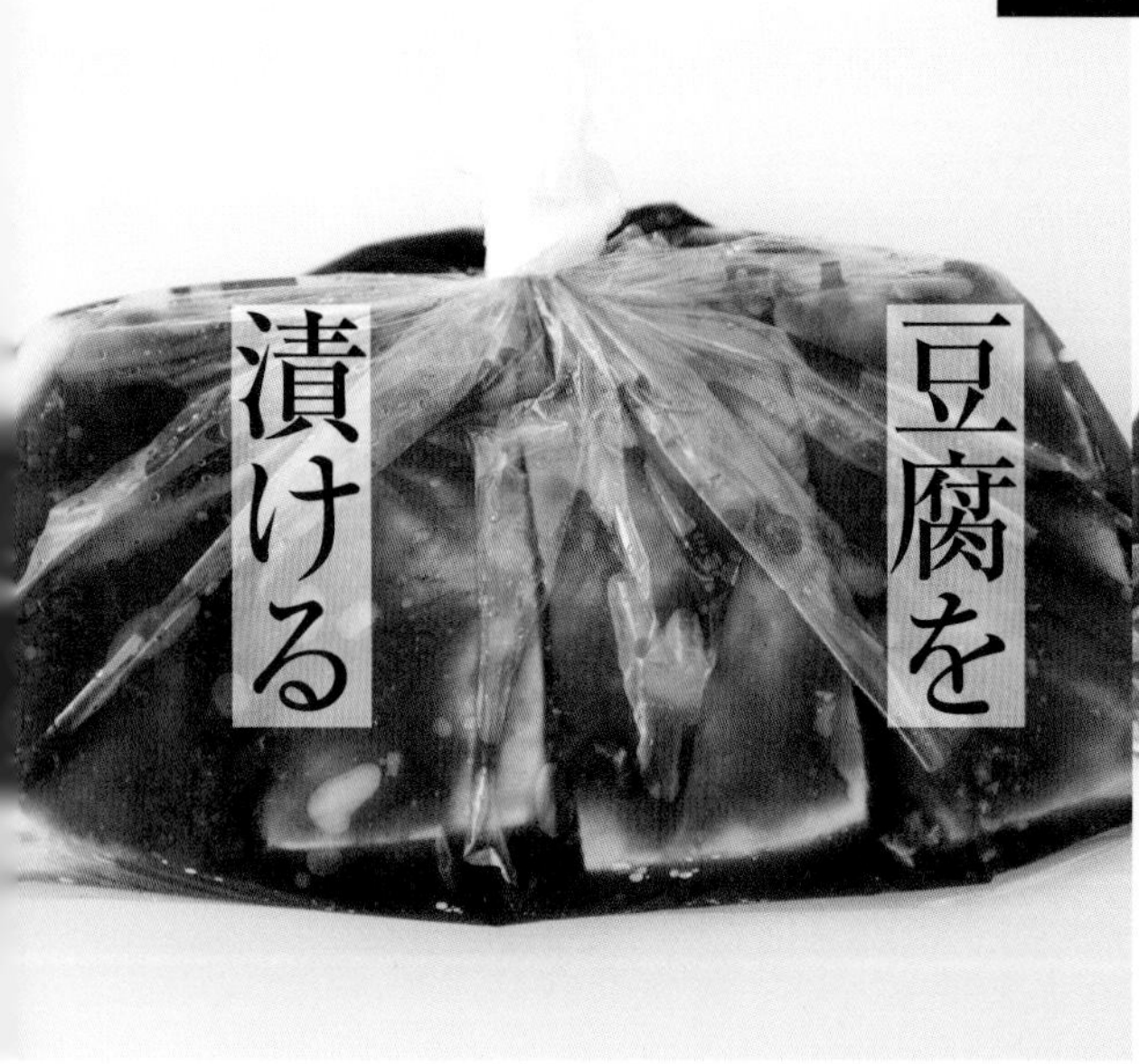

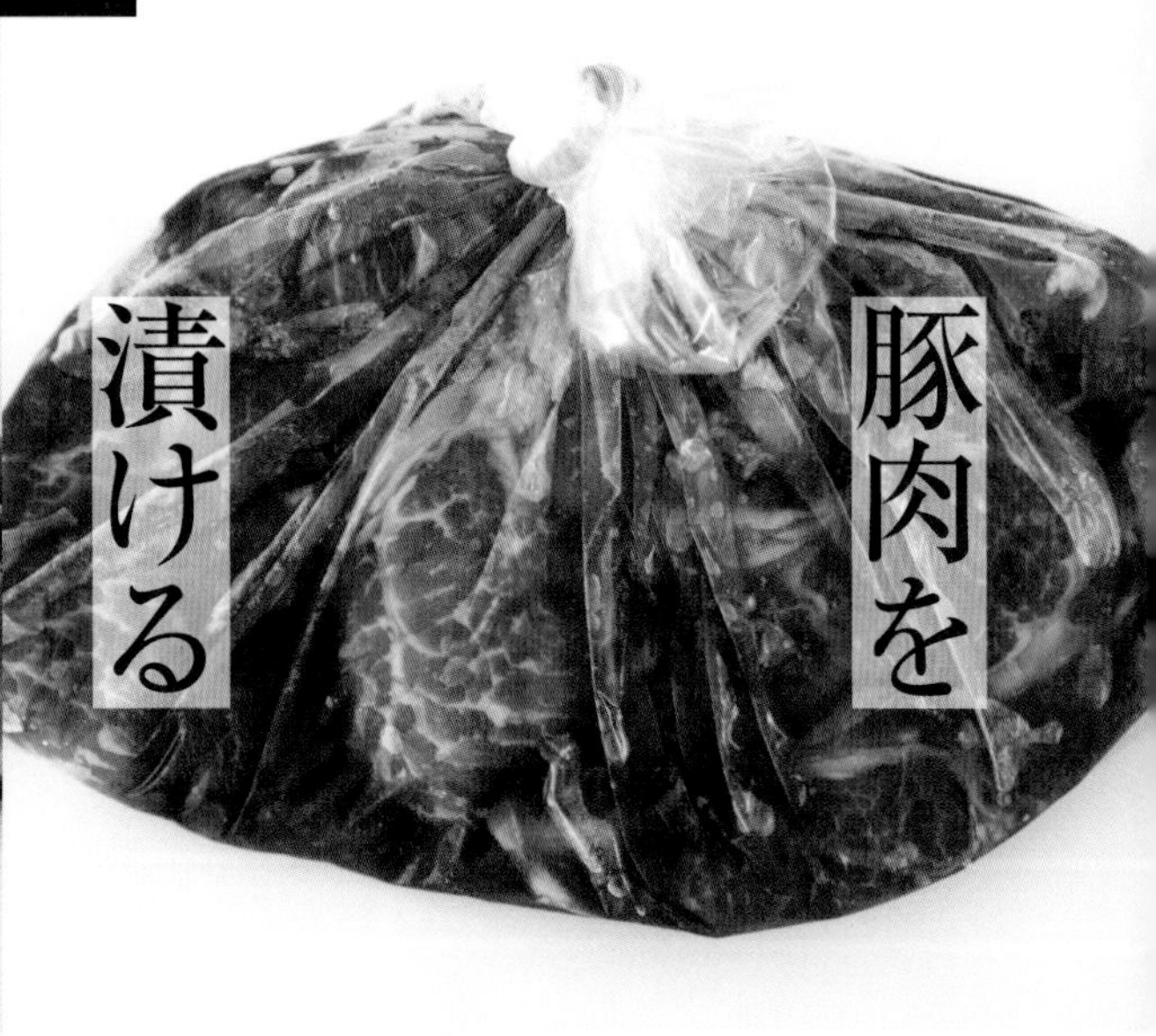

ポリ袋に肉または豆腐、混ぜたたれを入れてからめ、空気を抜いて口を閉じ、冷蔵室でひと晩（豆腐は3時間）以上おく。＊たれの日持ちは冷蔵室で約2週間

豚肉の黒酢漬け焼き

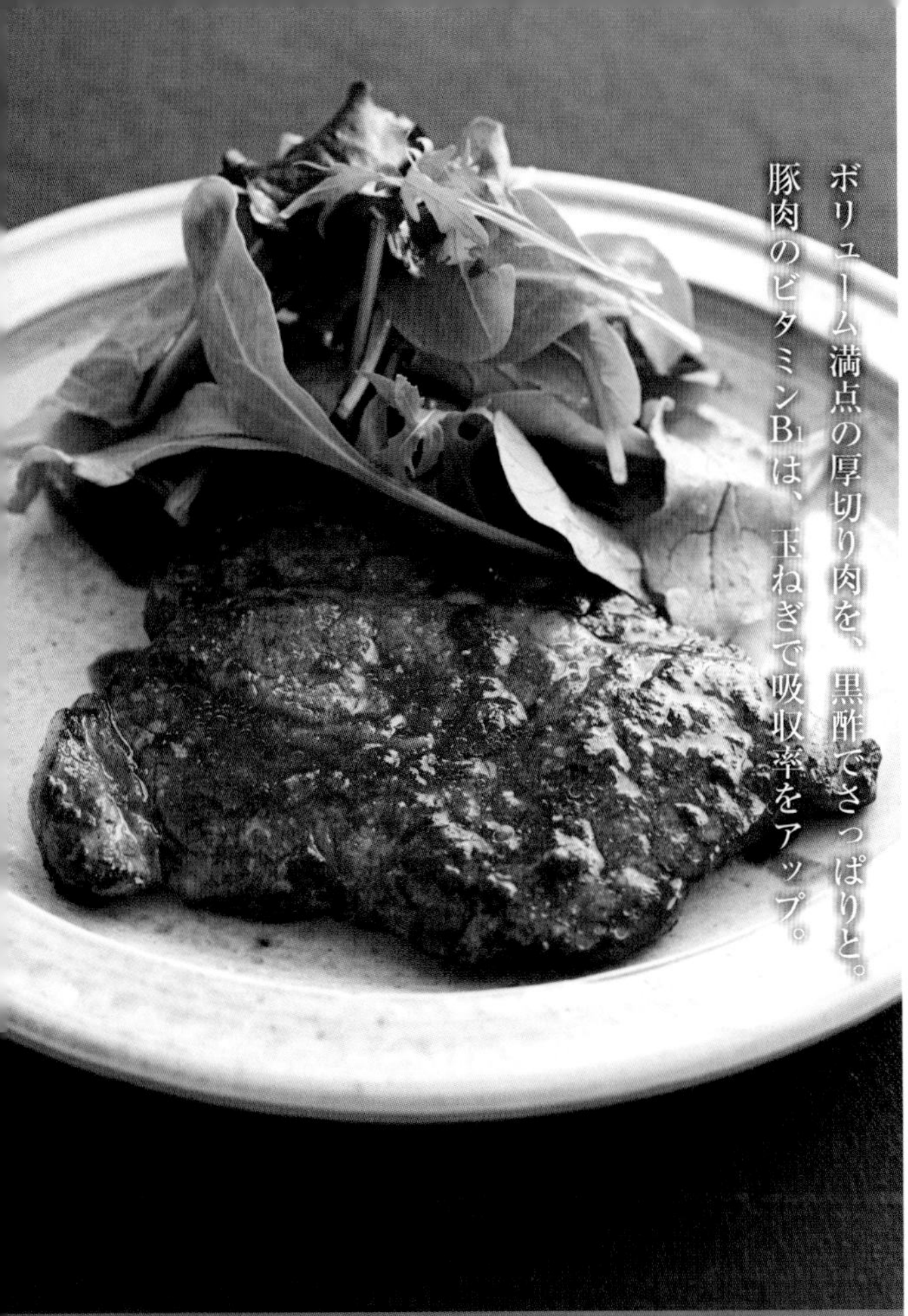
ボリューム満点の厚切り肉を、黒酢でさっぱりと。
豚肉のビタミンB_1は、玉ねぎで吸収率をアップ。

●材料（2人分）

豚肩ロース肉（とんかつ用）
…2枚（200g）
黒酢玉ねぎだれ … 大さじ3
サラダ油 … 大さじ½
ベビーリーフ（あれば）… 適量

●作り方

1. ポリ袋に豚肉、たれを入れてからめ、空気を抜いて口を閉じ、冷蔵室でひと晩（～3日）おく。
2. フライパンにサラダ油を熱し、❶の汁けをきって入れ、中火で両面を2～3分ずつ焼く。ベビーリーフを添える。

豆腐の黒酢漬け

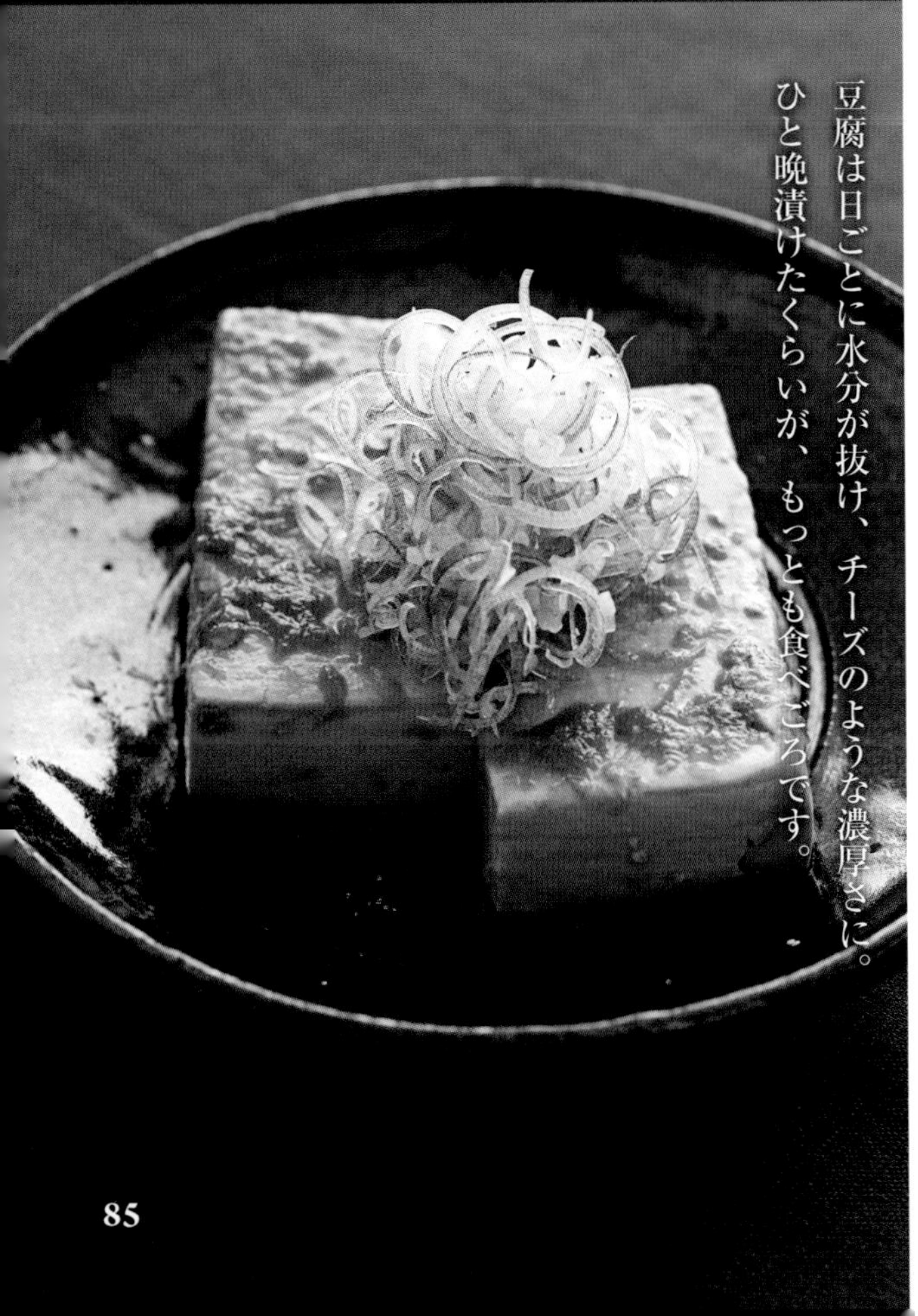
豆腐は日ごとに水分が抜け、チーズのような濃厚さに。
ひと晩漬けたくらいが、もっとも食べごろです。

●材料（2人分）

木綿豆腐（長さを4等分に切る）
…1丁（300g）
黒酢玉ねぎだれ … 大さじ4
みょうが（小口切り）… 1本

●作り方

1. ポリ袋に豆腐、たれを入れてからめ、空気を抜いて口を閉じ、冷蔵室で3時間（～3日）おく。
2. 器に盛り、みょうがをのせる。

塩麹長ねぎだれ

濃厚なうまみに、長ねぎとごま油でコクも十分

うまみたっぷりの塩麹に、どっさりの長ねぎとごま油で香りをつけたうま塩味のたれです。肉の下味や炒めもの、ナムルの味つけ、野菜を漬けてもよく合うし、炊き込みごはんをこれで味つけしても。

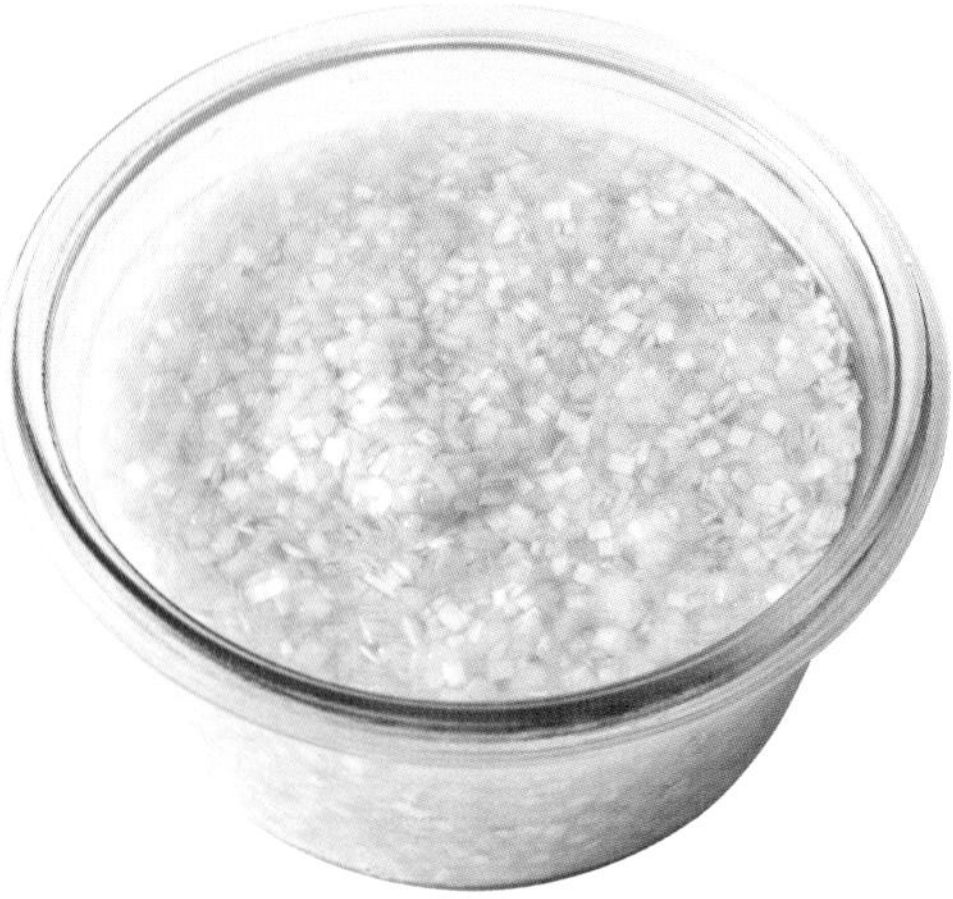

●材料（1½カップ分）

塩麹　1カップ

長ねぎ（みじん切り）　1本

ごま油　大さじ3

★免疫力アップポイント★

ビタミンB群が豊富な発酵食品・塩麹には、疲労回復効果が。ビタミンB_2とB_6が皮膚や粘膜の健康を保持し、ウイルスを撃退して美肌効果も。麹菌が腸内環境を整え、免疫機能を高めます。

●使い方

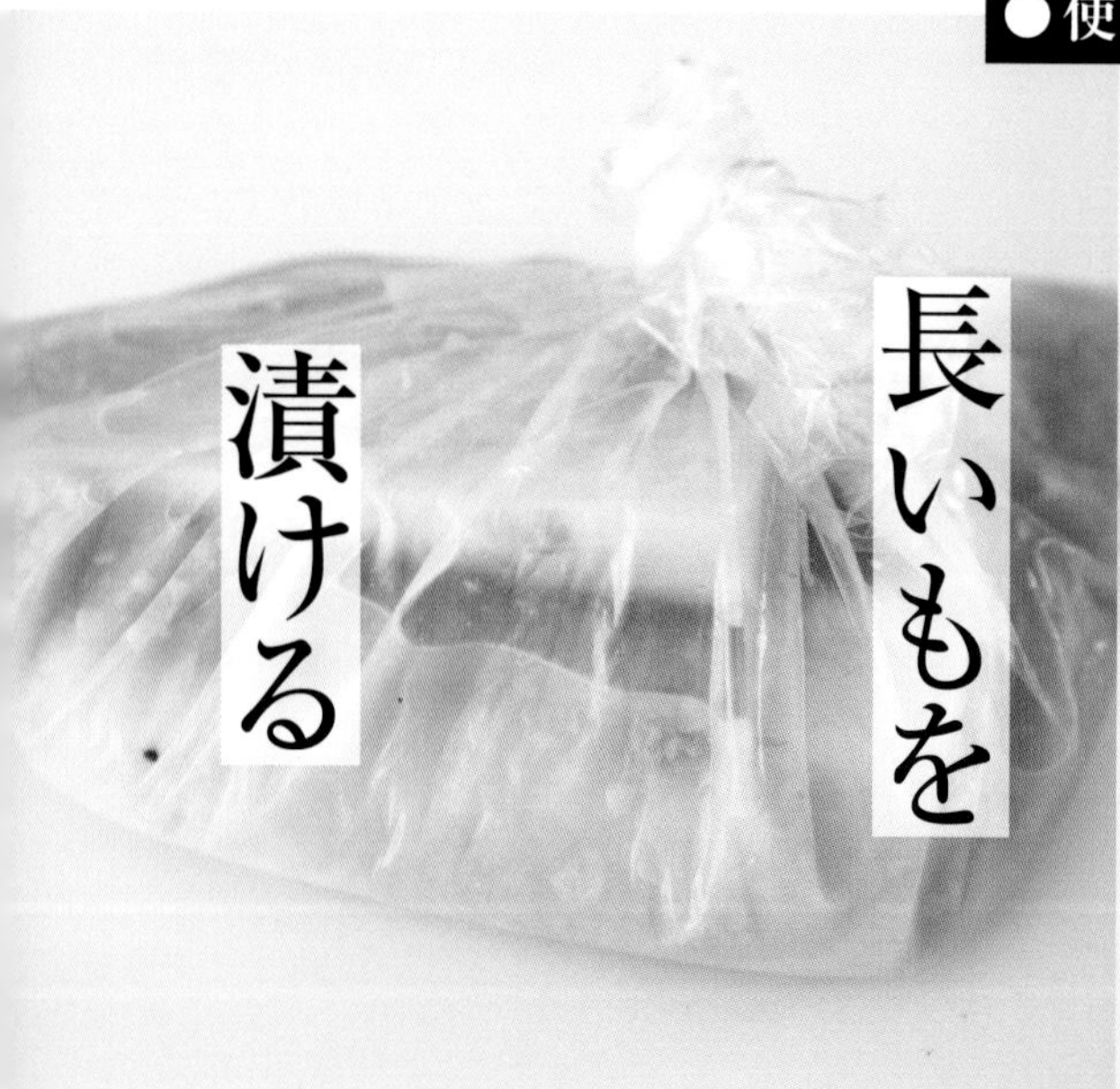

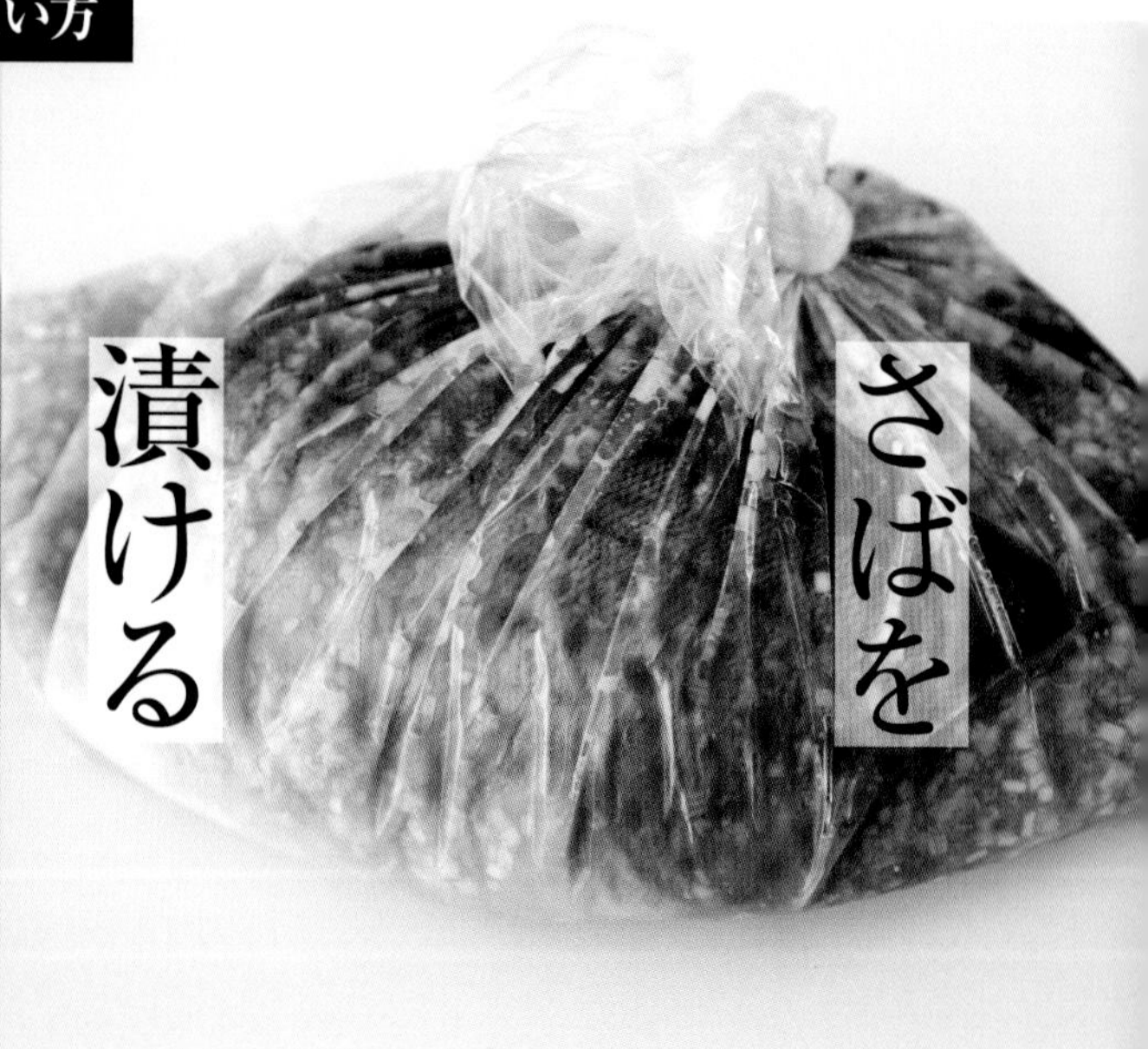

ポリ袋に魚または野菜、混ぜたたれを入れてからめ、空気を抜いて口を閉じ、冷蔵室でひと晩（野菜は3時間）以上おく。＊たれの日持ちは冷蔵室で約2週間

さばの塩麹漬け焼き

青魚のさば特有のにおいを、長ねぎで風味よく。
塩麹だれで、うまみたっぷりに焼き上げます。

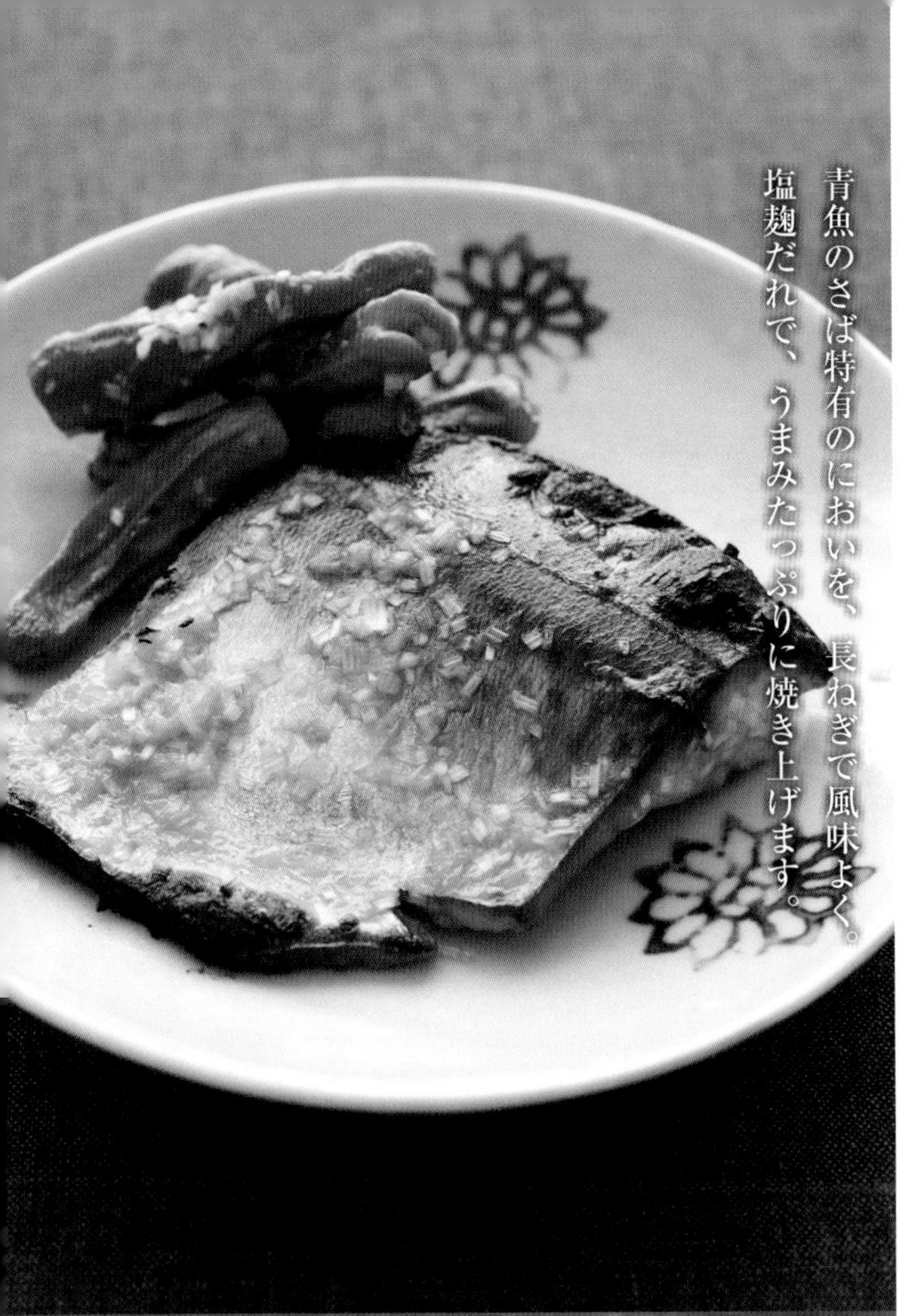

●材料（2人分）

さば（三枚おろし）… 2枚（200g）
塩麹長ねぎだれ … 大さじ3
ししとう … 10本

●作り方

1. ポリ袋にさば、たれを入れてからめ、空気を抜いて口を閉じ、冷蔵室でひと晩（〜3日）おく。
2. 魚焼きグリルの中火で3分焼き、❶の残りのたれにししとうをからめて加え、さらに3分焼く。

長いもの塩麹漬け

生の長いもの食感と、塩麹のうまみが相性抜群。
長いもの粘り成分・ムチンが粘膜を保護、滋養強壮も。

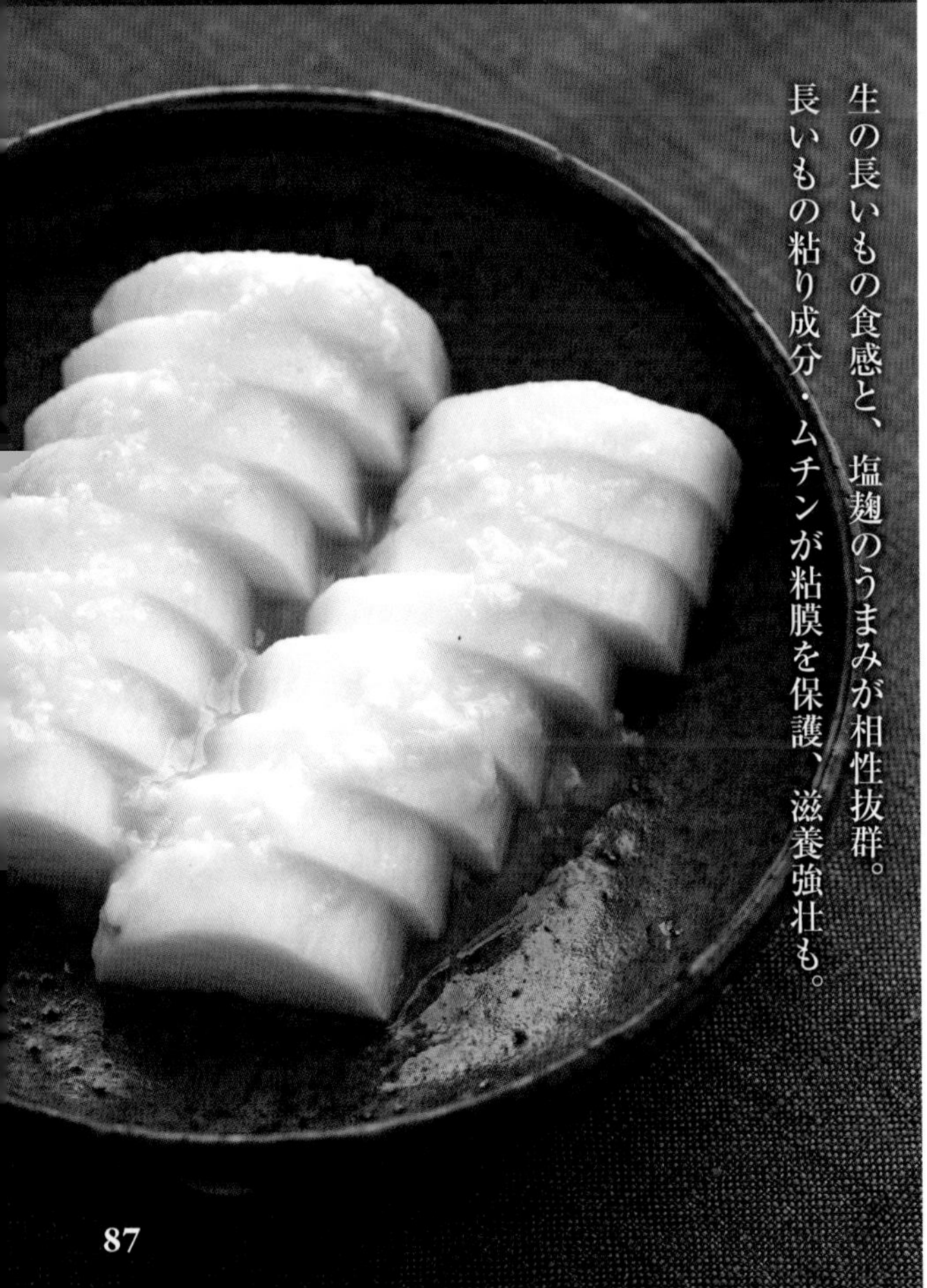

●材料（2人分）

長いも（皮をむき、縦半分に切る）
… 10cm（200g）
塩麹長ねぎだれ … 大さじ3

●作り方

1. ポリ袋に材料をすべて入れてからめ、空気を抜いて口を閉じ、冷蔵室で3時間（〜3日）おく。
2. 食べやすく切り、器に盛る。

藤井恵（ふじい めぐみ）

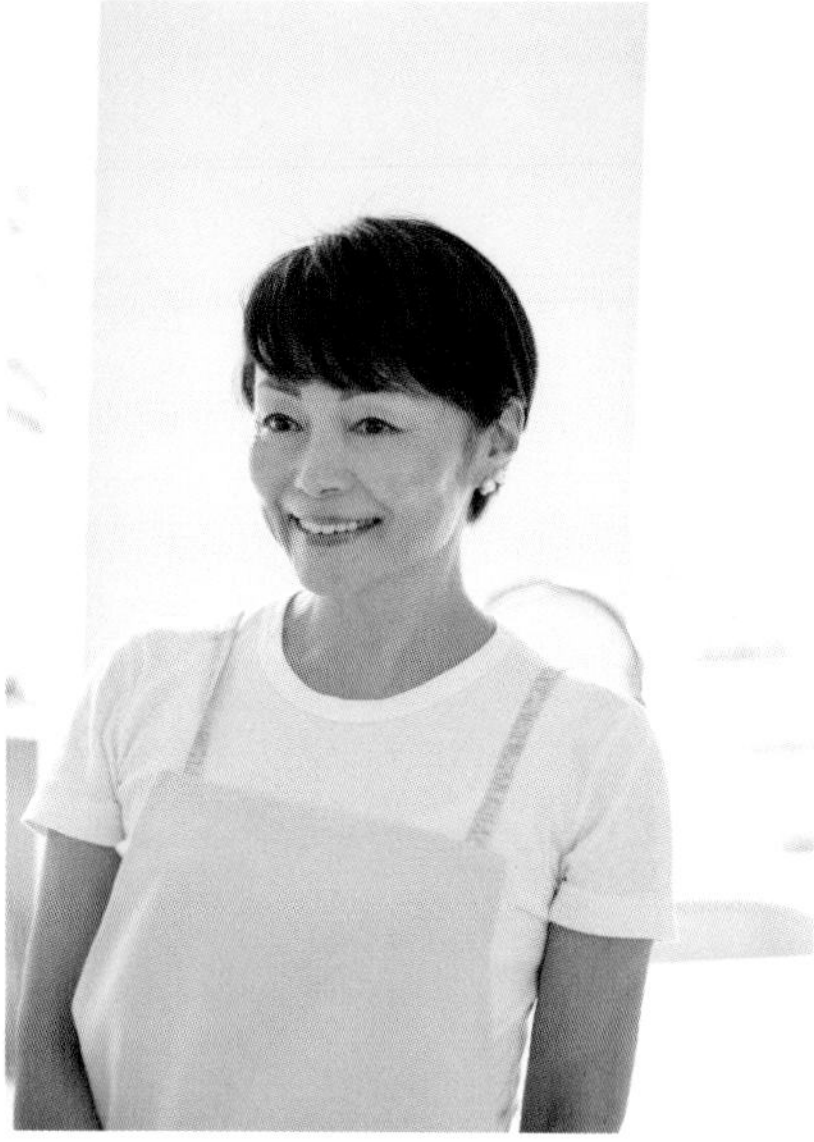

1966年、神奈川県生まれ。管理栄養士。女子栄養大学卒業後、料理番組、フードコーディネーターのアシスタントなどを経て、料理研究家に。著書に『50歳からのからだ整え2品献立』『和えサラダ』『世界一美味しい！やせつまみの本』『家庭料理のきほん200』『のっけ弁100』『から揚げ、つくね、そぼろの本』『ギョウザ、春巻き、肉団子の本』（すべて小社刊）など多数。
Instagram:@fujii_megumi_1966

「からだ温め」万能だれで免疫力アップごはん

著　者／藤井 恵
編集人／足立昭子
発行人／倉次辰男
発行所／株式会社 主婦と生活社
〒104-8357　東京都中央区京橋3-5-7
☎03-3563-5321（編集部）
☎03-3563-5121（販売部）
☎03-3563-5125（生産部）
https://www.shufu.co.jp
ryourinohon@mb.shufu.co.jp
印刷所／凸版印刷株式会社
製本所／共同製本株式会社
ISBN978-4-391-15624-9

アートディレクション・デザイン／小林沙織
撮影／木村 拓（東京料理写真）
スタイリング／大畑純子
プリンティングディレクション／金子雅一（凸版印刷株式会社）

撮影協力／UTUWA
東京都渋谷区千駄ヶ谷3-50-11
明星ビルディング1F
☎03-6447-0070

取材／中山み登り
校閲／滄流社
編集／足立昭子